U0308136

The Overview of World Acupuncture
Policies and Legislations

世界针灸政策与立法通览

王笑频 刘保延 杨宇洋 主编

中国中医药出版社
·北 京·

图书在版编目（CIP）数据

世界针灸政策与立法通览 / 王笑频，刘保延，杨宇洋
主编 . — 北京：中国中医药出版社，2020.11
ISBN 978-7-5132-5770-1

Ⅰ . ①世… Ⅱ . ①王… ②刘… ③杨… Ⅲ . ①针灸学 −
政策分析 − 世界 ②针灸学 − 立法 − 研究 − 世界
Ⅳ . ① R245−011 ② D912.164

中国版本图书馆 CIP 数据核字（2019）第 253288 号

中国中医药出版社出版

北京经济技术开发区科创十三街 31 号院二区 8 号楼
邮政编码　100176
传真　010−64405750
三河市同力彩印有限公司印刷
各地新华书店经销

开本 710×1000　1/16　印张 15.5　字数 267 千字
2020 年 11 月第 1 版　2020 年 11 月第 1 次印刷
书号　ISBN 978 − 7 − 5132 − 5770 − 1

定价　108.00 元
网址　www.cptcm.com

社 长 热 线　010−64405720
购 书 热 线　010−89535836
维 权 打 假　010−64405753

微信服务号　zgzyycbs
微商城网址　https://kdt.im/LIdUGr
官 方 微 博　http://e.weibo.com/cptcm
天猫旗舰店网址　https://zgzyycbs.tmall.com

如有印装质量问题请与本社出版部联系（010−64405510）

编译委员会

序

——针灸立法的全球巡礼与比较评析

举凡世间悲苦，首在人之身心。由是观之，医疗保健，是历久弥新的人世主题。由生产生活中的偶然感受，进而经验积累，神农百尝，在感知与构想之间不断弥合，以历经检验的确定性和规范性护佑人的个体生存与类的存续。所以，在不同的文明样态之中，医疗之重要与医学之精深，是以人对自身的价值肯定和生命维系为前提和鹄的。在全球化不可逆转的今天和明天，医学的仁爱情怀、价值皈依、科学成分、有效技术与文化符码正在日益汇聚为人类共同文明体系中不可或缺的组成部分，成为以人类健康共同体为基础的人类命运共同体的有效支撑和发展条件。针灸，在这种意义上不是因为其发端渊薮的单一或多元，而是因为其适用主体与诊疗客体在人这一"类存在物"上的合一、同一和统一，基于其业已验证和不断增进的科学性，决定了其必然的共享性特征和全球化发展空间。

与此同时，虑及生命的唯一、个体的差异、认知的歧见、技艺的高下、风险的可能，加之或许近代以来文明扩张中的科学主义思维方法的影响，针灸在学理基础、技术规程、器械制备、指标体系等诸方面面临着文化认同、科学认同与实践认同的挑战。然而，这并不会阻碍、反倒会助益其内在生机的顽强勃发。但是，新时代的针灸作为生活文化构成、生命保障道术，不能以西域吐峪沟、郑和下西洋等那样的时空中直接、个案的感受、感知与感悟为认识媒介，而必须以其所具有的科学性确立其正当性和适用性，以其规范性和合法性确定其科学性。这就必须以立法的方式，提供和保障一定的社会空间、法律空间作为针灸的光热空间。所以，针灸"立法"，不论是在广泛的社会强制规范上，还是在严格的国家强制规范上，成为针灸存在与发展的必要条件，当然这并非主张某一立法的示范法地位或扩张性强势，并非意味着法的一律或趋同，而是在针灸何以发挥作用、如何稳健生根、如何健全完善上，着眼已有的成熟医术，以可接受的方式使其规范，使之裨益生活的安健康泰。那么针灸立法的作用既然表现在与针灸施治之间的相伴而生，就不能不在针灸造福人类的实现机制上将法治作为基准与途径，甚至法治成为针灸行业、社会健康保障体系的构件。世界范围内的针灸立法范围、对象、要素、原则、规则、现状、趋势、结构、形态、异同何在？对针灸行医活动的主体、组织、方式、规制、发展、保障、研究、激励、约束、限制、问责如何？就成为需要澄清、梳理、辨析和甄别的一系列法学问题。

有鉴于此，世界针灸学会联合会（简称"世界针联"）作为2019年经联合国经济及社会理事会审议通过被确认获得联合国经社理事会特别咨商地位的针灸学界和业界最具广泛性、代表性和协商性的民间组织，发愿"不断提高针灸医学在世界医疗卫生保健工作中的地位和作用，为人类的健康做出贡献"，不仅充分科学论证、制定颁行《世界针联国际标准制定导则》，以四项针灸行业标准，促进针灸行业的科学化、规范化与自律化，而且在其中专门设置立法工作委员会，以其60多个国家和地区238个团体会员的优势，群策群力、开明开放、客观公允、实事求是、精微系统地钩沉爬梳，汇编集纂《世界针灸政策与立法通览》这一巨著，以高度的责任感和使命感，率先对关涉针灸的法规法令、典章制度进行翻译、归类，还进一步以SWOT分析的政策科学、决策科学方法全方位地进行了"国际针灸应用调查与分析""国际针灸立法现状调查与分析"两项立法基础研究，揭示了针灸立法所处的社会生态与政策背景，凸显了针灸立法在一个国家与地区的法律运行环境中孕育、确立与施行的积极或消极因素，为深入理解针灸行业的社会文化境遇夯实了基础、廓清了视域、锚定了对象，堪称功德，体现了与悬壶济世、银针度人一脉相承并一以贯之的仁心大爱。

立足法学视角，该著作有着三方面的显豁意义：首先，在医事法学领域中，对于针灸的行政监管、职业准入、执业标准、行业监督、人才培养、社会保障，尤其是医事主体资格、医务行为质量、医事活动关涉的责任界分的规范内容，予以精细准确的类编与集成，是首次涵盖世界范围内对针灸立法方面的大型汇编。其次，在文化法学的领域中，该著在针灸文化的规范演进与规则调整上折射出非物质文化遗产的传承、弘扬、保护、接受、活化、创新、互鉴、融合，不论在器物文化还是在制度文化上，不论在理念、知识、技艺，还是在话语、行为、形象上，如何能够生活化、双向化、活态化，而绝非止于遗存式或数字化的远离生活的文化怀古上进行所谓的文化保护。进言之，针灸行业立法使之能够"产业化"地实现价值、存续活力和发扬光大。这对文化法治如何切合文化发展的自身规律无不具有借鉴和启迪的意义。最后，在比较法学的视域中，该著以针灸为对象，析出诸多国家和地区的庞大法律规范甚至软法规范中的相关规则，不囿于民事、行政、刑事或商事、社会法等的法律部门界限，而是以领域法学的角度进行法规范的集群化呈现和全景化描摹，有着鲜明的问题导向和内在的业态逻辑，开启了针灸立法国际化对话、协商、沟通、交涉的新阶段。由此在比较法律研究的文丛中别具风范、独树一帜。

在实践层面上，该著述何以在这一时刻得以问世？貌似偶然因缘，实属必然自然。"一带一路"宏阔而坚实的共商共建共享进程中，文化交流、民心交融，其共同的期许所在，似乎最低限度的莫过于安全、健康。这不仅表现在传染性疾病疫情监测防治的国际合作上，而且表现在医疗资源的开放共享和积极治理上，在今天作为具有共享性、中立性和基础性的医理和医术，愈加可以纳入到适宜的文化体系、生活场域和文明共融之中。因此，正如人的权利、人的自由、人的尊严一样，人的生命、健康、快乐的平等主张、共同渴求、充分保障，不正是针灸及针灸立法的意蕴底色和存在根基吗？！

是为序。

石东坡

己亥年处暑

注：石东坡，浙江工业大学法学院教授，浙江工业大学文化与法制研究中心主任、学术期刊社社长。

前　言

　　针灸发展史就是一部浓缩的中医药发展史。中医针灸上迄西晋时期的理论发轫、绵延千年的疗法创新以及其神奇疗效的全球性验证，为人类健康命运共同体做出了巨大贡献。发掘世界各国针灸法律制度的优势，努力改善国内针灸发展的政策与法制环境，有助于实现"深化卫生健康领域交流合作，推进各国传统医药互学互鉴"的美好愿景。根据世界卫生组织（WHO）的调研显示，作为中医的特色疗法之一的针灸，是使用最为广泛的传统医学疗法，目前已经被20多个国家列入医疗保险支付的范围。2010年11月中医针灸被联合国教科文组织列入"人类非物质文化遗产代表作名录"，作为中国古代科学瑰宝的中医针灸已经成为了"世界针灸"。

　　中医针灸立法是21世纪中医国际化发展的必然趋势。因其在各国发展不平衡等诸多因素的影响，有的国家和地区将会延迟到21世纪的下叶，甚至下个世纪。针灸立法的进展程度受到所在国执业人员的素质、中医针灸的普及程度、政府和政党的重视与否、国际大环境等多方因素的影响，将呈现不同程度发展的局面，求法—立法—执法是一条漫长艰难之路，需要几代人的不懈努力。可以预测，21本世纪上中叶，世界各国针灸的发展都将与求法、立法、执法、守法的进程相互交错。

　　世界各国对于中医针灸从认知、接纳到积极促进的过程，表现出复杂多元的发展特点。通过立法营造出用针灸为大众服务的法制环境，业已成为越来越多国家的共识。近几十年来，承认中医针灸合法地位的国家日渐增多，其立法的范围及内容也渐趋丰富。多数国家的针灸立法采取了"医疗服务"规制的立法进路，即以保护公众健康权益为目的，依法规范中医针灸执业者的职业资格认证、监督管理及其行为规范等。针灸立法一方面确立了针灸从业者的法律地位，另一方面有助于规范针灸医学健康有序地发展，从而树立针灸医疗在民众心中安全、可靠和性价比高的学术形象。归根结底，中医针灸在世界各国的传播和生根，离不开所在国"良法"和"善治"的支撑，这也为我国提供了诸多可供借鉴的立法经验和制度范式。当前中国针灸的国际化也同时面临着一些国家的管制、干扰甚至排斥，这加剧了国际化进程中的潜在风险。要防范和化解我国本土针灸海外发展的政策与法律风险，必须深入研究世界主要国家针灸法制环境，积极探索我国针灸法律制度的建设思路和具体对策，进一步优化国内针灸法律环境，加快形成我国中医针灸立法的比较优势，使得中医针灸"绝学"为全球健康治理提供新知识，贡献新经验，创造新境界。

本书编者充分发挥世界针灸学会联合会60多个国家和地区240多个团体会员的优势，调动海外执委的参与热情，获取第一手的现状信息和法令法规原文并进行翻译、归类和整理。课题组通过联系会员团体、各国使领馆、世界卫生组织、上合组织等国际组织，收集报刊杂志文献、报刊媒体的资料报道，以及2014年6月"国际针灸应用调查与分析"和2015年2月"国际针灸立法现状调查与分析"的调研基础资料，整理并统计分析99个国家和地区的针灸发展及针灸立法现状。结果显示，目前已有45个国家对针灸进行立法，承认针灸合法地位的国家有65个，纳入医保的国家有39个，31个国家和地区鼓励或者默许针灸的使用。本书针对世界不同地区，各国针灸的发展现状进行整理和分析，凡是承认针灸、允许使用针灸的国家皆纳入研究范畴。

本书弥补了国内对世界针灸立法情况全面研究不足的空白，梳理了不同国家和地区有关中医针灸条例、法令、法规等最新文本。在受邀的国际法专家、国家中医药管理局政策法规司和国际合作司等专家的指导和帮助下，编者对不同国家地区立法层级做了明确划分，理清了重点国家立法的主管部门、中医针灸准入标准、执业标准以及中医针灸纳入医保的情况，并揭示出不同国家针灸立法的特点。本研究成果将成为各级政府部门、中医药科研和教育机构的研究参考，同时可作为致力于推动并参与中医药国际化的企事业单位与个人的实践指南。

由于时间仓促、经验不足，编者所做研究可能存在不严谨之处，敬请指正。

在此，衷心感谢指导和帮助本书研究与撰写的世界卫生组织专家，各国政府和使领馆，感谢国家中医药管理局、中国中医科学院和中国中医科学院针灸所的大力支持，感谢世界针灸学会联合会全球团体会员和海外中医针灸机构提供的材料和宝贵意见，感谢所有参与者付出的辛勤努力！

目　录

下篇　世界各国针灸立法评介

第四章　亚洲地区

第五章　欧洲地区

第六章　美洲地区

第七章　非洲地区

第八章　大洋洲地区

上　篇

国际针灸政策与法制概况

第一章　绪　言

第一节　针灸发展趋势

一、针灸国内发展趋势

在中国，针灸已经有了 2000 多年的历史，并且拥有合法的地位，从《宪法》到《中医药法》都在保护中医药包括针灸的发展，政策、医疗环境都很好。在中国，针灸同中医药学，迎来了一个天时地利人和的大好发展时机，总体呈现四大趋势。

第一，"健康中国"战略的实施为针灸提供了一个非常好的发展机遇。"健康中国"战略的核心内容是：对全人群全过程（也即全周期）健康的一种关乎，要从原来以治疗疾病为目的，转变为以健康促进为目的的体系，除了治疗疾病以外，还需要面对健康人群，或者是病愈以后需要特殊关乎的人群，例如老人、儿童、孕妇等。这其中存在的一个最大问题是安全性的问题，因为对人身体外在的干预，可能会对人体带来好处，但往往也可能带来一些副作用。据了解，由于药害引起的疾病占比近 20%，如何减少这种药害，已经成为一个非常重要的问题，尤其在"健康中国"建设当中，对老年人、孕妇、儿童，更需要特别注意药害的问题。在这种情况下，如果能够找到一种既对人体健康有帮助，同时又没有副作用和耐受性的一种方法，是十分有意义的事情。针灸便在其中扮演了这个角色。大量的临床实践证明，针灸几乎没有严重的毒副作用，耐受性也比较小，所以可以长期应用；而且针灸操作简便，在社会上很多的医疗保健机构，针灸已经成为最主要的一种方法。

第二，据相关研究显示，针灸可以应用于 500 多种疾病的防治，涉及人体的 16 个系统，基本可以涵盖人体所有疾病。在不同的阶段，不同的症状都可能通过针灸获得治疗。针灸应用的范围是非常广泛的，尽管有时作为一种辅助或其他治疗方法的配合。当前存在的问题如下：在各医院，针灸是作为一种疗法设立科室，而其他科室均属于临床科室，是按病种设科。这种分科模式、服务业态实际已经大大地限制了针灸的发展，所以针灸走出针灸科，建立一种新的服务模式来发挥针灸的作用，已经变成大家普遍关心和尝试推动的事情，所以现在很多的医院已经成立针灸中心，为全医院各科提供服务，这成为一个大趋势，大大促进了针灸的应用，使其发挥的作用越来越大。

第三，随着医疗改革的深化，基层社区医疗机构功能得以强化，大病、重病的康复可以在社区医院完成，而且随着医药分家，医药的加成取消后，医院、医疗机构开始将更多注意力放在以针灸为主的外治疗法上。因为这些疗法不是药品，对医疗机构来说，是一个非常重要而且经济的治疗手段，患者也可以用比较少的花费得到比较好的治疗。医疗改革的深化大大促进了针灸的应用，促进了针灸在医院各科，尤其在社区、基层的使用，这也是针灸发展的一个非常大的趋势。

第四，针灸真正要发挥作用，就必须要有疗效，而这个疗效必须用高质量的证据佐证。所以当前针灸的临床研究工作越来越受到关注。

二、针灸国际发展趋势

针灸的国际影响逐步提升。针灸的国际交流始于 6 世纪，20 世纪 70 年代世界上掀起了第一个针灸热潮，20 世纪 90 年代再次掀起高潮。在 WHO 的积极推动和指导下，一些国家开设了针灸培训中心，1987 年 WHO 还指导支持世界针灸学会联合会的成立，这是第一个国际针灸团体联合的国际组织。同期，世界卫生组织还公布了 43 种针灸适应证，制定了《经络穴位名称的国际标准》和《针灸临床研究规范》等。很多国家和地区还开展了针灸教育和针灸研究工作。从针灸的国际化发展趋势来看，目前针灸正处于良好的发展势态，表现为外籍针灸学术访问学者增多、外籍进修针灸人员增多、外籍留学生增多，国外针灸诊所增多、针灸的国外远程教育已开始起步。

近年来，针灸已在全球 183 个国家得到了应用，但是各国发展非常不平衡。总体来看，国际针灸发展的趋势可以总结为以下四点。

第一，针灸从个体诊所逐渐转向大型医疗机构。原来在国外只是以个体诊所为主，很少见到针灸医院，而现在已经在很多大型的医疗机构中专门设置了针灸科室，这是一个非常大的变化。

第二，针灸的治疗已经从治疗痛症逐渐向其他病症扩展。例如肿瘤的辅助治疗、妇科疾病的调理等。

第三，针灸的研究获得了重视。临床方面，国外对针灸疗效证据的诉求比国内还要迫切，因为有了证据，医疗保险机构就可以给予报销。同时，除了临床以外，国外开始关注针灸基础研究方面的一些工作。例如，针刺对脑功能的一些影响，针刺局部止痛的原理机制，足三里、曲池等穴位治疗高血压的机制，等等。

第四，以法律的形式保障针灸的健康发展已经成为一种趋势。目前对针灸立法的国家有二三十个，很多国家都在探索如何建立针灸相关的法规，设置一些正规的教育，促进针灸的发展。

中国针灸已经从中国走向了世界。在中医药的国际化方面，以针灸为突破口，带动中医药走出去是一个好办法。中药治疗在国外要真正得到认可，还有很长一段路要走。但是现在很多的针灸诊所已经获得了认可，而在针灸的诊所里，往往会以中药辅助配合，患者就比较容易接受，所以一定意义上讲，针灸作为一个突破口，可以带动中医走出去。

2010 年 11 月 16 日，联合国教科文组织保护非物质文化遗产政府间委员会第五次会议在内罗毕审议并通过将中国的申报项目"中医针灸"列入"人类非物质文化遗产代表作名录"。这是对中医学的认可，进一步促进了中医针灸这一宝贵遗产的传承、保护和发展。针灸承载着中医文化、中华文化的深厚底蕴。针灸走出去，在很大程度上带动了中医文化、东方哲学走出去。在"一带一路"沿线国家，针灸很容易被接受并广受欢迎。所以针灸是非常好的一个载体，它承载了中国传统文化天人合一整体观念，它将中医的文化、东方的哲学无形当中带到国际。

针灸已成为中医药的一块"金字招牌"。中医药作为中国传统文化的代表，正在成为中国文化走向世界的"名片"和"使者"。习近平总书记曾在国际场合提及中医药高达三十余次，中医针灸在"一带一路"中的作用也日益凸显。

根据本学会此次调研结果显示，现有 65 个国家和地区承认中医针灸合法地位，在部分国家和地区已经逐渐被纳入国际主流医疗体系。"一带一路"沿线国家和地区中已有中国、韩国、日本、泰国、新加坡、俄罗斯、匈牙利、卡塔尔、意大利、吉尔吉斯斯坦、沙特阿拉伯、法国、英国、埃及、阿根廷以及新西兰等共 31 个国家，以及中国台湾、中国香港和中国澳门特别行政区承认针灸的合法地位，其中韩国、印度尼西亚、越南和新加坡将中医与西医置于完全平等的法律地位。朝鲜、韩国、蒙古和印度将本国传统医学与西医置于完全平等的法律地位；其他国家基本采用将针灸甚至针刺与其他中医疗法分开管理的模式，只允许西医生使用针灸疗法，中医师更大程度上接近"技师"的定位。

第二节 国际各大机构对于针灸的定义

《针灸定义在国际组织及部分国家立法中的现状》（2017）一文中总结了国际各大机构对于"针灸"的定义，关于针灸定义的发布时间及相关文件名称见表1，具体如下：

联合国教科文组织（UNESCO） 将"Acupuncture and Moxibustion of Traditional Chinese Medicine"描述为：针灸是传统中医药的组成部分，广泛应用于中国以及东南亚、欧洲和美国。针灸理论认为，人体是一个小的整体，通过经络将其联络起来，采用物理性的方法刺激这些经络，提高机体的自我调节能力，有助于患者恢复健康。刺激的方式可采用艾灸或针刺以刺激相应穴位来调节机体，使其平衡达到防治疾病的目的。根据不同的情况选择相应的针具及穴位；艾灸时则可采用直接灸或间接灸的方法，其艾条及艾炷均由干燥的艾叶制成。

世界卫生组织（WHO） 在"Guidelines on Basic Training and Safety in Acupuncture"中对针灸的描述为：针灸是传统中医药重要的组成部分，已有2500多年的历史，正如许多经典著作所展示的，其理论很早便得到充分发展。公元6世纪针灸传播到亚洲邻国，16世纪初已传播到欧洲，针灸疗法广受欢迎。近20年来，针灸在全球范围内普及，特别是遵循了现代医学观点和研究方法的试验都表明针灸的作用，促进了针灸疗法的进一步发展。

国际标准化组织（ISO） 一项正在制定的ISO/TC 249 NP 20520提到，针灸疗法是指将针灸针刺入体内并在刺入后采用相应的手法的全过程，其中涉及医护人员的选穴方法。其中提到的"针灸针"是指根据传统医学理论，通过刺入身体表面特定区域进行刺激以防治疾病或改善健康状态的医疗器械。

英国国家医疗服务体系（NHS） 其提出，"针灸是指将针灸针刺入机体以达到治疗目的"。"针灸是一系列程序，涉及用针刺入皮肤，刺激机体特定部位以达到治疗目的"。

总之，全球各国际组织团体关于针灸具体定义涉及甚少，整体上对针灸缺乏一个全面深刻的认识，仅有少数具有较高影响力的国际组织对其有较明确的定义。UNESCO虽从理论基础、刺激方式、刺激部位、效应、教育这几个方面对针灸进行定义，但仅局限于针与灸，对于针灸的认识过于片面。NHS与ISO对于"acupuncture"的定义，仅仅为针刺的定义，并非针灸的定义。其他涉及到此方面的国际组织主要集中在欧洲、大洋洲：英国、爱尔兰、澳大利亚，大多局限在描述针灸的起源与发展，并将针灸与"干针"或物理治疗进行区分；部分组织文件提及刺激部位、刺激方式、针具及得气感。由于美国对于针灸的立法起步早，发展较为完善，对于针灸大多有较为明确的定义，故美国各组织团体对于针灸的定义与当地制定的法规所做出的定义趋于一致。

表1　主要国际组织关于针灸定义的发布时间及相关文件名称

国际组织	发布时间	文件名称
世界卫生组织	1999年	Guidelines on Basic Training and Safety in Acupuncture
联合国教科文组织	2010年	Acupuncture and Moxibustion of Traditional Chinese Medicine
英国国家医疗服务体系	2014年	Safety of Acupuncture
国际标准化组织	2015年	Infection Control for Acupuncture Treatment

第三节　国际针灸立法的形式渊源

"Law"在《朗文当代高级英语辞典》（第4版）中的解释为"a rule that people in a particular country or area must obey"。广义来讲它是个总称，一切具有法律约束力的文件都可归到法律项下；狭义来讲，有的国家只有最高立法机关制定的法律文件，名字上才能出现"law"这个词。

"Law"包括：statues（成文法），regulations（条例），by-laws（附则），case law（判例），guiding documents（指导文件）。

"Policy"在《朗文当代高级英语辞典》（第4版）中的解释为"a way of doing something that has been officially agreed and chosen by a political party, a business, or another organization"。有的只是政策，代表政府规划，没有法律约束力，不是法律之一种，但是它在每个国家的效力又不一样。

"Legislation"在《朗文当代高级英语辞典》（第4版）中的解释为"a law or set of laws"。只有宪法规定有立法权的机关制定的文件才能属于这一类，这是一个类名词。

"Regulation"在《朗文当代高级英语辞典》（第4版）中的解释为"an official rule or order"。这一称谓更多对应于有立法权的行政机关出台的文件，即所谓行政法规。

条例，是立法时容许政府政策部门自行制定的法律条例。在"医疗专业规范法"下，条例可由管理局（例如，有关注册、专业行为失误法规、质量保证等条例），或由卫生及长期护理厅长制定（如专业法团条例等）。

"Act"在《朗文当代高级英语辞典》（第 4 版）中的解释为"a law that has been officially accepted by Parliament or Congress"。它单指一个法案，既可以用作一个法律文件的名字，也可以指一类有法律效力的文件。

"Principle"在《朗文当代高级英语辞典》（第 4 版）中的解释为"the basic idea that a plan or system is based on"。它多用于政府文件的名字，其效力根据制定机关及其在各国立法体系中的定位有所不同。

"Order"在《朗文当代高级英语辞典》（第 4 版）中的解释为"an instruction to do something that is given by someone in authority"。其多用于政令、指示。

总而言之，各国法律均以本土情况为基准，没有统一的标准。针灸或者中医立法始终无法脱离各国的整体立法或者卫生立法背景。

第二章 国际针灸发展比较分析及推动策略

通过上篇对中国和世界多个国家及地区针灸历史及现状的了解，我们可以初步看到，针灸学作为中国传统医学的代表学科率先走向世界，并被国际社会普遍认可。据世界卫生组织和世界针灸学会联合会的统计资料，国内外文献中应用针灸治疗的病种达 532 种[1]，其中单用针灸治疗就可以取得较好疗效的病种达 81 种。近年来，全球针灸学术期刊日益增多，甚至呈几何级增长。最有影响力的主要有《中国针灸》《针刺研究》《世界针灸杂志》《上海针灸杂志》《针灸临床杂志》等。涉及针灸的海外 SCI（Science Citation Index，科学引文索引）杂志有 4 本，分别是：*Evidence Based Complementary and Alternative Medicine*，*Alternative Medicine Review*，*Journal of Alternative and Complementary Medicine*，*Alternative Therapy in Health and Medicine*。截至 2019 年 1 月，全球最权威且使用频率最高的专业数据库 SCI 收录的与针灸相关的文献已达到 19329 篇。国际化的态势标志着有着几千年历史的中华针灸医学进入了一个新的发展阶段。

第一节 国际针灸立法管理概况

中医针灸在海外的发展经历了萌芽、成长、成熟的几个历史阶段，争取到所在国的立法是本行业成熟的重要标志。在 20 世纪末及本世纪前 15 年，美国、澳大利亚、加拿大等移民国家率先对中医针灸立法。本节基于对各个国家和地区针灸发展现状的描述，梳理国际针灸立法概况，再进行比较分析，最后结合国际针灸立法总体情况，对中医针灸的国际传播策略提出了思考与建议。

根据当前世界各国针灸政策情况我们发现，除中国外，越南和新加坡将中医与西医置于完全平等的法律地位；朝鲜、韩国、蒙古和印度将本国传统医学与西医置于完全平等的法律地位；其他国家和地区基本采用将针灸甚至针刺与其他中医疗法分开管理的模式，只允许西医生使用针灸疗法，中医师更大程度上接近"技师"的定位。在传统医学主管部门方面，除印度设置了与卫生部平级的正部级传统医学部，其他大部分国家及地区传统医学管理部门都位于卫生部之下，也有国家将针灸作为服务行业归为人力资源或劳动部门管理。

为了更清晰地研究世界各国针灸政策情况，世界针联秘书处经过整理，以是否立法、是否承认合法地位、是否将针灸纳入医保，以及政府对待针灸的态度等几个主要方面完成了对 99 个国家和地区的针灸管理情况统计。统计标准为：（1）立法：①有明确公布的针灸法律条例（如土耳其）。②有中医立法（如新加坡、澳大利亚）。③有补充替代医学法律条例，且该国补充替代医学定义中包含针灸（如卡塔尔、荷兰）。④有传统医学法律，且该国传统医学定义包含针灸（如韩国、蒙古）。⑤将中医或针灸列为法定医疗体系（如朝鲜）。（2）承认合法地位：①有针灸立法，即视为承认合法地位。②没有详细法律条例，但声明承认针灸的合法地位（如黑山、瑞士）。③国家合法机构承认针灸疗法，承认针灸是一种医疗行为，或允许中医治疗活动（如巴基斯坦、伊朗）。④从业者可拥有行医执照（如文莱、约旦）。⑤有明确的针灸教育制度（如英国、法国）。⑥西医医生可以使用针灸疗法（如丹麦、挪威）。（3）纳入医保：①将针灸治疗的部分或全部治疗费用纳入医保范围（如德国、比利时）。②针灸已被纳入医疗机构，并实行全民医疗保险制度（阿曼）。（4）政府鼓励：暂无针灸立法、未承认合法性，也未将针灸纳入医保，但正在积极学习、交流或应用。（5）政府默许：暂无针灸立法、承认合法性，也未纳入医保，默许针灸行为或允许自由发展。统计结果详见下表2：

表 2 各国针灸政策现状统计表

区域	国家或地区	立法	承认合法地位	纳入医保	政府鼓励	政府默许	备注
东亚(8)	中国(含香港、澳门和台湾地区)	√	√	√			
	日本	√	√	√			
	韩国	√	√	√			
	朝鲜	√	√	√			
	蒙古	√	√	√			

续表

区域	国家或地区	立法	承认合法地位	纳入医保	政府鼓励	政府默许	备注
东南亚(11)	泰国	√	√				
	新加坡	√	√	√			
	马来西亚	√	√				
	印度尼西亚	√	√				
	越南	√	√	√			
	柬埔寨	×				√	
	菲律宾	×	√				
	缅甸	×	×	×		√	
	老挝	×	×	×		√	
	文莱	×	√	×			
	东帝汶	×	×	×		√	
南亚(6)	印度	√	√	√			
	巴基斯坦	×	√	√			
	斯里兰卡	√	√	√			
	孟加拉国	×	×	×		√	
	尼泊尔	√	√	×			
	马尔代夫			×		√	
中亚(5)	哈萨克斯坦	×				√	
	吉尔吉斯斯坦	×	√	√			
	塔吉克斯坦	×				√	
	乌兹别克斯坦	×			√		
	土库曼斯坦	×			√		
西亚(12)	土耳其	√	√				
	以色列	×	×	√			
	卡塔尔	√	√				
	沙特阿拉伯	√	√				
	阿曼	√	√	√			
	阿拉伯联合酋长国	√	√				
	伊朗	×	√				
	阿富汗	×	×		√		
	伊拉克	×			√		
	科威特	×				√	
	也门	×	×	×		√	
	约旦	×	√				

区域	国家或地区	立法	承认合法地位	纳入医保	政府鼓励	政府默许	备注
欧洲(27)	俄罗斯	√	√				
	白俄罗斯	×	√				
	乌克兰				√		
	捷克	√	√	×			
	波兰	×	√	√			
	匈牙利	√	√				
	罗马尼亚	×	√	√			
	保加利亚	√	√				
	斯洛文尼亚	√	√	√			
	马其顿	√	√				
	阿尔巴尼亚				√		
	爱沙尼亚	×	×	×		√	
	黑山	×	√				
	瑞士	×	√	√			
	葡萄牙	√	√				
	英国	×	√	√			
	法国	×	√	√			
	德国	√	√	√			
	荷兰	√	√	√			
	西班牙	√	√	√			
	丹麦	×	√				
	爱尔兰	×				√	
	挪威	×	√				
	比利时	√	√	√			
	瑞典	×	√				
	奥地利	×	√	√			
	意大利	√	√	√			

续表

区域	国家或地区	立法	承认合法地位	纳入医保	政府鼓励	政府默许	备注
美洲(12)	美国	√	√	√			
	加拿大	√	√	√			
	巴西	√	√	√			
	阿根廷	√	√	√			
	厄瓜多尔		√				
	墨西哥	√	√				
	巴哈马群岛	√	√				
	智利	√	√				
	古巴	×		√			
	哥伦比亚	√	√				
	委内瑞拉		√				
	秘鲁					√	
大洋洲(3)	澳大利亚	√	√	√			
	新西兰	√	√	√			
	巴布亚新几内亚	×				√	
非洲(15)	南非	√	√	×			
	突尼斯	×	√	√			
	阿尔及利亚	×		√	√		
	纳米比亚	√	√	√			
	埃及					√	
	尼日利亚					√	
	马达加斯加	×			√		
	加纳				√		
	埃塞俄比亚	×			√		
	赞比亚	×				√	
	厄立特里亚	×				√	
	肯尼亚	×			√		
	坦桑尼亚				√		
	毛里求斯	×		√			
	津巴布韦					√	
总计	99	45	65	39	12	19	

注：空白处为资料空缺，暂未确定内容。

结果显示，在纳入参考的 99 个国家和地区中，目前共有 45 个国家和地区（含中国香港、中国台湾和中国澳门）有针灸立法，其中有明确针灸立法条例的国家和地区有 28 个；65 个国家及地区承认针灸的合法地位，将针灸纳入医保的国家和地区有 39 个，鼓励针灸发展的国家和地区有 12 个，对针灸采取默许态度的国家和地区为 19 个。统计结果表明，中医针灸在国际上的传播比较广泛。有针灸相关立法即代表针灸行为受到法律保护，在现阶段没有国家或地区禁止针灸的政策出现，因此国际立法总体环境较好。除以上统计结果外，菲律宾、尼泊尔等国政府正在推进针灸立法，瑞典、以色列等国家的学术团体正在积极为针灸立法工作做出努力。

第二节　国际针灸立法比较与分析

当前，世界各国针灸立法进度各不相同，一部分国家已经颁布了成熟的针灸法规，但仍有多数国家的针灸立法正处于推进阶段。在中国人民大学及复旦大学法学教授的指导下，我们从世界不同区域针灸立法的优劣势、世界主要法系中的针灸立法特点两个角度分别做了分析和比较，对国际针灸立法现状有了较为清晰与深入的理解。

一、世界主要地区目前立法形势的 SWOT 分析

由于中医针灸的国际传播程度呈现出地缘特色，相邻的国家及地区的针灸政策和发展现状具有相似之处，世界针联秘书处在完成了调研的基础之上，根据当前掌握的资料，运用 SWOT 分析法对世界不同区域针灸传播的优势、劣势、机遇和威胁等方面做出了综合评估与分析，并将分析成果进行分享，详见表 3：

表 3　世界各国中医针灸发展情况 SWOT 优劣势分析

区域	针灸优势（S）	针灸劣势（W）	机遇（O）	威胁（T）
亚洲	1. 医学目的调整和医学模式的转变，社会更关注预防和健康，这与中医针灸的核心价值理念相一致，代表着未来医学的发展方向和目标 2. 中医针灸对常见病、多发病、慢性病及疑难杂症有独特的疗效，毒副作用小 3. 中医针灸具有简便、经济、治未病和康复的特色 4. 中医针灸应用较为广泛，在全世界 183 个国家或地区均有使用	1. 中医针灸科研能力薄弱，尚未建立科技创新体系 2. 中医针灸面临传统与创新的问题，如中医治疗缺少临床证据，中医人员继续教育及能力提升，高水平人才缺乏等问题 3. 中医人员存在行业自律问题，诊部水平参差不齐，中医人员鱼龙混杂 4. 语言问题突出。懂专业的中医人员往往不精通外语，而懂语言的往往受到专业知识的制约，无法准确翻译和讲解中医治疗方法和过程 5. 中医针灸的国际传播缺乏系统性和组织性，多为零散的医师个体进行传播，难以形成较大规模，在海外力量较为薄弱，争取立法时容易遭到困难	1. 由于地缘相近、文化相通，东亚、东南亚国家的传统医学与我国中医同源同根。日本、韩国、蒙古民众有深厚的中医针灸（蒙医药）文化基础，对中医养生保健的理念接受度日益提高，对中医针灸需求在不断增加 2. 许多亚洲国家积极将传统医学纳入国家医疗保健体系，成立国家级传统医药管理部门，鼓励国民应用传统医学 3. "一带一路"繁荣发展，东北亚各国经济发展与我国有较强的互补性，中医针灸是商贸活动的重要内容 4. 新加坡、泰国、马来西亚、越南等东南亚国家对传统医学（包括中医）进行立法，给予正规医学和补充与替代医学的法律地位。我国与东南亚各国中医针灸交流与合作日趋增加 5. 南亚国家经济欠发达，生活水平不高，对传统医药需求大，民众信任并依赖传统医药防治疾病 6. 南亚国家重视传统医药知识的保护，积极在世界范围内推广传统医药，与我国传统医药领域的合作在加强 7. 西亚部分国家经济发达、人民富裕，对养生保健需求较大 8. 中医中心成为在中东欧国家展示中医针灸疗效和文化的窗口	1. 面临各国政府相关政策的不公平待遇，如注册时间长、费用高，知识产权保护，医保政策不支持等 2. 日韩对我国针灸师准入设置了较高条件，且在发展汉方医学和韩医学时回避中医基础理论，有去中国化趋势 3. 面对现代医学和当地传统医学的竞争，中医医疗市场面临萎缩 4. 随着西方文化的传入，社会上尤其是青年人对中医针灸在内的传统医药的认知和接受程度减弱，传统医药赖以生长的文化环境受到破坏 5. 中医原有理论和原创思维受到冲击，一些人用现代科学和现代医学的观点、方法审视中医，使中医理论受到质疑。中医的科学性并未得到当地民众普遍认可 6. 一些国家尚未对针灸立法 7. 在部分动荡地区，中医针灸的行医和面临战争的风险 8. 中亚国家官方语言多为小语种，中国中医执业医师在中亚国家获取行医资格中面临学历、语言、认证等一系列难题

续表

区域	针灸优势（S）	针灸劣势（W）	机遇（O）	威胁（T）
中东欧			1. 中东欧部分国家已立法或正在推进立法，将中医针灸纳入补充与替代医学 2. 近年来，越来越多的中东欧民众应用中医针灸防治疾病 3. 随着"一带一路"倡议的实施，中东欧国家经济发展与我国有较强的互补性，中医针灸可能成为商贸、交流活动的重要内容。中国与中东欧政府间中医针灸合作不断得到加强 4. 中医中心成为在中东欧国家展示中医针灸疗效和文化的窗口	1. 中国中医执业医师在中东欧国家获取行医资格中面临学历、语言、认证等一系列难题 2. 欧盟尚无统一的涉及中医针灸管理的法律规定，包括中东欧在内的欧洲各国的立法进程和监管方式不一，阻碍了中医针灸在欧洲的推广和发展 3. 中医针灸及其养生文化有其特殊性，与现代医学理论有很大区别。中医理论及中医文化难以得到中东欧民众认同
西欧及北美			1. 西欧大部分国家已立法或正在推进立法，将中医针灸（针灸）纳入补充与替代医学 2. 近年来已有越来越多的西欧国家民众应用中医针灸防治疾病，对中医针灸养生保健需求较大 3. 政府间中医针灸合作不断得到加强 4. "一带一路"倡议的实施，西欧国家经济发展与我国有较强的互补性，中医针灸可能成为商贸活动的重要内容 5. 近代以来，西欧及北美华人华侨较多，民间交流与合作活跃	1. 由于西欧及北美国家有关行医的规定较严而且对中医针灸也进行限制，由于准入标准和法律规定，中国中医执业医师在欧美国家获取行医资格中面临学历、语言、认证等一系列难题 2. 中医针灸的科学内涵及原创思维、在重大疾病防治中的作用尚未得到现代医学界的认同 3. 在发达国家，现代医学的主流地位难以撼动，中医针灸面临现代医学的市场竞争

续表

区域	针灸优势（S）	针灸劣势（W）	机遇（O）	威胁（T）
拉丁美洲			1. 拉丁美洲部分国家已将中医针灸纳入补充与替代医学 2. 中国与拉丁美洲政府间中医针灸合作不断得到加强 3. 在拉丁美洲国家开设的孔子学院成为展示中医针灸文化的重要窗口 4. 民众对针灸等应用需求较大	1. 中国中医执业医师在拉丁美洲国家获取行医资格中面临学历、语言、认证等一系列难题 2. 拉丁美洲由于经济欠发达，养生保健需求不大，民众对中医针灸认可度低 3. 中医针灸学的理论体系尚未得到拉丁美洲国家民众的认同
大洋洲			1. 澳大利亚成立了中医针灸管理部门。新西兰承认中医针灸合法地位，认可中国的中医执业医师资格 2. 随着人们生活水平的提高，澳洲民众应用中医针灸防治疾病，对中医针灸养生保健需求较大 3. 政府间中医针灸合作不断得到加强 4. 民间交流与合作活跃，尤其是中医针灸教育合作更加频繁	1. 非主流市场定位。中医针灸只能作为辅助疗法，而不能作为主流医学解决重大难题和病痛，中医针灸在澳洲市场发展的潜力远远未能发挥，在澳洲未得到广泛认可 2. 患者需全部自费购买中医针灸品，政府和私人保险公司没有资助，造成消费者负担较重，一定程度上限制了中医针灸在当地的发展 3. 文化理念的挑战。中医针灸在西方人看来显得古老原始，不易被部分澳洲人民接受
非洲			1. 中国与南非政府间中医针灸合作不断得到加强 2. 非洲经济欠发达，而针灸具有简便廉验的特点，为针灸行医提供较好的条件 3. 我国多次派遣援非医疗队，其中包括中医针灸师，获得普遍好评	1. 中国中医执业医师在非洲国家获取行医资格中面临学历、语言、认证等一系列难题 2. 除南非、纳米比亚外，其他非洲国家未明确中医针灸的法律地位 3. 中医针灸学的理论体系尚未得到非洲大多数国家民众的认同

此外，在中医针灸立法方面比较典型的还有独联体国家①，其中医针灸发展情况受苏联政策影响较大，呈现出较多相似之处。因此单独分析如下（表4）：

表4　独联体国家 SWOT 优劣势分析

地区	针灸优势(S)	针灸劣势(W)	机遇(O)	威胁(T)
独联体国家	1. 政府间合作：加强双方政府机构和大型诊疗机构间开展合作，系统推进中医针灸的官方鉴定和认可，推动中医医疗资质证书和中医学历的认可和承认 2. 疗效体验：加强高水平中医医疗合作，选派高水平的中医人员在独联体开展医疗合作，展示中医针灸的疗效 3. 教育本土化：加强对当地中医医疗人员的培训和培养，通过多种途径和渠道，对当地医疗技术人员进行培训和教学，推广中医治疗技术	1. 科技搭台：加强政府间传统医药、中医针灸管理经验的交流与合作，加强传统医学和针灸学术交流 2. 示范带动：加强针灸诊疗中心建设，通过"以针带医"和"医药结合"策略，推动中医针灸在独联体国家普及与应用 3. 文化辐射：加强中医针灸文化及学术交流，鼓励有关学术机构或企业就中医针灸合作与独联体各国开展专题研讨、文化交流活动。积极利用地区性国际展会、展览及孔子学院等平台对中医针灸进行宣传	1. 以点带面：加强与俄罗斯等国家传统医药、中医针灸交流与合作，推动对中医针灸在防治疾病中的作用与地位的认识，从而带动整个独联体国家 2. 教育本土化：加强对中医人员的俄语培训，建立复合型人才队伍 3. 示范带动(以针带医)：加强针灸诊疗中心建设，通过"以针带医"和"医药结合"策略，推动中医针灸在独联体国家普及与应用 4. 健康旅游：加强与独联体旅游部门合作，为独联体国家民众提供中医医疗旅游	1. 学术交流：加强传统医药、中医针灸学术交流，举办区域性中医针灸学术会议 2. 文化辐射：加大对中医针灸文化服务产品的出口，并通过影视作品、学术讲座、义诊等多种形式推广中医理念和中医文化 3. 疗效体验：在宣传的同时配合中医体验式治疗，会更加提高宣传效果和扩大影响

① 独立国家联合体（Commonwealth of Independent States-CIS，俄文：Содружество независимых государств-СНГ），是由苏联大多数共和国组成的进行多边合作的独立国家联合体，简称"独联体"。成立时，除波罗的海三国外，其他12个苏联加盟共和国阿塞拜疆、亚美尼亚、白俄罗斯、格鲁吉亚（1993年12月起）、吉尔吉斯斯坦、摩尔多瓦（1994年4月起）、哈萨克斯坦、俄罗斯、乌兹别克斯坦、乌克兰、塔吉克斯坦和土库曼斯坦均为独联体正式成员国。2005年8月，土库曼斯坦宣布退出独联体。2008年8月14日，格鲁吉亚宣布退出独联体；2009年8月18日正式退出。2014年3月，因为克里米亚独立入俄问题，乌克兰也正式启动退出程序。

二、世界主要法系及其针灸立法特点

（一）世界主要法系

法学家们根据世界各国法律基本特征，将世界法律划分为中华法系、大陆法系、英美法系、伊斯兰法系和印度法系五大法系，其中中华法系和印度法系已经解体。目前世界上主要西方国家都属于大陆法系和英美法系。

大陆法系（civil law system） 一词中的"大陆"两字指欧洲大陆，故又有"欧陆法系"之称，又名欧陆法系、罗马法系、民法法系。大陆法系特点是沿袭罗马法，具有悠久的法典编纂传统，重视编写法典，具有详尽的成文法，强调法典必须完整，以致每一个法律范畴的每一个细节，都在法典里有明文规定。大陆法系崇尚法理上的逻辑推理，并以此为依据实行司法审判，要求法官严格按照法条审判，一般不承认法官的造法功能。

属于大陆法系的国家有欧洲的法国、比利时、意大利、西班牙、葡萄牙、德国、奥地利和瑞士等国，以及曾是法国、西班牙、荷兰、葡萄牙四国殖民地的国家和地区，如阿尔及利亚、埃塞俄比亚等及中美洲的一些国家。

英美法系（Common Law） 又称普通法系、海洋法系，是指以英国普通法为基础发展起来的法律的总称。英美法系因其起源，又称之为不成文法系。同大陆法系偏重于法典相比，英美法系在司法审判原则上更"遵循先例"，即作为判例的先例对其后的案件具有法律约束力，成为日后法官审判的基本原则。除非某一项目的法例因为客观环境的需要或为了解决争议而需要以成文法制定，否则，只需要根据当地过去对于该项目的习惯而评定谁是谁非。因此，英美法系是判例之法而非制定之法，是法官在地方习惯法的基础上，归纳总结而形成的一套适用于整个社会的法律体系。

属于英美法系的国家主要是英国及其殖民地、附属国的许多国家和地区，包括美国、加拿大、印度、巴基斯坦、孟加拉、马来西亚、新加坡、韩国以及非洲的个别国家和地区，不包括英国的苏格兰、美国的路易斯安娜州、加拿大的魁北克省。

伊斯兰法系以《古兰经》为依据，在诸多信仰伊斯兰教的国家中实行。由于历史原因，有些国家或地区，如菲律宾、南非、英国的苏格兰、美国路易斯安纳州、加拿大魁北克省的法律兼有两系的特点。而在亚洲和非洲的一些国家和地区的法律，往往兼有西方某一法系与原有的宗教法系的特点，如印度法律主要属于普通法法系，但又属于印度教法系；叙利亚法律主要属于民法法系，但又属于伊斯兰教法系。

(二) 世界主要国家传统医学立法特点

根据 SWOT 战略分析得出，亚洲对中医承认度最高，除中国 (含港澳台) 外、越南和新加坡将中医与西医置于完全平等的法律地位；朝鲜、韩国和蒙古将本国传统医学与西医置于完全平等的法律地位，但其本国传统医学与中医同根同源。其他大部分东南亚和南亚国家的传统、补充和替代医学范畴均包括中医，且传统医师有"医生"的地位。亚洲国家对中医的认可与文化、传统和地缘有较大关系。

欧美国家普遍将中医或针灸划入补充替代医学范畴。在已经承认针灸合法性的国家中，绝大多数大陆法系国家仅承认针刺的合法性，且仅允许西医生使用针刺疗法，很多国家还对针刺适用病种及报销范围做出限制。非医生针灸从业人员属于技师，不可独立行医。

总体上看，英美法系国家比大陆法系国家在中医针灸立法方面更为先进，最有代表性的是澳大利亚、美国和加拿大。

澳大利亚维多利亚州 2000 年通过了中医注册法案，带动新南威尔士州和西澳大利亚州等启动立法工作。为中医立法的呼声在几年内越来越高，借着"全国医疗行业注册认证计划"的推行实施，澳大利亚中医跳过了"各州立法"的过程，直接进入全国性立法阶段，最终于 2009 年完成立法，给予中医师、针灸师"医生"的地位。2012 年 1 月 16 日，全国中医注册标准正式公布，包括《继续职业发展注册标准》《英语技能注册标准》和《中医传承注册和一般注册资格标准》等六份文件。①

美国在 1976 年至 2006 年间陆续有几十个州对针灸立法，促成联邦政府 2009 年通过联邦针灸法案，给予注册针灸师"医生"的地位。2016 年，美国劳工部更新的标准职业分类法案 (Standard Occupational Code) 中新增针灸师这一分类，使针灸师成为联邦认可的职业。在 2018 年 2 月的 VA (Veterans Health Administration) 正式文件中，第一次从美国联邦政府层面认可了针灸师这一职业，并分配了职业代码。

加拿大目前已有五个省对针灸立法，注册针灸师享受"医生"地位。

加拿大、美国和澳大利亚的针灸立法情况反映了英美法系国家立法从各州立法到全国立法的过程，暨中医针灸先取得州级立法，当立法的州占到一定比

---

① 澳大利亚针灸法律相关网站详见附录。

例，就可争取全国性立法。

与此同时，大陆法系针灸立法也在推进中。

2013 年 7 月，葡萄牙国会正式通过了补充和替代医学法案，确立了中医针灸等六种疗法在葡萄牙的合法地位。2014 年 9 月，葡萄牙国会再次对包含中医的替代疗法进行立法规范，把中国的中医分成草药师、针灸师和传统中医师三类进行细类别规范，并采用积分制来确认是否颁发执业资格。2018 年 2 月 9 日，传统中医药作为第七非常规疗法，实施细则全文颁布。

非洲国家的法律体系发展相对落后，除南非等经济较为发达的国家，其他大多数国家对传统医学的立法尚处于起步阶段。但传统医学在非洲又有着深厚的基础，人们对中医和针灸比较容易接受。近几十年中医针灸对非洲国家的传播主要通过援外医疗队的工作。

（三）代表性的国家和地区的针灸立法特点

根据各地针灸发展情况，全球可以分为日韩、印蒙、西欧、东欧和非洲这 5 个代表性区域。

日韩：日韩是本国传统医学较为发达的两个国家，且已经给予中医针灸合法地位，但对中医在其国的发展并不十分友好。

印蒙：结合本土医学及文化，促进针灸发展，以中医针灸传统文化为先导。其中如越南有南医、蒙古有蒙医、印度有阿育吠陀，可将他们的传统医学"请进来"，博取众长，在中医传统理论下创新地发展针灸。

西欧：大多数西欧国家均为欧盟国家，遵从统一的法令行规。

中东欧：目前搜集到的信息，中东欧国家只有俄罗斯和匈牙利承认了针灸的合法立法。

非洲：非洲国家，目前南非共和国和纳米比亚共和国正式为中医针灸立法，并将其纳入医保。非洲因其国家本身的发展较为滞后，整个医疗状况不容乐观。大多数在非洲从事针灸的执业者均来自援非医疗队。

第三节 国际针灸立法态势与策略

一、国际针灸立法态势成就与挑战

作为一种复合性的法律现象，国际针灸立法的法律解读宜采取多元化、多维度的分析视角，探究针灸立法的价值取向、理念基础、制度进路和规范型构的具体方法。唯此，才有助于中医针灸的主导者和推动者们得心应手地穿越于各个国家纷繁的"规则丛林"，把握针灸立法的历史脉络和制度"命门"。当前，65 个国家承认针灸合法地位，39 个国家将针灸纳入医保体系，31 个国家和地区鼓励或者默许针灸的使用，并且一些发达国家针灸立法已经具有相当的水准和完备程度。但是，这些立法之目的是否单纯支持中医针灸，抑或是限制针灸发展，甚或是以法律工具做"名义上支持"而行中医针灸的域外化改造之实？例如，其一，在部分西欧国家和地区，长期存在着反对补充与替代医学的声音，而近期西班牙的异议事件的"声浪"影响较大，需要积极关注事态发展。积极研究，以便对针灸域外传播和服务提供早期预警。其二，美国、沙特阿拉伯等国家以西医理论指导针灸治疗，只承认针灸技术而不承认针灸理论，允许西医医生使用针灸疗法，而针灸师更大程度上接近"技师"的定位，存在"去中医化"的潜在倾向。其三，更为复杂的是，部分国家如朝鲜、韩国、蒙古将本国传统医学与西医置于完全平等的法律地位，将针灸纳入本国传统医疗体系，回避"中国传统医学"，使用"东医""韩医"等名称，在针灸方面存在"去中国化"的明显动因，对中医针灸的优势地位和市场前景构成潜在威胁和不公平竞争。凡此种种挑战，是否与该国针灸法制环境存在某种关联，是一个亟待破解的学术命题。这就要求我们密切结合文本规范做出具体、辩证的研究和分析。既要对中医针灸保持文化自信，更需要以极为审慎的态度，认真梳理和评估针灸域外发展中的风险因素，以便更深入把握中医针灸传播国家所处的法治、社会和文化环境，"知己知彼"，"见微知著"。总之，各国针灸立法有着不同的立法背景和进化路径。我们认为，应当以发挥优势、克服弱点、抓住机遇、化解威胁为策略，再以国际文化传播规律与针灸自身发展相结合，尽快健全完善和发展中国针灸的国内政策和法治环境，为中医针灸国际化提供系统化的制度保障。

世界各国中医针灸发展情况 SWOT 对策分析见表 5，独联体国家 SWOT 对策分析见表 6。

表 5　世界各国中医针灸发展情况 SWOT 对策分析

地区	SO 战略（增长）	ST 战略（多种经营）	WO 战略（扭转型）	WT 战略（防御型）
亚洲	1. 医疗合作：推进将中医针灸纳入亚洲国家医疗卫生服务体系，充分发挥中医针灸在常见病、多发病、慢性病及疑难杂症及养生保健中的作用 2. 多元模式：加强政府间中医针灸交流与合作，全方位推进中医医疗、保健、教育、科研、产业合作 3. "中医针灸+"：推进中医针灸与卫生、保健、养老、文化、旅游、贸易、体育等与"走出去"相融合，推广"中国式"的健康服务模式 4. 贸易发展：扩大中医针灸国际贸易，为国家"一带一路"倡议实施奠定民心相通的基础 5. 高层引领、科技搭台：推动科学家间的学术交流。以重大项目为突破口，在中医针灸防治重大疾病研究方面进行联合攻关，展示中医针灸的疗效 6. 协同发展：根据世卫组织传统医学战略，推动包括中医针灸在内的传统医学的发展，纳入医疗卫生系统，促进其安全和有效使用，实现中医针灸与传统医学协同发展	1. 疗效体验：以重大项目为突破口，在中医针灸防治重大传染性疾病和慢性非传染性疾病研究方面进行联合攻关，展示中医针灸的疗效。组织知名中医针灸专家义诊和巡回演讲 2. 科技搭台：加强植物药研发的合作 3. 成果推广：加强中医针灸优势病种诊疗指南（方案）的推广应用 4. 协作发展：加强政府间传统医药、中医针灸交流与合作，推动对中医针灸在防治疾病中的作用与地位的认识 5. 示范带动：加强针灸诊疗中心建设，通过"以针带医"和"医药结合"策略，推动中医针灸在亚洲国家普及与应用	1. 教育本土化：以培养高层次本土化人才为目标，推进高等教育合作，大力发展中医针灸学历教育 2. 跨国公司：加大支持力度，鼓励中医企业走出去。鼓励国内中医企业通过参股、控股、并购，或在南亚国家建立和完善国际营销网络等方式，积极开拓南亚国家医药市场 3. 教育本土化：加强对中医人员的中东欧小语种培训，建立复合型人才队伍 4. 文化辐射：加大对中医针灸文化服务产品的出口，并通过影视作品、学术讲座、义诊等多种形式推广中医理念和中医文化 5. 对外援助：加强中医援外力度，鼓励中医针灸机构"走出去"，提高中医医疗服务的影响	1. 医疗援助：加强对蒙古国的中医医疗援助，在医疗队中增加中医针灸（民族医药）的人员比例 2. 政府间合作：加强政府间中医针灸交流与合作，为中医针灸在亚洲发展营造良好的法律政策环境 3. 学术交流：加强传统医药、中医针灸学术交流，举办区域性中医针灸学术会议 4. 华人带动、文化辐射：加强宣传推广，扩大中医针灸影响力。结合我国文化走出去战略，积极利用海外华人华侨、地区性国际展会、展览及孔子学院等平台对中医针灸进行宣传 5. 加强中医中心建设，在体验中医治疗的同时，传播中医针灸文化

地区	SO 战略 (增长)	ST 战略 (多种经营)	WO 战略 (扭转型)	WT 战略 (防御型)
中东欧	1. 政府间合作：推动中东欧国家对于针灸资质证书和针灸学历的认可 2. 示范带动：加强高水平中医医疗合作，选派高水平的中医人员在中医中心进行诊部服务，展示中医针灸的疗效，达到以点带面的效果 3. 教育本土化：加强对当地中医医疗人员的培训和培养，通过多种途径和渠道，对当地医疗技术人员进行培训和教学，推广中医治疗技术 4. 跨国公司：可通过收购、并购当地公司，或利用当地公司已经建立的市场销售渠道、营销经验、产品资质把中医针灸推向国际主流传统药品市场	1. 标准铺路：从政府层面规范我国中医针灸标准，逐渐与国际接轨，改善针灸服务质量，提高针灸从业人员素质水平，推动中国标准得到中东欧国家承认 2. 教育本土化：考虑在当地成立培训机构，长期培养高素质、精通当地语言文化的中医针灸师在海外从业工作	1. 高层引领：加强政府间中医针灸交流与合作，重点加强中医针灸标准制定，提高中医针灸质量和中医人素质 2. 疗效体验：大力开展针灸防治疾病的合作，实现以针带药 3. 示范带动：加强中医中心建设，在体验中医治疗的同时，传播中医针灸文化	1. 科技搭台：加强传统医药、中医针灸学术交流，举办区域性中医针灸学术会议 2. 文化辐射：加大对中医针灸文化服务产品的出口，并通过影视作品、学术讲座、义诊等多种形式推广中医理念和中医文化 3. 组织传播：鼓励中医针灸诊所或企业走出去，在独联体国家开展与中医针灸有关的服务项目。定期举办中医针灸展、研讨会、推介会，设立对外窗口
西欧	1. 政府间合作：加强与西欧各国政府间合作，自上而下推动中医医疗资质证书和中医学历的认可 2. 疗效体验：加强高水平中医医疗合作，选派高水平的中医人员在中医中心进行诊部服务，展示中医针灸的疗效 3. 教育本土化：加强对当地中医医疗人员的培训和培养，通过多种途径和渠道，对当地医疗技术人员进行培训和教学，推广中医治疗技术	1. 标准铺路：制定针灸行业标准，提高中医针灸人员素质 2. 文化引领：加大对中医针灸文化服务产品的出口，并通过影视作品、学术讲座、义诊等多种形式推广中医理念和中医文化	1. 科技搭台：推动中医针灸在防治疾病中的合作 2. 文化辐射：加强中医中心建设，在体验中医针灸治疗的同时，传播中医针灸文化 3. 教育本土化：加强中医针灸学历教育合作，积极培养本土化中医针灸人才	1. 高层引领：加强传统医药、中医针灸学术交流，举办区域性中医针灸学术会议 2. 文化传播：加大对中医针灸文化服务产品的出口，并通过影视作品、学术讲座、义诊等多种形式推广中医理念和中医文化

地区	SO 战略（增长）	ST 战略（多种经营）	WO 战略（扭转型）	WT 战略（防御型）
美洲	1. 政府间合作：推动中医医疗资质证书和中医学历的认可和承认 2. 疗效体验：选派高水平的针灸师在中医中心进行诊部服务，展示中医针灸的疗效，普及中医针灸知识 3. 人才培养：加强对当地中医医疗人员进行援外培训和培养，对当地医疗技术人员进行培训和教学，推广中医治疗技术 4. 对外援助：派遣中医医疗队，长期培养高素质的中医医生在海外从事工作	1. 标准铺路：从政府层面提高我国中医针灸制药标准，逐渐与国际接轨，改善药品质量，推动中国药品市场标准得到拉丁美洲国家承认 2. 示范带动：选派高水平的中医人员在中医中心进行诊部服务，展示中医针灸的疗效，普及中医针灸知识，定期为专业人士普通百姓举办中医理论知识培训班	1. 政府间合作：加强政府间中医针灸交流与合作，重点加强中医针灸标准制定，提高中医针灸质量和中医人员素质 2. 示范带动，疗效体验：加强中医中心建设，在体验中医治疗的同时，传播中医针灸文化 3. 对外援助：加强中医援外力度，鼓励中医针灸机构"走出去"	1. 学术交流：加强传统医药、中医针灸学术交流，举办区域性中医针灸学术会议 2. 文化辐射：加大对中医针灸文化服务产品的出口，并通过影视作品、学术讲座、义诊等多种形式推广中医理念和中医文化
大洋洲	1. 政府间合作：加强与澳洲国家政府间合作，全方位推进中医医疗、保健、科研、教育、产业合作，推动中医医疗资质证书和中医学历的认可和承认 2. 科技搭台：加强重大疾病防治研究，提高中医针灸防治水平 3. 拓展新业态：做大中医治未病，拓展养生保健市场 4. 跨国公司：可通过收购、并购当地公司，或利用当地公司已经建立的市场销售渠道、营销经验、产品资质把中医针灸推向国际主流传统药品市场	1. 消除政策障碍：允许国民每年可以在注册中医师及针灸师那里享有不超过 5 次的诊疗医保报销额度，这对于患者"有权利选择医生"的"患者选择权"是一种公平保障 2. 标准铺路：加强政府层面沟通和政策协调，推动与澳洲国家双边达成互认协议。尽早研究简化审批程序，做到高效实际	1. 标准铺路：加强政府间中医针灸交流与合作，重点加强中医针灸标准制定，提高中医针灸质量和中医人员素质 2. 教育本土化：加强中医针灸学历教育合作，积极培养本土化中医针灸人才 3. 跨国公司：鼓励中医针灸养生保健企业和中医针灸企业"走出去"	1. 文化辐射：加强中医针灸知识及文化的传播 2. 科技搭台：加大在国际针灸研究方面的投入。特别是加强对西方存有争议的针灸安全性、有效性的研究

续表

地区	SO 战略(增长)	ST 战略(多种经营)	WO 战略(扭转型)	WT 战略(防御型)
非洲	1. 政府间合作：推动中医医疗资质证书和中医学历的认可和承认 2. 示范带动，疗效体验：选派高水平的中医人员在中医中心进行诊部服务，展示中医针灸的疗效，普及中医针灸知识，定期为专业人士普通百姓举办中医理论知识培训班 3. 对外援助：派遣中医针灸医疗队	1. 标准铺路：从政府层面提高我国中医针灸制药标准，逐渐与国际接轨，改善针灸服务质量，推动中国标准得到非洲国家承认 2. 对外援助：派遣中医医疗队，长期培养高素质的中医医生在海外从事工作	1. 政府间合作：加强政府间中医针灸交流与合作，重点加强中医针灸标准制定，提高中医针灸服务质量和中医人员素质 2. 建设中医中心：加强中医中心建设，在体验中医治疗的同时，传播中医针灸文化 3. 对外援助：加强对非洲中医援外力度，鼓励中医针灸机构"走出去"	1. 学术交流：加强传统医药、中医针灸学术交流，举办区域性中医针灸学术会议 2. 文化辐射：加大对中医针灸文化服务产品的出口，并通过影视作品、学术讲座、义诊等多种形式推广中医理念和中医文化

表 6　独联体国家 SWOT 对策分析

地区	SO 战略	ST 战略	WO 战略	WT 战略
独联体国家	1. 政府间合作：加强双方政府机构和大型诊疗机构间开展合作，系统推进中医针灸的官方鉴定和认可，推动中医医疗资质证书和中医学历的认可和承认 2. 疗效体验：加强高水平中医医疗合作，选派高水平的中医人员在独联体开展医疗合作，展示中医针灸的疗效 3. 教育本土化：加强对当地中医医疗人员的培训和培养，通过多种途径和渠道，对当地医疗技术人员进行培训和教学，推广中医治疗技术	1. 科技搭台：加强政府间传统医药、中医针灸管理经验的交流与合作，加强传统医学和针灸学术交流 2. 示范带动：加强针灸诊疗中心建设，通过"以针带医"和"医药结合"策略，推动中医针灸在独联体国家普及与应用 3. 文化辐射：加强中医针灸文化及学术交流，鼓励有关学术机构或企业就中医针灸合作与独联体各国开展专题研讨、文化交流活动。积极利用地区性国际展会、展览及孔子学院等平台对中医针灸进行宣传	1. 以点带面：加强与俄罗斯等国家传统医药、中医针灸交流与合作，推动对中医针灸在防治疾病中的作用与地位的认识，从而带动整个独联体国家 2. 教育本土化：加强对中医人员的俄语培训，建立复合型人才队伍 3. 示范带动（以针带医）：加强针灸诊疗中心建设，通过"以针带医"和"医药结合"策略，推动中医针灸在独联体国家普及与应用 4. 健康旅游：加强与独联体旅游部门合作，为独联体国家民众提供中医医疗旅游	1. 学术交流：加强传统医药、中医针灸学术交流，举办区域性中医针灸学术会议 2. 文化辐射：加大对中医针灸文化服务产品的出口，并通过影视作品、学术讲座、义诊等多种形式推广中医理念和中医文化 3. 疗效体验：在宣传的同时配合中医体验式治疗，会更加提高宣传效果和扩大影响

二、国际针灸立法推动策略

总的来说，国际针灸立法还需进一步推动，除大力促进中医针灸自身的理论、科研和临床发展外，还需根据各国自身发展情况及立法特点制定相应策略。

（一）基于SWOT分析结果的策略

根据SWOT战略分析法分析出的问题，我们主要提出了以下建议。

1. 注重自身增长与发展，为针灸立法提供更加坚实的基础（SO）

开展国际医疗交流；走针灸医疗、保健、教育、科研、产业的多元模式，加强政府间中医针灸交流与合作；积极创建中医针灸"互联网+"模式，跨国发展"云中医"，数字化整合各类中医资源，激励"互联网+中医"产业创新，与BAT合力建立中国特色的"互联网+中医"沿线各国的推广模式；扩大中医针灸国际贸易；高层引领、科技搭台，推动科学家间的学术交流，以重大项目为突破口，在中医针灸防治重大疾病研究方面进行联合攻关，展示中医针灸的疗效；协同发展，根据世卫组织传统医学战略，推动包括中医针灸在内的传统医学的发展，纳入医疗卫生系统，促进其安全和有效使用，实现中医针灸与传统医学协同发展。

2. 依靠内部优势，抓住并利用好外部机会（ST）

开展疗效体验项目，以重大项目为突破口，在中医针灸防治重大传染性疾病和慢性非传染性疾病研究方面进行联合攻关，展示中医针灸的疗效。组织中医针灸专家义诊和巡回演讲。科技搭台：加强植物药研发的合作。成果推广：加强中医针灸优势病种诊疗指南（方案）的推广应用。协作发展：加强政府间传统医药、中医针灸交流与合作，推动对中医针灸在防治疾病中的作用与地位的认识。示范带动：加强针灸诊疗中心建设，通过"以针带医"和"医药结合"策略，推动中医针灸在亚洲国家普及与应用。

3. 利用外部机会，弥补内部劣势（WO）

教育本土化：以培养高层次本土化人才为目标，推进高等教育合作，大力发展中医针灸学历教育。跨国公司：加大支持力度，鼓励中医企业走出去。鼓励国内中医企业通过参股、控股、并购，或在南亚国家建立和完善国际营销网络等方式，积极开拓南亚国家医药市场。教育本土化：加强对中医人员的中东欧小语种培训，建立复合型人才队伍。文化辐射：加大对中医针灸文化服务产品的出口，并通过影视作品、学术讲座、义诊等多种形式推广中医理念和中医文化。对外援助：加强中医援外力度，鼓励中医针灸机构"走出去"，提高中医医疗服务的影响。

4. 减少内部劣势，规避外部威胁（WT）

医疗援助：加强对蒙古国的中医医疗援助，在医疗队中增加中医针灸（民族医药）的人员比例。政府间合作：加强政府间中医针灸交流与合作，为中医针灸在亚洲发展营造良好的法律政策环境。学术交流：加强传统医药、中医针灸学术交流，举办区域性中医针灸学术会议。华人带动、文化辐射：加强宣传推广，扩大中医针灸影响力。结合我国文化走出去战略，积极利用海外华人华侨、地区性国际展会、展览及孔子学院等平台对中医针灸进行宣传；加强中医中心建设，在体验中医治疗的同时，传播中医针灸文化。

根据当前国际背景和中医针灸发展的成熟度，我们建议结合当地传统医学发展情况，分别以文化、科研、医疗和教育为先导，分阶段、多形式全面推广中医药。

（1）以国际针灸教育和文化为先导，发挥中医文化的带动作用。实现以针灸作为突破口带动中医药、中国文化国际发展的宏伟目标；依托世界针灸学会联合会的广泛联系，建立国家级针灸培训联盟，联姻多元化产业提升能级，加强我国正统针灸体系的国际传播力度。

（2）提倡和推进国际针灸临床研究和医疗模式，实现引领作用。组建国家级示范性针灸医院；建立国际针灸医疗合作机构，提供适用于不同层次需求的针灸医疗服务模式，并开展高质量临床研究。

（3）国际针灸立法和管理，发挥促进作用，建立适用于针灸学科特点的国家级临床研究评价机构和体系；建立综合性的针灸临床研究评价机构；建立适用于针灸学科特点的针灸临床研究评价体系；创新机制，筹划针灸大科学研究计划；加大科研投入，系统深入开展针灸理论科学基础研究。

（4）注重政府间合作。以高层引领针灸立法，以合作促发展；对英美法系国家采取逐个攻破的策略，争取在尽量多的省或州立法，进而争取全国立法，明确工作重点；充分发挥海外华人作用，鼓励中外传统医学和文化方面的民间交流，以实际行动潜移默化地带动他国人民对中医针灸的认同；壮大国际中医针灸队伍，引导国内中医针灸工作者走向世界。

（5）互联网+中医针灸，跨国发展"云中医"。积极创建中医针灸"互联网+"模式，跨国发展"云中医"，数字化整合各类中医资源，激励"互联网+中医"产业创新，与BAT合力建立中国特色的"互联网+中医"沿线各国的推广模式。

（二）基于地域特点的策略

各个国家和地区的针灸发展情况都有其特殊性，具体针灸立法工作的推进策略也应有所区别。在此以日韩、印蒙、西欧、东欧和非洲这几个具有代表性的国家和地区为例，提出具体推进建议。

日韩：国外对于中医针灸"去中国化"的态度，不利于中医药对外传播的健康发展。首先我们必须坚持中医针灸其根在中国，源于中国，同时加强知识产权保护，发扬针灸的"中国特色"，杜绝其"去中国化"。当然，针灸的传播不可避免会结合了当地的文化习俗，有了自己的特色。对于这种情况，我们理应容纳，支持创新，兼容并收，取长补短，共同进步，和谐发展。开展各种学术及科研合作，共同发展针灸。

印蒙：印蒙重视针灸，并结合本土医学，使其有了新的发展。这一做法值得学习。对于传统中医而言，可将他国的传统医学"请进来"，博取众长，在中医传统理论下创新地发展针灸，如越南有南医、蒙古有蒙医、印度有阿育吠陀。另外印度对本国传统医学的地位和发展非常重视，其政策和管理模式对周边的孟加拉、巴基斯坦和尼泊尔等国有重大影响，近几年又将藏医称为印度医学的一部分，形成了印度 AYUSH 医学圈。印度对本国传统医学的发展和国际推广经验，值得中国政府重视。

西欧：发挥针灸发展较好的国家如英国、法国、德国等领头羊的作用，带动荷兰、西班牙、葡萄牙、意大利、芬兰等国家的针灸发展。发挥当地华人针灸职业者的优势，促进其立法、贸易，并推广中西医模式。以科研和疗效为先导，开拓科研，学术交流，国际多中心循证医学临床研究。

中东欧：进一步开展国际多中心多样本的针灸临床试验，以疗效为先导，促进其他国家将针灸纳入补充替代医学。

非洲：可以南非为支点，结合中国援非医疗队，将非洲地区针灸的医疗以及教育培训规范化、系统化，再推动其立法。

第三章　国际针灸从业制度

　　针灸从业人员是中医针灸发展的基石，对推动中医针灸的国际传播和发展具有重要有意义。全球现有超过 40 万针灸从业人员，作为医师或技师活跃在国际舞台，用实际行动传播着中医针灸文化，用中医针灸为世界人民的健康做出贡献。同时，有出国愿望的针灸工作人员数量程上升趋势。这类人员具备扎实的针灸基础与必要的外语基础，但是对于国外针灸环境的了解很少，对于未来的工作在选择与准备方面缺乏官方信息指导。世界针联作为针灸国际传播的重要推动力量，依据掌握的各国针灸政策信息，在整理、分析之后，从实用性出发，整理出国际针灸从业信息指南，为针灸国际从业者提供便利，切实推动优秀针灸人才走向国际，为中医针灸的国际传播基础事业提供有力的支持。

　　各个国家对中医针灸的态度和政策，很大程度上影响着其针灸从业环境。根据前文关于国家立法、承认合法地位，纳入医保，鼓励或默许等角度来看，国际针灸从业环境可以分为由高到低五个等级。已立法，表明在该国针灸治疗行为受到法律保护，也可以通过法律手段维护自身权益，同时也是一个国家针灸发展成熟的标志，从业环境优；承认合法地位，则当前从业人员的正规针灸行为合法，不会受到官方反对；纳入医保为就业的风向标，表明有更多的人有经济能力来接受针灸治疗，针灸治疗受众会更加广泛；政府鼓励表明该国针灸将会改善，有所发展，针灸需求将会增加；在一国默许针灸行为的情况下，需要具体了解即将工作的当地具体信息，以同行业从业人员具体现状作为参考，具体了解区域总体环境的情况下做出工作选择。从业人员可根据立法情况表中统计数据与指南分析，结合本书具体政策作为参考，做出自己的就业国家与地区的选择。

　　本书根据当前国际针灸发展情况，选取加拿大、美国、澳大利亚、新加坡等当前针灸从业较为热门和成熟的几个国家和地区①，收集分析资格考试、从业注册等方面信息，为读者提供更具实用性和指导意义的参考信息。此外，世界针联牵头组织的国际针灸水平考试的权威性也得到许多国家的认可。

第一节　世界针灸学会联合会国际针灸专业人员水平考试

一、背景介绍

（一）有关世界针灸学会联合会

世界针灸学会联合会（简称世界针联）自 1984 年开始筹备，由卫生部、中国科协、外交部和国家科委四大部委联名报请国务院，经国务院批准，由中国方面牵头，在世界卫生组织的指导下，于 1987 年 11 月成立，总部设在中国北京。

世界针联 1998 年与世卫组织建立正式关系，2010 年被国际标准组织中医药技术委员会（ISO/TC249）接纳为 A 级联络组织，2017 年成为中国民间组织国际交流促进会团体会员，2019 年获得联合国经社理事会"特别咨商地位"。通过广泛与国际组织建立关系，世界针联获得更多参与高级别、多层次、广领域的活动机会，在国际舞台上弘扬中医针灸，紧抓新时代中医针灸发展的新机遇和新平台，不断提升针灸医学在传统医学和健康医学中的国际地位和影响力。截至 2019 年 7 月，世界针联共有团体会员 241 个，分布在全球 60 多个国家和地区。

宗旨：促进世界针灸界之间的了解和合作，加强国际间的学术交流，进一步发展针灸医学，不断提高针灸医学在世界医疗卫生保健工作中的地位和作用，为人类的健康做出贡献。

任务：组织世界针灸学术大会、中型学术研讨会和专题学术讨论会；促进国际针灸界之间的友好往来，鼓励各种针灸学术交流；完成与世界卫生组织建立正式关系所承担的工作，实施世界卫生组织传统医学战略；宣传和推广针灸医学，争取各国针灸合法地位；发展针灸教育，提高从业人员水平；开展针灸

---

① 中国香港地区的针灸法规相关网站详见附录。

医疗服务；出版针灸学术刊物，提供针灸信息服务；制定和推广有关针灸的国际标准；为实现本会宗旨所必须承担的其他任务。

（二）世界针灸学会联合会考试中心

为了推动国际上针灸医学的良性健康发展，贯彻实施世界卫生组织针灸相关的各项标准，提高针灸从业者的整体业务素质，使针灸医学在世界卫生保健工作中发挥重要作用，世界针灸学会联合会会员团体集体倡议，成立世界针联国际针灸水平考试委员会。该提案于 1996 年 9 月在美国纽约举办的世界针联会员大会上讨论通过，并于 1997 年 11 月，在北京举行的世界针联成立十周年暨世界针灸学术大会第四届执委会第一次会议上正式宣布成立。同期，世界针联国际针灸水平考试委员会召开第一次会议，确定了委员会的宗旨、任务、议事规则、实施办法、考试机构和考试委员会的组织机构等。

自 1998 年起举行国际针灸水平考试以来，由于考试一贯坚持公平、公证、科学的原则，因此水平考试的权威性得到了普遍认可，同时也为提高国际针灸从业者的整体业务水平及国际针灸医学的学术交流与发展方面做出了一定的贡献。

为了满足日益增长的考试需求，提供更加优质的服务，2016 年 5 月，国际针灸水平考试委员会下设世界针灸学会联合会考试中心。目前有汉语、英语、西语、葡语、法语、韩语、日语及波斯语等多语种针灸专业题库。

二、国际针灸专业人员水平考试内容

（一）考试名称

国际针灸专业人员水平考试。

（二）专业考试科目

1.《针灸学基础-1》（含《中医基础理论》《中医诊断学》《经络学》）。

2.《针灸学基础-2》（含《腧穴学》《刺法灸法学》）。

3.《针灸治疗学》。

4.《正常人体解剖学》。

5.《临床实践技能》（含病历书写及取穴、针法灸法操作）。

（三）考试安排

1. 定期考试

每年举行两次定期考试，即（上半年）4 月第 3 周的周六和周日，（下半年）10 月第 3 周的周六和周日，考场设在中国北京。

2. 不定期考试

根据考试人员情况，如参考人数在 10 人以上，则临时另行确定考试时间及地点。

3. 考试时间

（1）8：30～10：00《针灸学基础-1》。

（2）10：30～12：00《针灸学基础-2》。

（3）13：30～15：00《针灸治疗学》。

（4）15：30～16：30《正常人体解剖学》。

（5）17：00～18：00《临床实践技能》。

三、国际针灸水平考试报名及考试

（一）报考条件

凡符合下述条件之一者，准予报考针灸医师水平考试。

1. 全日制高等中医药院校、针灸院校毕业（学制五年者，有一年以上临床实践经验；学制三年者，有三年以上临床实践经验），提交学历证明、临床实践证明审查合格者。

2. 全日制高等医学院校毕业（学制三年以上者，已取得医师资格，并经过针灸学培训至少 500 学时，有一年以上临床实践经验），提交学历证明、临床实践证明审查合格者。

3. 在各医学院校或中医药的针灸学术团体、协会举办的各类针灸培训班学习，累计满 1000 学时，有二年以上临床实践经验，提交学习证明、临床实践证明审查合格者。

4. 跟师学习针灸医学二年以上，从事临床实践一年以上的从业人员，提交本人学习证明、临床实践证明及导师行医执照（副本）审查合格者。

（二）考试组织与实施

由世界针联国际针灸水平考试委员会组织与实施。

（三）考试与评审

通过笔试、临床技能考核等方式，对应试者针灸专业理论知识及临床实践技能进行考评。

1. 考试报名流程

（1）报考者登录 WFAS 网站"水平考试"专栏，按照说明完成报名程序；或直接联系 WFAS 国际针灸水平考试办公室；也可以与 WFAS 考试基地联系报名。

（2）报考者需在考试前 30 天，填写《国际针灸专业人员水平考试申请表》电子版，并提交报考所需相关资料电子版［学历证书、临床实践证明、2 寸免冠彩色照片（35mm×45mm）及护照复印件］至指定邮箱（E-mail：exam @ wfas. org. cn）。

（3）经考试中心办公室核准后，需缴纳相关费用，缴费成功后发给《国际针灸专业人员水平考试准考证》。

（4）考生在规定时间和地点持准考证及相关证件参加考试。

2. 证书颁发

考试合格者，核发国际针灸水平考试证书，证书由汉、英两种文字表述，并予以公证。通过考评所获得的水平证书，是证明国际针灸专业人员的临床水平及学术知识的标识，也是争取合法权益的客观依据。

四、收费情况

考试报名费 100 美元，考试费 800 美元。考试不合格，需要补考的每门补考费 150 美元。

第二节　加拿大

一、背景介绍

自 2013 年 10 月 18 日开始，加拿大全国中医师与针灸师注册统一考试（Pan-Canada Examination）代替了以往的各省考试，网址为 www. ctcmpao. on. ca。

考试通过者，可以在加拿大各省中医师和针灸师管理局进行注册，获发注册针灸师（R. Ac）或注册中医师（R. TCMP）的行医执照。

二、考试简介

加拿大全国中医师与针灸师注册统一考试包含注册中医师和注册针灸师考试。考生必须在加国认可的中医学院毕业或外国（如中国）的全日制中医院校本科毕业，才有资格报考。考试用英文，目前，仅卑诗省仍保留有中文考试的选项。考试内容包括多项选择题笔试（Multiple-Choice Written Examination）和临床病例分析笔试（Clinical Case-Study Examination），考生须通过笔试后，才可参加临床病例分析的考试。以往考试为每年一次，10 月进行笔试，次年 1 月进行临床病例分析考试。据悉，考试在改革中，自 2020 年 10 月全国考试改为非纸质的计算机"机考"，"笔试"和"病例分析"将在同日上下午进行，并可能每年提供两次考试。具体变化以官网公布为准。

注册考试需要 3 类费用，分别是申请费、笔试费以及临床病例分析考试费用。该费用不退还。重考需再次付申请费以及要补的科目费用。

通过考试只是注册的要求之一。注册还需要成功通过安全项目测试和法学课程考试，并向注册委员会递交完整的注册表格。安全项目测试和法学课程考试在安大略省中医师针灸师管理局（College of Traditional Chinese Medicine Practitioners and Acupuncturists of Ontario, CTCMPAO）办公室举行，均为开卷考试，可以携带 CTCMPAO 出版的安全计划手册和法学课程手册。

三、考试资格

（一）教育背景

要使用"注册针灸师"的头衔，申请人必须成功完成一个中医针灸的高等教育的项目，其中包含至少 3 年的全日制学习，或者同等长度的学习。全日制项目为一个项目包含：至少 480 小时/年的课堂理论指导；或至少 620 小时/年的实践指导；或两种教育的混合，少于 480 小时的课堂理论指导，每少一小时，就要在实践指导上增加 1.3 小时。实践指导指的是学生通过协同有经验的中医师一起诊断患者所获得的教育，从而获得最直接的实践经验，使其符合《加拿大执业中医入门职业能力》的要求。

（二）适用于祖辈法（Provisional Title/Designation）会员的政策

根据《中医法》的《注册规例》的要求，适用于临时资格的会员必须在 2 次尝试之内成功通过安省中医管理局的注册考试，并且参与笔试与诊所实践两类考试。若持临时资格的会员未能通过该注册考试，则其应当立即停止行医。

若该会员第 2 次也未能通过考试，则其执照将被立即吊销。该会员则不能再持祖辈法执照以注册中医师或针灸师的资格行医。该会员需将其所有患者转入安省中医管理局注册会员诊所接受治疗，并需重新申请注册会员资格。

连续 3 次考试未能通过的候选人将不能再继续参加考试，除非该候选人进一步在由注册委员会认证的教育机构内完成了继续教育。被委员会认定为需要接受继续教育的会员必须在开始继续教育之前向安省中医管理局递交学习经历的细节文件以及其所受教育机构导师的资历文件。收到批准之后，需要在考试申请截止日期之前成功完成继续教育项目，并向安省中医管理局注册委员会递交完成教育的证明以及申请重新报名考试。

第三节 美国

一、背景介绍

在美国，要想执业中医师、针灸师，必须进行系统的中医课程学习，修完课程后，需参加美国国家针灸及东方医学认证委员会（NCCAOM）的认证考试，通过后方可在美国合法行医。

美国国家针灸及东方医学认证委员会（National Certification Commission for Acupuncture and Oriental Medicine，简称 NCCAOM）是由美国国家认证机构委员会（ANAB）认证的机构，成立于 1982 年。该机构作为一家独立的非赢利性机构，负责对美国中医师、针灸师进行资格考试和认证，网址为 www. nccaom. org。美国针灸资格考试开始于 1985 年，一年两次，4 月在加州，10 月在纽约。美国中医师、针灸师如持有 NCCAOM 的证书，就表明其服务的安全性和可靠性达到了美国目前认可的标准。

此前，全美除加州外均将通过 NCCAOM 的针灸及腧穴定位（ACPL）、中医基础（FOC）两门考试作为申请针灸行医执照的必要条件。其中 46 个州及哥伦比亚特区承认 NCCAOM 证书考试，11 个州将 NCCAOM 的中药草（CH）考试作为申请针灸行医执照的必要条件。加利福尼亚州针灸局（CAB）自 2019 年起完全认可 NCCAOM 考试，同时自 2019 年 2 月 1 日至 2020 年 12 月 31 日，NCCAOM 将开通"加州执照针灸师的互惠认证"（CA Reciprocal Route），2019 年 1 月 31 日前持有加利福尼亚针灸执照的针灸师，可通过申请获得 NCCAOM Oriental Medicine Certification（东方医学认证），无需参加 NCCAOM 考试。

此外，加拿大等北美国家也接受 NCCAOM 资格考试认证。NCCAOM 美国中医师考试于 2011 年进入中国，中国考生可在中国大陆申请 NCCAOM 考试，参加考试并取得美国执业中医师资格。

二、认证流程

NCCAOM 考试不能直接报名考试，而是要先取得考试资格才能报名考试。基本流程为进行学历评估→递交 NCCAOM 申请获得准考证→皮尔森 VUE 注册/预定考试→参加三类证考试并通过→通过洁针技术考试（CNT）→递交成绩单

→完成 NCCAOM 认证（图1）。

完成 NCCAOM 资格认证后，可申请各州执照，四年内需进行继续教育。

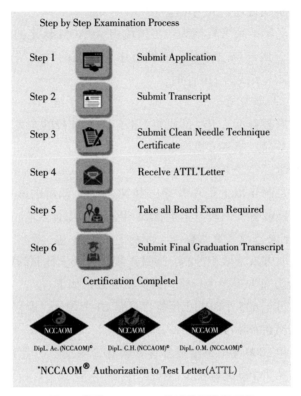

图1　美国 NCCAOM 考试认证流程示意

三、报考资格

NCCAOM 美国中医师考试证书分为针灸师证书（AC）、中药师证书（CH）和中医师证书（OM）。针对美国正规教育、国际正规教育、学徒制、学徒制与正规教育结合、资格转换及恢复资格等不同情况，设置了相应的报考要求，具体为：

（一）美国正规教育

美国执业中医师的报考资格为：美国境内 ACAOM 认定正规中医教育院校最低四年制东方医学硕士学位；满 2625 学时或 146 学分；同时满足中医/针灸理论课程 705 小时；中药理论课程 450 小时；针灸/中药临床 870 小时；生物医学 510 小时；选修课（咨询，交流，行为准则，实践管理）90 小时。

美国执业针灸师的报考资格为：美国境内 ACAOM 认定的正规中医教育院

校最低三年制针灸硕士学位；满 1905 小时或 105 学分；同时满足中医/针灸理论课程 705 小时；针灸临床 660 小时；生物医学 450 小时；选修课（咨询，交流，行为准则，实践管理）90 小时。

美国执业中药师的报考资格为：美国境内 ACAOM 认定的正规中医教育院校最低四年制东方医学硕士学位，或拥有中药认证的针灸硕士；中药课程满 450 小时，中药临床实践满 210 小时。

（二）国际正规教育

拥有国外政府教育部、卫生部或相关部门认可院校的东方医学、针灸或中药学硕士学位，并通过第三方机构审查。

（三）学徒制

应试生需满足两年以上正规教育，由 NCCAOM 认可的教师根据 ACAO 标准进行理论及实践教育。该政策将于 2021 年 12 月 31 日取消。

（四）学徒制与正规教育结合

此类资格获取方式采取积分制，通过正规教育及学徒制的积分均不低于 10 分，30~40 积分方可取得报考资格。具体积分方式如下。

正规教育：每年 635 小时的正规教育可获 10 个积分，课程要求参照美国正规教育或国际正规教育标准。

学徒制：一年 1000 小时的学徒教育可获 10 个积分，一年最多可获取 10 个积分，课程要求参照学徒制标准。

四、考试内容

考试语言种类包括英语、中文和韩语等三种语言，考生可以自行选择，考试科目包括针灸、中草药、中医基础和生物医学，每门考试费用均为 310 美元，具体见下表。

考试科目	题型	题量	考试时长
针灸　Acupuncture	选择题	100 题	2.5 小时
生物医学　Biomedicine	选择题	100 题	2.5 小时
中草药　TCM	选择题	100 题	2.5 小时
中医基础 Foundations of Oriental Medicine	选择题	100 题	2.5 小时

考试科目	针灸师 Acupuncture	中药师 Chinese Herbology	中医师 Oriental Medicine
针灸与穴位模块　Acupuncture	√	√	
生物模块　Biomedicine	√	√	√
中药模块　TCM		√	√
中医基础模块 Foundations of Oriental Medicine	√	√	√
洁针　CNT	√	√	

第四节　澳大利亚

一、背景介绍

2008 年，为规范对医疗卫生行业的管理，保护社会大众卫生权益和维护公众安全利益，经各州及领地政府同意，澳大利亚联邦政府决定，自 2010 年 7 月 1 日起对医疗卫生行业实行统一的全国性注册，即"全国医疗行业注册认证计划"（The National Registration and Accreditation Scheme for the health professions，NRAS）。2009 年 5 月澳大利亚卫生部长会议决定，从 2012 年 7 月 1 日起，中医加入"全国医疗行业注册认证计划"，包括针灸师、中医师和中药配药师 3 个职业。2012 年 1 月 16 日，全国中医注册标准正式公布，包括《继续职业发展注册标准》《英语技能注册标准》和《中医传承注册和一般注册资格标准》等六份文件。中医注册管理委员会（Chinese Medicine Registration Board of Victoria，CMRB）主管中医事务，网址为：www. chinesemedicineboard. gov. au。医疗卫生监管机构为 Australian Health Practitioner Regulation Agency（AHPRA），网址 www. ahpra. gov. au。

二、注册简介

在申请表中，中医师、针灸师及中药配药师分开注册，并分为一般注册（general registration）和特别注册（specific registration）2 种形式。

（一）一般注册

关于一般注册，现行标准要求的资格主要有以下几点：①完成 CMBA 认可的中医、针灸或相等程度的课程。②通过 CMBA 举行或认可的资格考试。③英语语言能力证明。④至少连续五年从事相关医疗工作的证明。

（二）特别注册

对于不符合一般注册资格要求的还可以考虑申请特别注册，它要求：①在CMBA 认可高校中承担教学、指导学生实习或研究工作者。②外国中医或针灸师与维州注册中医或针灸师在限定时间内交换开业者。③CMBA 认为符合特别需要的，如该申请人在中医针灸方面有特殊才能或某些偏远地区稀缺中医针灸师，也可申请特别注册。

学历方面，澳大利亚承认数十所国外大学的本科及以上中医类学历，其中有几所美国、加拿大和英国等西方国家院校，其余均是中国的中医药院校。

英语语言能力方面，目前规定除在几个英语国家完成 5 年以上全日制中、高等相关专业课程的申请者外，其他人须提供英语语言能力证明，即两年内参加的下列任一考试，所有科目必须在同一次考试中完成，并达到相应成绩。①雅思（IELTS）学术类考试总分不低于 7 分，并且所有单科成绩不低于 6.5 分。②职业英语考试（OET）所有单科成绩不低于 B。③托福（TOEFL）（含口语）考试总分不低于 237 分且写作不低于 4.5 分。2015 年 6 月 30 日及之前申请注册的人员可适用"传承注册条例"，如果无法提供上述英语语言能力证明，在符合其他注册要求的前提下准予"有条件注册"，条件是该医师的医疗实践必须由相关语言专业翻译人员全程协助。

第五节　新加坡

一、背景介绍

根据新加坡中医注册法令 *Traditional Chinese Medicine Practitioners Act*（Cap. 333A）规定，中医执业者分为注册针灸师和注册中医师，目前注册针灸师只对合格的新加坡注册西医和牙医开放。本地注册的西医和牙医必须完成受管委会所认可的针灸培训课程，参加针灸师注册资格考试及格后，才能注册为针灸师从事针灸执业。除了本地注册的西医和牙医外，想要从事针灸执业的人都必须注册为中医师才能从事针灸执业。

中医执业者分为正式注册和有条件注册，正式注册的中医执业者可以在新加坡任何地点独立从事所批准的中医执业；有条件注册让在外国受训的中医执业者可以在一个正式注册中医执业者的监督或评估下，在受批准的中医医疗机构/诊所从事所批准的中医执业。有条件注册中医执业者，在新加坡完成监督下的 3 年全职行医后，并在此期间无不良报告或投诉，可有 1 次机会参加新加坡中医师注册资格考试。有条件注册期满后至考试举行前，不能要求延长行医。

新加坡中医师注册资格考试（STRE）每年举办一次，以中文进行。申请者必须通过由中医管理委员会所举办的中医师注册资格考试，方能被考虑准予正式注册，网址为 www. healthprofessionals. gov. sg。

二、考试资格

申请者需符合以下条件：

（一）学历

申请者必须拥有下列任何一种学历

1. 下列中医院校六年部分时间制或三年全日制中医课程毕业文凭：

新加坡中医学院、中医学研究院。

2. 下列中医院校七年部分时间制或五年全日制中医本科课程毕业文凭：

新加坡中医学院、中医学研究院。

3. 下列中国中医学院校五年全日制（中文授课）中医专业本科毕业证书及中医学士学位证书：

北京中医药大学、成都中医药大学、中国中医科学院（原中国中医研究院）、广州中医药大学、黑龙江中医药大学、南京中医药大学、山东中医药大学、上海中医药大学。

（二）其他要求

1. 拥有受承认外国学历的新加坡公民

（1）不拥有有效外国注册证书和执业证书的新加坡公民

在参加中医师注册考试前，必须先完成至少一年的临床实习，包括至少403 学时在被认可的中医院校进行的中医临床培训。

（2）拥有有效外国注册证书和执业证书的新加坡公民

拥有有效的外国注册证书和执业证书及持有目前有效的品格鉴定证书（证书的有效期是由发出日起不超过三个月）；在参加中医师注册考试前，必须在被批准的本地中医机构及在有条件注册和在监督中医师的监督下，完成一年的中医临床实习。

2. 拥有受承认的外国学历的外国人及永久居民

拥有由原执业国家注册机构所发出的有效注册证书和执业证书及持有目前有效的品格鉴定证书（证书的有效期是由发出日起不超过三个月）；拥有本地雇主有意雇佣申请者为从事全职执业中医师的证明文件；拥有在原执业国受承认的中医机构至少八年的行医经验；拥有副主任医师的职称；必须在有条件注册下在被批准的新加坡中医机构完成至少 3 年的中医临床执业，才能申请参加注册资格考试以转换为正式注册。

3. 拥有突出中医技能和专长的外国人

拥有受中医管理委员会认可的突出中医技能和专长；拥有由原执业国家注册机构所发出的有效注册证书和执业证书及持有目前有效的品格鉴定证书（证书的有效期是由发出日起不超过三个月）；拥有本地雇主有意雇佣申请者为从事全职执业中医师的证明文件；在原执业国受承认的中医机构有至少十五年的临床经验，及拥有主任医师的职称至少五年；中医管理委员会将依据申请者的突出中医技能或专长给予个别的考虑。

三、注册流程

在注册资格考试及格后，必须申请执业准证并交付规定的执业准证费。申请时，必须附上相应的支持证件扫描件，具体参见《中医执业者申请者指南》。完全符合所有申请要求及附上所有完整支持证件的注册申请，可能会在四星期内完成审批。管委会会发出注册证书和执业准证给成功注册者。

拥有新加坡本地或外国受承认中医学历的本地申请者，可直接上网申请注册。拥有外国受承认学历的外国申请者，必须通过有意雇佣该申请者的本地雇主上网申请注册。

下篇

世界各国针灸立法评介

第四章　亚洲地区

第一节　东亚地区

东亚地区传统医学与中医药同根同源，政府及民众认可程度高。朝鲜、韩国和日本均是以中医药学为主要基础形成的传统医学体系；蒙古称传统医学为蒙医学，与中国的蒙医学同源。目前，朝鲜、韩国和蒙古均把传统医学纳入国家医疗卫生体系，视为正规医学，与现代医学享有相同的地位，发挥着重要的作用。日本虽未把汉方医学纳入国家医疗卫生体系，但汉方药得到健康保险体系承认，可作为现代医学的补充与替代。

东亚地区主要国家的传统医学部门与中国政府大都已建立了较好的合作机制及沟通渠道，联系密切。例如，自1994年以来，中韩两国签署了多项合作协议，合作领域涉及政策管理法规、针灸科研、标准化、制药、医疗器材企业交流、信息传播等。国家中医药管理局与韩国保健福祉部建立了中韩传统医学协调委员会会议机制，自1995年建立以来已召开多次副部长级会议并签署了合作备忘录。2005年，中蒙两国签署了传统医学医疗合作协议，中蒙两国合作建立中医蒙医医院。中国与日本在传统医学教育、传统药品贸易等领域均交流密切。

一、中国

（一）中国大陆

中医药是中华民族的瑰宝，是中国医药卫生体系的特色和优势，是国家医药卫生事业的重要组成部分。针灸学是中医学宝库中一颗璀璨明珠，数千年来为中华民族的繁衍昌盛做出了不可磨灭的贡献。中华人民共和国成立后，在党和政府的大力关怀下，针灸学取得了举世瞩目的成绩，尤其是改革开放以后，针灸学在中医现代化和国际化发展中已成为发展最快的学科，展示出广阔的发展前景。

1. 政策与法规

中华人民共和国成立以来，国家高度重视中医药工作，坚持中西医并重，中医药事业取得了显著成就。2003 年国务院制定的《中医药条例》对促进、规范中医药事业发展发挥了重要作用，初步形成了中医药全面协调发展新格局，中医药在经济社会发展中的地位和作用不断提升，为中医药法的出台夯实了基础。《中医药法》曾列入十一届全国人大常委会立法规划，并广泛开展立法调研活动，标志着中医药立法纳入国家立法日程。在原卫生部、国家中医药管理局等有关部门努力下，《中医药法（草案）》2011 年底报至国务院法制部门。2013 年底，全国人大常委会将《中医药法》列入十二届全国人大立法规划一类项目。自 2012 年—2014 年，制定中医药法一直被列入全国人大常委会立法工作规划，并公开向社会征求意见。2014 年两会，张德江委员长在作全国人大常委会工作报告时明确提出"将制定中医药法"，引发强烈反响。2014 年 7 月，国务院法制办公室开始就《中医药法》向社会公开征求意见。2015 年 12 月 21 日《中华人民共和国中医药法（草案）》正式提请十二届全国人大常委会第十八次会议审议。"以推进依法行政为核心，全力促进中医药法治体系建设"成为 2015 年中医药重点工作之一。国家中医药管理局提出，将围绕推进中医药法立法进程，提出中医药法律法规体系框架，推动中医药法律制度体系建设。

2016 年 12 月 25 日，第十二届全国人大常委会第二十五次会议在京闭幕，会议表决通过了《中华人民共和国中医药法》，该法于 2017 年 7 月 1 日正式实施，中医药迈入了依法发展的新时代。此前，国务院印发《中医药发展战略规划纲要（2016—2030 年）》，发展中医药上升为国家战略。建立了国务院中医药工作部际联席会议制度，统筹协调发展中医药的合力更加强劲。

中医药法的通过对中医药事业发展具有里程碑的重要意义，体现在以下三个方面。

（1）继承和弘扬中医药，促进中医药事业健康发展。《中医药法》第一次从法律层面明确了中医药的重要地位、发展方针和扶持措施，为中医药事业发展提供了法律保障。

（2）深化医药卫生体制改革，促进健康中国建设。《中医药法》针对中医药自身的特点，改革完善了中医医师、诊所和中药等管理制度，有利于保持和发挥中医药特色和优势，促进中医药事业发展。同时，中医药法对实践中存在的突出问题作了有针对性的规定，有利于规范中医药从业行为，保障医疗安全和中药质量。

（3）促进中医药的国际传播和应用，提升中华文化软实力。《中医药法》的出台有利于提升中医药的全球影响力，在解决健康服务问题上，为世界提供中国方案、中国样本，为解决世界医改难题做出中国的独特贡献。在《中医药法》以及《中医药发展战略规划纲要（2016—2030 年）》等一系列政策文件的保障和促进下，正如习近平总书记在给中国中医科学院的贺信中提到的，"中医药振兴发展迎来天时、地利、人和的大好时机"。

2. 实践与应用

（1）纳入医保情况。2013 年前，推拿和针灸等项目仅在部分省市的三级甲等医院和二级医院被纳入医保报销范围。但随着医疗改革逐步深化，2016 年10 月 17 日，国家中医药管理局、国家卫生计生委、人力资源社会保障部、国家食品药品监管总局和中央军委后勤保障部联合制定了《基层中医药服务能力提升工程"十三五"行动计划》。该文件要求 100% 的基层社区卫生服务中心、乡镇卫生院、社区卫生服务站都能提供六类以上中医药技术方法，70% 以上的村卫生室能提供四类以上中医药技术方法，如下表。

表 7　中医药技术方法的类别与名称

技术类别	技术名称
针刺类技术	毫针技术、头针技术、耳针技术、腹针技术、眼针技术、手针技术、腕踝针技术、三棱针技术、皮内针技术、火针技术、皮肤针(梅花针)技术、芒针技术、鍉针技术、穴位注射技术、埋线技术、平衡针技术、醒脑开窍技术、靳三针技术、浮针技术、贺氏三通技术、电针技术、针刺麻醉技术、鼻针技术、口唇针技术、子午流注技术、灵龟八法技术、飞腾八法技术
灸类技术	麦粒灸技术、隔物灸技术、悬灸技术、三伏天灸技术、天灸技术、温针灸技术、热敏灸技术、雷火灸技术
刮痧类技术	刮痧技术、撮痧技术、放痧技术
拔罐类技术	拔罐(留罐、闪罐、走罐)技术、药罐技术、针罐技术、刺络拔罐技术、刮痧拔罐技术
中医微创类技术	针刀技术、带刃针技术、水针刀技术、钩针技术、刃针技术、长圆针技术、拔针技术、铍针技术
推拿类技术	皮部经筋推拿技术、脏腑推拿技术、关节运动推拿技术、关节调整推拿技术、经穴推拿技术、导引技术、小儿推拿技术、器物辅助推拿技术、耳鼻喉擒拿技术、膏摩技术

续表

技术类别	技术名称
敷熨熏浴类技术	穴位敷贴技术、中药热熨敷技术、中药冷敷技术、中药湿敷技术、中药熏蒸技术、中药泡洗技术、中药淋洗技术
骨伤类技术	理筋技术、脱位整复技术、骨折整复技术、夹板固定技术、石膏固定技术、骨外固定支架技术、索引技术、练功康复技术
肛肠类技术	挂线技术、枯痔技术、痔结扎技术、中药灌肠技术、注射固脱技术
其他类技术	砭石治疗技术、蜂针治疗技术、中药点蚀技术、经穴电疗技术、经穴超声治疗技术、经穴磁疗技术、经穴光疗技术、揉抓排乳技术、火针洞式引流技术、脐疗技术、药线(捻)引流技术、烙法技术、啄法技术、割法技术

（2）针灸诊所、执业人员情况。深化医改特别是基层中医药服务能力提升工程实施以来，中医药服务更加可及、可得，城乡居民看中医、用中药的获得感显著增强，中医药为缓解群众看病就医问题发挥了重要作用。截至 2016 年底，全国已有 97.7% 的社区卫生服务中心、94.3% 的乡镇卫生院、83.3% 的社区卫生服务站、62.8% 的村卫生室能够提供中医药服务，相较 2012 年分别增长 21.9%、27.8%、31.7%、5.3%。这些为加强基层中医药服务奠定了坚实基础。但也要清醒地认识到，基层中医药服务能力仍然薄弱，基础设施条件差、人才缺失、政策落实不到位等问题仍然突出，发展水平还不能满足城乡居民对中医药的需求，仍需继续提升基层中医药服务能力。

（3）针灸治疗范围。针灸在中国大陆的应用很广，内、外、妇、儿、五官、皮肤等科的诸多疾患，皆可使用针灸治疗。

3. 教育与研究

（1）纳入高等教育情况。目前开设针灸专业（专科）的学校共有 25 所，本科有公办学校 37 所、民办大学 1 所、独立学院 5 所。

中国的针灸推拿专业旨在培养具备中医药理论基础、针灸推拿专业知识和实践技能，能在各级中医院、中医科研机构及综合性医院针灸等部门从事针灸、推拿医疗及科学研究工作的医学高级专门人才。该专业学生主要学习中医学基本理论知识和与本专业有关的现代科学技术、现代医学方面的基本知识，受到中医临床技能、针灸、推拿医疗技术等方面的基本训练，具有运用针灸、推拿诊疗各科疾病的基本能力。主要课程包括中医基础理论、中医诊断学、中药学、方剂学、经络腧穴学、刺法灸法学、针灸治疗学、中医内科学、中医外科学、中医妇科学、正常人体解剖学、生理学、病理学、药理学、诊断学基础、西医内科学、康复医学、推拿手法与功法学、推拿治疗学、实验针灸学、针灸医籍选读等。

（2）标准化建设。中国于 1996 年 1 月 1 日开始实施第一项中医药国家标准。2006 年中国针灸学会标准化工作委员会成立后，积极配合国家标准化工作委员会和国家中医药管理局等相关部门工作，加快了针灸国家标准的制定和修订进程。截至 2018 年 10 月 31 日，在国家标准化管理委员会官方网站（www.sac.gov.cn）上以"中医""中药""针灸""穴"为关键词检索，结果显示已有 52 项与中医药相关的国家标准颁布，现行 46 项，其中 32 项为针灸专项标准（表 8）。

表 8　1996～2018 年中国针灸国家标准颁布实施情况

序号	标准编号	标准名称	实施日期
1	GB/T 12346—2006	腧穴名称与定位	2006-12-01
2	GB/T 13734—2008	耳穴名称与定位	2008-07-01
3	GB/T 21709.1—2008	针灸技术操作规范　第 1 部分:艾灸	2008-07-01
4	GB/T 21709.2—2008	针灸技术操作规范　第 2 部分:头针	2008-07-01
5	GB/T 21709.3—2008	针灸技术操作规范　第 3 部分:耳针	2008-07-01
6	GB/T 21709.4—2008	针灸技术操作规范　第 4 部分:三棱针	2008-07-01
7	GB/T 21709.5—2008	针灸技术操作规范　第 5 部分:拔罐	2008-07-01
8	GB/T 21709.6—2008	针灸技术操作规范　第 6 部分:穴位注射	2008-07-01
9	GB/T 21709.7—2008	针灸技术操作规范　第 7 部分:皮肤针	2008-07-01
10	GB/T 21709.8—2008	针灸技术操作规范　第 8 部分:皮内针	2008-07-01
11	GB/T 21709.9—2008	针灸技术操作规范　第 9 部分:穴位贴敷	2008-07-01
12	GB/T 21709.10—2008	针灸技术操作规范　第 10 部分:穴位埋线	2008-08-01
13	GB/T 22163—2008	腧穴定位图	2008-11-01
14	GB/T 21709.11—2009	针灸技术操作规范　第 11 部分:电针	2009-08-01
15	GB/T 21709.12—2009	针灸技术操作规范　第 12 部分:火针	2009-08-01
16	GB/T21709.14—2009	针灸技术操作规范　第 14 部分:鍉针	2009-08-01
17	GB/T 21709.15—2009	针灸技术操作规范　第 15 部分:眼针	2009-08-01
18	GB/T 21709.17—2009	针灸技术操作规范　第 17 部分:鼻针	2009-08-01
19	GB/T 21709.18—2009	针灸技术操作规范　第 18 部分:口唇针	2009-08-01
20	GB/T 21709.19—2009	针灸技术操作规范　第 19 部分:腕踝针	2009-08-01

续表

序号	标准编号	标准名称	实施日期
21	GB/T 21709.20—2009	针灸技术操作规范　第20部分:毫针基本刺法	2009-08-01
22	GB/T 23237—2009	腧穴定位人体测量方法	2009-08-01
23	GB/T 21709.13—2013	针灸技术操作规范　第13部分:芒针	2014-12-01
24	GB/T 21709.16—2013	针灸技术操作规范　第16部分:腹针	2014-12-01
25	GB/T 21709.21—2013	针灸技术操作规范　第21部分:毫针基本手法	2014-12-01
26	GB/T 21709.22—2013	针灸技术操作规范　第22部分:刮痧	2014-12-01
27	GB/T 30232—2013	针灸学通用术语	2014-12-01
28	GB/T 30233—2013	腧穴主治	2014-12-01
29	GB/T 33415—2016	针灸异常情况处理	2017-07-01
30	GB/T 33416—2016	针灸技术操作规范编写通则	2017-07-01
31	GB/T 33414—2016	穴位贴敷用药规范	2017-07-01
32	GB 2024—2016	针灸针	2018-07-01

在制定针灸国家标准的同时,中国政府、大学、医疗机构及社会团体等各方面也参与到世界针灸标准的制定中。作为世界性针灸团体的联合会,世界针联积极借鉴中国国家标准的成功经验,历时4年制定完成了首批4项针灸国际行业标准,分别为《针灸针》《耳穴名称与定位》《艾灸操作规范》和《头针操作规范》,于2013年5月14日正式发布。2014年2月,国际标准化组织中医药标准化技术委员会(ISO/TC249)正式出版了《ISO17218:2014一次性使用无菌针灸针标准》,这是ISO在世界传统医药领域发布的首个国际标准。

(二) 中国香港

中医药在香港有良好的民众基础,丰富的文化资源与顽强的生命力与发展潜力,特别是香港回归祖国后,中医药享有了合法地位,恰值国际上对传统医药的需求增加,大陆强有力的支持,这些因素都使得中医药在香港有很好的发展前景。

1. 政策与法规

1997年回归中国后,香港特区政府在施政报告中提出"计划在下一个立法年度提交调理草案,设立法定架构,以评核和监管中医师的职业水平,承认中医师的专业资格。一套完整的规管系统,会为中医在香港医疗体系内的发展奠定良好基础",并于同年11月发表了《香港特别行政区香港中医中药发展咨询文件》，向公众咨询意见，启动对中医的立法及规管。1999 年 7 月 14 日，经立法会通过，颁布香港第一部关于中医药的法律《中医药条例》，监督中医药的实践、使用、贸易和生产，主要内容包括设立香港中医药管理委员会以及中医执业的相关内容。

香港中医药管理委员会是根据《中医药条例》成立的法定组织，于 1999 年 9 月 13 日成立，负责实施各项中医中药的规管措施。规管中医药的目标是保障公众健康和消费者权益，透过业界实践自我规管，确保中医中药行业的专业水平。

中医规管制度的设立是为了确保中医从业人员的专业水平和操守，以保障患者的健康和权益，并确立中医的法定专业地位。这个规管制度包括中医注册、中医执业资格考试和中医纪律等方面的措施。在《中医药条例》全面实施后，所有在香港从事中医执业的人士都必须进行注册。任何人士如要成为注册中医，都必须参加中医执业资格考试，取得合格后，才可申请注册。申请参加考试的人必须已圆满地完成香港中医药管理委员会中医组认可的中医执业训练本科学位课程，或中医组认可与该课程相当的课程。在 2000 年 1 月 3 日已在香港执业的中医师，可循过渡性安排申请成为注册中医。

注册中医亦须遵守由中医组制定的专业守则，包括纪律、专业责任和道德以及处理业务等各方面的规范。注册中医如涉嫌专业失当行为，须接受中医组的研讯，并可能受到纪律处分，包括从中医注册名册内除名。为了确保注册中医高水准地专业执业，根据《中医药条例》的规定，所有注册中医必须进行中医组指定的中医持续进修，不断更新专业知识，与时并进。

《中医药条例》还包括一个有限制注册制度。指定的教育或科研机构可聘用非注册中医，为该机构进行中医药学方面的临床教学或研究。该机构须代表该人向中医组申请有限制注册，但该人不得在香港进行任何其他中医执业的工作。

2. 实践与应用

目前香港尚未建有中医院，临床主要有四类中医诊所：公营诊所、非政府机构营办的中医诊所及流动医疗车、大学营办的中医诊所和私营诊所。

香港特区行政长官林郑月娥于 2018 年 8 月 5 日出席国际中医药香港高峰论坛时表示，推动香港中医药发展是特区政府的工作重点之一，将落实中医中药发展委员会的多项建议，包括筹建香港第一所中医医院。未来将充分利用中医药优势，加强中医药在香港医疗系统的角色。

2018 年 10 月，林郑月娥发表的新一份施政报告中指出，香港市民近年对中医药服务的需求持续增加，对此，特区政府会致力促进香港中医药的发展，令中医药在推广公众健康中担当更为积极的角色。

在政策研究方面，林郑月娥表示，特区政府会在香港特区政府食药及卫生局辖下成立专责发展中医药的组别，与中医药业界保持密切联系，统筹和推进各项促进香港中医药发展的策略和措施。

在推动中医师的专业发展方面，新一份施政报告指出，为吸引优秀人才加入中医药界发展，特区政府将筹备不同的培训课程，并检视香港十八区中，中医教研中心各级雇员的薪酬待遇和晋升机会。与此同时，特区政府也正积极筹备选址在将军澳的香港中医医院。

林郑月娥表示，特区政府还会加快成立政府中药检测中心，透过研发国际认可的中药及其产品参考标准，加强中药业界对中药产品的质量控制，以促进香港成为中药检测和质量控制科研的国际中心。

3. 教育与研究

针对中医师的有限注册制度要求，中医专家在中医组批准的机构中开展临床教学和研究。香港大学医学院、香港中文大学和一些西医师或医学科学工作者，也陆续地开展针灸研究，在针灸治疗眼疾、针刺戒毒和针刺镇痛原理研究等方面，取得了较好的成绩。

香港大学、香港中文大学和香港浸会大学都开办了中医学课程，全力培养本地中医师。近年来香港中医药的科学研究已有一定的发展。除了已成立香港中文大学中药研究中心外，香港大学、香港科技大学及香港浸会大学等也陆续建立了中医药研究中心。还有一些学会、中医学院、中药研究所等也致力于开展各种学术研究、学术交流活动，出版一些学术杂志。社会力量也对香港中医药事业发展给予支持，例如从 2002 年开始，香港赛马会资助 5 亿港元成立中医药研究院用于中药新产品的开发。[2]

（三）中国澳门

1. 政策与法规

与中国大陆一样，在澳门中医和西医均作为主流医学统一管理。澳门特别行政区卫生局负责全部医疗卫生管理工作，没有专门的中医管理部门。

澳门没有中医专门法，有关中医和针灸的相关规定散见于关于私人提供医护服务执照管理和医生职称制度等多个法律规定中。

1984 年 12 月 31 日，澳门政府第 84/90/M 号管制私人提供卫生护理活动的准照事宜的法令颁布，第六条规定适用本法规的职业资格包括五类①。

（1）医生—须具有授予学士学位或具有依法获认可具有同于学士学位证书之医科高等课程，如为全科医生需具专业补充培训课程，而专科医生尚需具专科补充培训课程。

（2）中医生—须具有中医学高等课程。

（3）牙科医师—须具有牙医学高等课程。

（4）牙科医生、护士、治疗师、按摩师、针灸师及诊疗辅助技术员—须具有授予从事有关职业证书之课程。

（5）中医师—须具有经中医学会认可而得从事职业之适当知识。

从上述相关法律条文看，澳门的医生（西医生）、中医生和牙科医师（生）②属于医生，需有相关专业高等学历，而中医师、按摩师和针灸师属于技师。

2010年9月6日，澳门特别行政区第10/2010号关于医生职称制度的法律颁布。法案规定医生的服务范畴有医院、全科、公共卫生、牙科和中医。其中第三十八条规定满足条件的中医生可转入与普通科医生（西医生）相应的职称，在职称方面给予中西医同等待遇。

2. 实践与应用

1984年澳门政府在施政方针中提出建立覆盖全民的医疗卫生体系。其后通过1986年24/86/M号法令和1989年68/89/M号法令，确立了以税收为筹资来源，由政府部门直接提供的医疗保障方案。根据澳门政府1986年3月15日颁布的第24/86/M号关于澳门居民取得卫生护理的规定，初级卫生中心卫生护理服务免费，对孕产妇、儿童、老人、囚犯、家庭困难者以及患有传染病等特定疾病的特殊人群入住普通病房的住院医疗服务免费。

从澳门卫生局构成看，公立卫生机构主要分为初级卫生中心与公立仁伯爵综合医院构成。根据澳门卫生局2017年统计年刊③显示，2017年澳门共有医护人员9,495名，其中中医相关医护人员约1,000名④，大部分在私人诊所工作，详见以下表格（表9和表10）。

---

① 1998.5.18第20/98/M号法令修改了对中医师的资格要求，但没有改变整体人员分类。

② 葡语原文此处为Médico dentista，实应为牙科医生。

③ 澳门卫生局统计年刊网站详见附录。

④ 年刊数据显示中医生、中医师、按摩师和针灸师共716名，不确定药剂师、治疗师、高级卫生技术员及诊疗辅助技术员等分类中是否仍有与中医相关的医疗服务人员，故文中为估算数字。

表 9 澳门特别行政区 2013～2017 年医护人员数量

人员 Pessoal	2013 年	2014 年	2015 年	2016 年	2017 年
医生 Médico	1,514	1,592	1,674	1,726	1,730
中医生 Médico de Medicina Tradicional Chinesa	398	411	468	512	526
中医师 Mestre de Medicina Tradicional Chinesa	200	196	191	187	172
牙科医生 Médico dentista	167	174	184	193	207
牙科医师 Odontologista	58	57	53	49	48
护士 Enfermeiro	1,854	1,990	2,279	2,342	2,397
药剂师 Farmacêutico	381	426	467	515	558
按摩师 Massagista	13	13	13	12	12
针灸师 Acupuncturista	6	6	7	7	6
治疗师 Terapeuta	141	197	246	257	292
高级卫生技术员及诊疗辅助技术员 Técnico superior de saúde e técnico de meios auxiliares de diagnóstico e terapêutica	558	584	651	855	835
卫生服务助理员 Auxiliar de serviços de saúde	938	1,043	1,115	1,198	1,159
一般行政人员 Empregado administrativo	1,074	935	1,104	1,125	1,175
其他 Outras	236	419	480	517	529
总数 Total	7,538	8,043	8,932	9,495	9,646

表 10　澳门特别行政区 2017 年按工作场所划分的医护人员数量

人员 Pessoal	卫生局 Serviços de Saúde	私营医院 Hospital privado	私家诊所 Consultório Privado	其他 Outros	总数 Total
医生 Médico	572	435	667	56	1,730
中医生 Médico de Medicina Tradicional Chinesa	8	30	423	65	526
中医师 Mestre de Medicina Tradicional Chinesa	0	4	120	48	172
牙科医生 Médico dentista	14	17	176	0	207
牙科医师 Odontologista	0	0	48	0	48
护士 Enfermeiro	1,280	703	163	251	2,397
药剂师 Farmacêutico	79	21	6	452	558
按摩师 Massagista	0	0	11	1	12
针灸师 Acupuncturista	0	0	6	0	6
治疗师 Terapeuta	63	20	89	120	292
高级卫生技术员及诊疗 辅助技术员 Técnico superior de saúde e técnico de meios auxiliares de diagnóstico e terapêutica	297	345	40	153	835
卫生服务助理员 Auxiliar de serviços de saúde	809	350	0	0	1,159
一般行政人员 Empregado administrativo	950	225	0	0	1,175
其他 Outras	283	246	0	0	529
总数 Total	4,355	2,396	1,749	1,135	9,635

3. 教育与研究

澳门的中医药在科研、教育方面，基础还比较薄弱。

1996 年和 1997 年，澳门卫生司及澳门中医药学会积极加强人才培养，先后举办了两期对澳门公务员和中医药从业人员为期一年的"澳门中医药进修班培训课程"，设有中医内科、中医外科、针灸、推拿、按摩等 10 个科目，并请大陆著名教授授课，大大提高了澳门中医药从业人员的业务素质和能力。

2000 年澳门科技大学成立了中医药学院，随后，澳门大学也成立了中医药研究院，专门从事中医药的研究和教学，培养中医药本科、硕士研究生、博士研究生各类人才。

2008 年 2 月 23 日，两岸四地中医药科技合作中心在澳门成立，进一步促进海峡两岸和香港、澳门中医药的学术和科技合作，把海峡两岸及港澳地区的中医药力量团结起来，共同推动中医药事业发展。

2018 年 8 月 9 日，粤港澳大湾区中医药创新中心研讨会在广东省广州市召开，粤港澳大湾区中医药创新中心和广东省国际传统医学临床指南研究院项目启动，前者是国家中医药管理局中医药国际合作专项立项支持项目，后者是世卫组织在全球传统医学临床指南方面的第一个合作项目。未来将进一步发挥粤港澳三方研究特长，以搭建开放共享的中医药免疫研究平台为起点，形成可持续发展的合作机制，推动中医药积极融入粤港澳大湾区发展战略，服务国家"一带一路"倡议。广东省国际传统医药临床指南研究院的成立有利于与世界卫生组织合作，参与中医药国际规则、标准的研究制订，助力国际传统医药发展。

（四）中国台湾

台湾岛是中国第一大岛，包括台湾本岛及众多附属岛屿。台湾位于热带及亚热带气候交界处，自然景观与生态资源十分丰富，故又有"宝岛"美称。据统计，至 2015 年底，台湾人口约 2350 万，其中，汉族人约占总人口的 98%。

17 世纪之前，中医药在台湾地区的发展有限，1661 年郑成功收复台湾，标志着台湾中医史的开端。而后针灸在台湾开始了曲折的发展。从 20 世纪 70 年代开始，针灸的科学化及推广工作迎来了长足的进步。1983 年台北市立和平医院，省立嘉义医院、省立基隆医院、省立新营医院、省立花莲医院等成立了中医部门的医疗业务。并于 1983 年在台湾地区分北中南东四区先开放劳保医疗门诊，使中医药纳入正式劳保医疗体制中。今天台湾地区中医药的蓬勃发展，先人的远见与大力提倡，功不可没。

为使各地方欲接受中医药照护的民众，能透过中西医学结合的方式，获得完善的服务，并透过中药临床疗效评估制度的实施，确认中医治疗效果，进而提升中医照护品质，现台湾各教学医院已普遍附设中医部门，并将中医部（科）纳入正式编制；经卫生署于 2002 年度评鉴合格之 120 家教学医院中，已有 59 家附设中医部（科）；其中医学中心 10 家，区域教学医院 36 家，地区教学医院 13 家。

根据 2003 年 12 月卫生署统计，已领有中医师证书者计 9972 人，其中执业中医师共有 4266 人。中医医疗院所合计 2840 家，其中中医院 36 家，中医诊所 2732 家，西医医院附设中医部 72 家。

20 世纪 90 年代两岸关系破冰后，步入稳步发展的阶段。1995 年，台湾地区开办全民健康保险制度，开始为民众提供多元的就医选择（图 2）。

1. 政策与法规

台湾地区《全民健康保险医疗办法》第 25 条规定，中医诊所、中医医院门诊及医院中医门诊得提供下列服务项目：诊察，中药浓缩制剂之给予，治疗材料之给予，中医一般治疗处置、针灸治疗及伤科处置。而中医住院服务项目，由主管机关另定之。

台湾地区中医标准化的开展比较扎实，诸如开展了不少针对性较强的中医标准化科研活动，"卫生署"（现更名卫生福利部）加大对中医标准化科研项目资助力度，研制中医诊疗与服务标准，中医疗效临床评估制度等。

（1）地区标准

① 针灸标准作业程序

2003 年，在台湾"医疗网第 4 期计划——新世纪健康照顾计划"建立区域辅导体系下，组成中医针灸研究小组，结合学界、医界之专业人士，初步构建了"针灸治疗之标准作业程序"后，再进行研讨和修正，选取具有代表性的中医院所进行试行，将针灸标准作业程序推广至相关执业院所及医师。2004 年在中医师公会全联会主导下，与医疗费用协议委员会协商通过，"针灸治疗之标准作业程序"为中医门诊医疗质量提升计划之一部分，于台湾中医医疗院所全面推动。2005 年健康保险局公告发布了"中医门诊总额—针灸标准作业程序医疗品质提升计划实施方案"，方案规定"经'中医医疗院所针灸标准作业程序'审查认证合格之中医门诊特约医事服务机构，自审查认证合格生效日次月开始计算，其所申报未合并开药之针灸治疗处置费（支付标准代码 B42）及其他诊疗项目按全民健康保险医疗费用中医部门支付标准申报；评审未合格者，

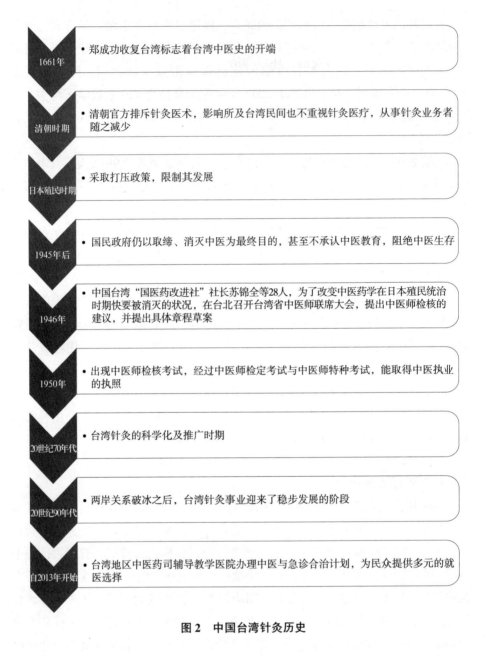

图 2　中国台湾针灸历史

由中医门诊总额受托单位函知该等院所于函到之次月起依规定不得申报针灸治疗处置费加成"。

② 中医医疗院所安全作业参考指引

2004 年，行政院卫生署公告《中医医疗院所安全作业参考指引》，其中对针灸科作业做了系统规范，包括针灸前置作业、针灸诊疗安全注意事项、针灸诊疗相关注意事项、特殊情况处理、废弃物处理。还对医院的感染管制做了规范，包括人员规范、器材规范、环境清洁、中医医疗院所作业、洗手规范、手套、口罩、隔离衣等。

③ 中医医院设置标准

1998 年，"行政院卫生署"发布《中医医院设置标准表》。从诊疗科别，人员（中医师、护产人员、中药调剂人员），医疗服务设施（病床数、病房、中药局、其他），建筑物之设施、构造与设备（总楼地板面积、一般设施、消防设备、安全设备、紧急供电设备），环境卫生与废弃物处理几个方面对中医医院的设置进行了规范。

（2）团体标准

2008 年，中华针灸医学会理监事会议通过"针灸专科医师甄审原则"。该原则中规定中华针灸医学会会员须符合下列各款资格者，可参加针灸专科医师甄审。①领有本地区之医师（中、西、牙医）证书。②具本会会员资格且修习本会点数满 30 点以上者。③西医师、牙医师需领有中国医药大学推广中心发给的"针灸研习班学分证明书"。原则中还规定"针灸专科医师证书有效期为六年，期满每次延展期限均为六年"，"专科医师应在证书有效期届满前，提出延展申请"，"申请专科医师证书有效期限延展，应于专科医师证书有效期限六年内，参加本会学术活动或继续教育积分达 60 点以上"。也就是说针灸专科医师是在取得执业医师格证后参加一定期限的培训，并经过相关主管机关的甄审才可以成为专科医师。同时在拥有执业医师资格证期间（6 年），医师必须参加继续教育并取得足够的积分才可以申请延期。这些继续教育对保证和提高医师技术水平和职业素养有重要意义。

2. 实践与应用

台湾地区从 1995 年开始实施全民健康保险制度，针灸亦纳入保险给付范畴。因此针灸诊疗的费用根据医疗院所是否有健康保险而出现较大差别。一般来说，未列入全民健康保险的中医诊所，针灸收费自定，因此收费相对较高，一次诊疗费可介于 200～2000 元台币不等。有健康保险的医疗院所针灸收费标准根据医院级别不同而略有差异，但对于未列入全民健康保险的项目，如单纯拔罐、穴位埋线、美颜针灸、小针刀、浮针治疗等则须由患者自费。

民众对中医针灸的需求不断增加，一定程度上促进了针灸医疗的发展，不仅正规公、私立医院相继设立中医部提供针灸服务，私人门诊数量也呈逐年增

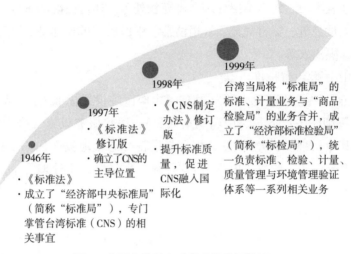

图3　中国台湾针灸政策法规发展情况

加的趋势。台湾医院分4个层次，由高到低为医学中心、区域医院、地区医院和基层医疗院所。目前，仅基层医疗院所尚未提供针灸医疗服务。据官方统计，至2011年底，台湾地区中医医院14家，中医诊所3366家，附设中医部门的西医医院亦增至81家，执业中医师达5745人。目前，台湾无论公私立医院还是私人诊所，均配备计算机进行病历书写、开具针灸处方等，逐步实现针灸诊疗过程的办公自动化。针灸器具方面，普遍具备无菌针具、电针、火罐、艾灸、红外线灯等基本配置，亦有一些医院或诊所配置有现代化新型仪器，如镭射针灸治疗仪、耳穴检查仪、向量干扰波（电疗机）等。台湾十分注重针灸用具的消毒灭菌以保障针灸医疗安全，如医疗院所全面使用一次性套管针具、特殊治疗针器须高压灭菌消毒、使用抛弃式毫针需注意无菌有效日期、针灸治疗前即应备有消毒用具、用毕的针具须专门收集和统一销毁。

　　台湾地区对针刺的使用主要以针法结合红外线、电针、中药、穴位贴敷等方式，也有单独使用针法治疗疾病。同时又因受限于全民健康保险的规范，仅大型医院设立联合会诊制度，将中医针灸与西医结合，采用多元化治疗方案。总体来说，目前针灸在台湾的治疗范围较为广泛，病种涉及神经内科、骨科、康复科、儿科、妇科、消化科、五官科、泌尿科等多种疾病，如癫痫、三叉神经痛、中风、落枕、急性扭伤、小儿脑瘫、小儿发育迟缓、痛经、月经不调、不孕症、胃炎、胃溃疡、麦粒肿、结膜炎、青光眼、尿失禁、性功能障碍等。

另外，还有医师将之用于戒烟、戒酒、减肥等。但对于肿瘤、自体免疫病、红斑狼疮等疾病，台湾也运用针灸介入治疗。

台湾地区中医药司自 2013 年起开始辅导教学医院办理中医与急诊合治计划。在急诊医疗部分，构建"中西医合作照护及教学模式"。在急性运动伤害治疗部分，于 2017 年建构"运动伤害关节、肌肉扭挫伤—中医日间照护模式"，并将之拓展应用到了运动场上。并从 2018 年起办理"中医急症处置试办计划"，与拥有中医部门的医院展开合作，为民众提供更优质及全方位之医疗服务。

3. 教育与研究

台湾地区针灸教育以师带徒方式为起点逐渐发展至今，取得了一定的成就。

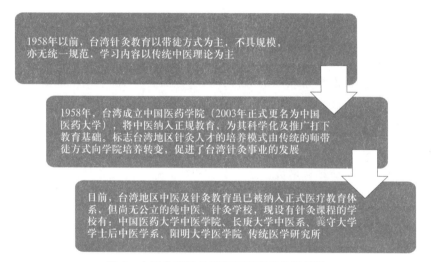

1958年以前，台湾针灸教育以带徒方式为主，不具规模，亦无统一规范，学习内容以传统中医理论为主

1958年，台湾成立中国医药学院（2003年正式更名为中国医药大学），将中医纳入正规教育，为其科学化及推广打下教育基础。标志台湾地区针灸人才的培养模式由传统的师带徒方式向学院培养转变，促进了台湾针灸事业的发展

目前，台湾地区中医及针灸教育虽已被纳入正式医疗教育体系，但尚无公立的纯中医、针灸学校，现设有针灸课程的学校有：中国医药大学中医学院、长庚大学中医系、义守大学学士后中医学系、阳明大学医学院 传统医学研究所

图 4　中国台湾针灸教育与研究的发展情况

台湾实施针灸者皆为拥有中医执业医师资格证的中医师，这一点与大陆相同。学术团体中华针灸医学会积极推行针灸医师的再教育，举办"针灸研习班"，仿照美国加州针灸医师"在 2 年一次换照时，必须参加在职教育 30 个小时"的有关规定，在台举办"学习班"，以充实针灸医师的现代医学新知识，对针灸医师施以中西医相结合的教育。2007 年"行政院卫生署"核定《中医师继续教育课程及积分审定作业规范》。该规范中规定"中医师执业，应每六年接受继续教育之课程积分达 180 点以上"，课程包括医学课程、医学伦理、医疗相关法规、医疗品质、感染管制、性别议题等。

针灸在台湾地区的进展较为可观，两岸间的针灸学术交流对于台湾针灸的发展起到了十分重要的推动作用,希望在当前两岸关系良好的大环境下,有更多的机会加强交流,促进台湾地区的针灸全方位提升,以更好地惠及广大台湾同胞的健康福祉。

二、日本

日本针灸传入时间早,加之在日本经过广泛的流传与实践,渐渐融入日本文化,加入了日本的文化元素,在明治维新之前一直为日本人民服务。但由于西学引进日本,西医对日本的影响与来越大,其对中医也渐渐忽视,亦或是在其中添加了许多西医的因素。

随着战后医疗服务需求的增加,以及1947年日本官方对针灸疗法重新认可之后,针灸医疗才又渐渐地开始活跃起来。在近30多年间,针灸在日本取得了长足发展,一方面由于战后日本经济迅猛发展,以及现代疾病结构的变化,使针灸的作用和价值在医学、社会、经济等诸多方面得以重新评价,针灸学在一定程度上再度获得政府的重视;另一方面,自70年代以来西方日渐升温的针灸研究热也影响了一批日本西医人员涉足针灸领域,直接或间接参与针灸临床和科学研究工作,这对现代日本针灸的发展起着举足轻重的作用。

(一)政策与法规

在日本,厚生劳动省是负责医疗卫生和社会保障的主要部门,主要负责日本的国民健康、医疗保险、医疗服务提供、药品和食品安全、社会保险和社会保障、劳动就业、弱势群体社会救助等职责。

1922年4月22日,颁布了《健康保险法》。1947年12月20日,厚生劳动省医政局颁布了《关于按摩指压师、针师和灸师等的法律》,针灸师可独立开业,在医院工作需由西医指导。1948年7月31日,厚生劳动省颁布了《医疗法》,指出针灸是治疗方法,西医可以使用,且西医生开具的部分针灸处方有公立医保,私立医保覆盖更多。

日本举办国家"行医资格考试",包括针灸师和推拿师进行考试,申请者无年龄限制,但须经2~4年的在校学习,考试合格后方可领取针灸或推拿的许可证。这些合格者医师同样具有独立开业的资格,也可进入综合医院的"汉方科",在医师的指导下工作。

(二)实践与应用

日本实施全民医疗保险制度,国民个人负担医疗费的10%~30%,其余部分由保险公司负担。草药医学和针灸被国家部分纳入医疗保险,由政府机构向患者提供 TM/CAM 保险。

据统计，截止到 2014 年，日本从事针灸推拿的医务人员约 2 万人，从事按摩人员约 1 万人，开设针灸诊所 2 万多家，按摩诊所 3 万多所。针灸疗法已较为广泛地应用于临床各科。除了许多针灸专科诊所提供针灸医疗服务外，约有 71.7% 的综合医院开展中药及针灸疗法，针灸疗法已较为广泛地应用于临床各科。在医院中针灸应用率最高的科室为内科（71.8%），骨科次之（28.8%），再次为妇科（26.4%）和外科（25.2%）。在医院里，把针灸作为辅助性治疗手段的约为 67.4%，作为主要治疗手段的约为 13.6%，临床上主要是以针灸和药并用为主。

近年来，日本医药界通过不同的形式及各种传媒对汉方药及针灸疗法进行了大量的宣传，使得接受针灸治疗的患者人数有增无减。针灸治疗的病种相对集中在慢性疼痛疾患、疑难病和老年病方面，如肩凝症、关节痛、腰腿痛、手术后疼痛、冷症、肝炎、肥胖症、中风后遗症、高血压病、更年期综合征、月经失调等。此外，有关针灸参与癌症治疗的报道也渐渐增多，在探讨针灸治疗癌症的有效性和适应证方面进行了有意义的尝试，表明针灸疗法正被引进癌症治疗领域，以期提高癌症患者的生活质量，延长寿命。

（三）教育与研究

在针灸教育方面，日本现拥有 TM/CAM 学士、硕士和针灸博士学位的教育。从办学规模看，大小不一，主要有以下 4 种形式。大学，现仅有针灸大学 1 所，位于京都的明治针灸大学，全日制 4 年。1983 年成立，1991 年设学士（硕士）课程，1994 年设博士课程。每年招收 90 名左右学生，规模很小。短期大学，现有关西针灸短期大学和筑波技术短期大学 2 所，均为全日制 3 年。在日本，尚无国立针灸专科学校，唯一与针灸有关的国立筑波短期大学，仅有在盲人学校教授针灸的针灸教员培训课程，而无获取针灸医师资格的课程。盲校，日本有多所盲人针灸学校，大约 80 所，其中九州 10 所，系为盲童、重度弱视儿开办的学校。针灸专科学校，系指开设针灸学科的 3 年制专科学校，占针灸培养机构的绝大多数。此外，日本的医科大学或综合大学的医学部（医学院）以及一些齿科大学也开设有一定针灸学内容的讲座，考生不受年龄及职业的限制，但必须是高中毕业生。其生源主要为刚毕业的高中生，也有不少是退休后想开业的老年人。允许盲人或弱视者报考针灸培养机构，是日本针灸教育的一大特点。

但是，从 10 多年来的统计结果来看，一般针灸学校毕业生，尽管最终通过统考大多可以获得日本国家针灸师资格，却因在学校期间缺乏临床技能培养和实习训练，毕业后也因日本缺乏良好的临床培训基地，往往难以得到继续教育和进修提高的机会。能够凭借针灸诊疗而开业的针灸学校毕业生比率不足10%。另外，针灸在日本被视为"类似医疗行为"，针灸师与针灸治疗院的地位与医师或正规医疗机构之间存在有相当大的差异，这也导致日本针灸事业的发展远远落后于医疗技术的发展。[3]

此外，日本学者在针灸基础研究方面也做了大量卓有成效的工作，其研究工作总的来看主要集中在以下几个方面：针刺麻醉的原理及针刺镇痛机制；针灸治疗疾病及预防保健的作用机制；经络及循经感传现象的客观化；穴位的形态学及其与皮下硬结、压痛点的关系；良导点、良导络及电针治疗的作用机制；针感传导的途径等。由于对基础研究的重视，加上资金雄厚，技术设备先进，科研思维敏锐，所以在针灸基础研究工作方面进度相对较快，许多研究领域已达到细胞和分子水平，基本上与相关专业研究的发展水平保持同步，而且显示出强大的后劲。

三、韩国

韩国的传统医学古代称之为"东医"，是以中医药学及新罗国的针灸术、药物疗法为基础，同时吸收鲜卑的灸、烙及蒙古的熏法而形成的本土化的传统医学。中医与韩医是源与流的关系。韩医，其根在中国的中医。韩医和中医没有本质上的区别，可以说是一脉相承，从医学观、医学理论、临床诊疗方式等方面来看基本上都是一致的。作为中医主流分支出去的韩国医学，在自身基础上有着创新和发展。

1980 年韩国政府颁布法令后，统称为"韩医"。韩国是传统医学与西医享有同等法律、学术地位的国家。韩国保健福祉部（MOHSA）允许韩国传统医学存在，韩国的传统医学与西医学独立发展，两者互不兼容。

（一）政策与法规

韩国针灸于 1945 年进入现代化新阶段。1951 年 10 月韩国政府颁布了国民医药法令，该法令规定了在韩国东医和西医的地位相同，享受同等待遇。2003年 8 月韩国制定了《韩医韩药促进法》，并于 2004 年 8 月正式施行。该法设立主要目的是使传统韩医药能够实现世界化、大众化和科学化。韩国现行《医疗服务法》是 2010 年 7 月修正的版本，法案规定"东方医学医生"（即韩医生）为医疗人员的一种，但未明确"东方医学"（韩医）的定义。韩医药育成法确立了传统医学的合法地位和权力，为今后韩医药的发展打下基础。

该法明确了几点：①国家要为韩医药的发展制定并实施相关综合措施。②保健福祉部长官作为韩医药产业的主管领导，在经过韩医药育成发展审议委员会的审议，制定韩医药育成发展五年综合计划。③国家及地方政府要为韩医药技术研发、产品的保健医疗产业化及国际竞争力。④中央及地方政府出台措施，打造适于韩医药产业发展的环境。⑤保健福祉部长官有权设立并实施传统韩药质量检测措施。

由于官民约定俗成地认为针灸是"东方医学"的一种形式，所以可以认为韩国对针灸有全国性立法，但未对针灸专门立法。

韩国医疗行政机构是卫生与福利部（MOHW），也称保健福祉部。1996年，韩国保健福祉部成立了韩医管理局，其下设有韩医药政策科以及韩医药产业科。韩医药政策科主要负责研究、制定及调整韩医药相关政策，研究韩医药相关法律事项、韩医药相关人才培养的相关事项、韩医药相关的法人及团体的支援事项，针士、灸士、接骨士等医疗类别的相关事项、韩医药的健康发展及韩医药公共保健事业、韩医药相关的国际合作。韩医药产业科主要工作内容为振兴韩医药产业，研究、制定及调整相关政策，运营"韩方产业发展协议会"，支援地方自治团体及民间韩医药产业，负责韩药材供给与流通相关事项。

自 1994 年以来，中韩两国签署了 14 项合作协议，合作领域涉及政策管理法规、针灸科研、标准化、制药、医疗器材企业交流、信息传播等。国家中医药管理局与韩国保健福祉部建立了中韩传统医学协调委员会会议机制，自 1995 年建立以来已召开十三次副部长级会议并签署了合作备忘录。

（二）实践与应用

韩国的医疗保障体系由国家医疗保险、医疗津贴、长期疗养保险构成，东西方两种医药均可享受医疗保险，覆盖包括韩医诊断，针刺、艾灸以及 56 种中药提取物为基础的药品。自 20 世纪 70 年代末开始在全国范围内实行了强制型的医疗保险制度，保健福祉部从 1977 年起向个人和单位出台了结合医疗保险和医疗救助形式的医疗保险制度——健康保险。1987 年，传统韩医进入国家健康保险体系。自 1977 年到 1989 年，韩国用短短 12 年的时间，完成了国家医疗保障制度的建设，实现了全民覆盖，以国家制度的形式为人人享有基本医疗提供了根本性的保证，这在世界医疗保险史上也是非常罕见的。随着 2010 年医疗服务法的修订，传统医学被全民健康保险覆盖。目前，针灸、艾灸、拔罐、68 种草药、56 个处方和 3 种物理疗法都已被由政府提供的全民健康保险覆盖。由商业保险公司提供的 TM/CAM 保险完全覆盖传统医学。[4]

韩国医疗卫生服务主要由约 62000 家医疗机构提供，包括医院、社区医院、诊所等不同类别。具体细分为上级病院、综合病院、病院、疗养病院、医院、牙科病院、牙科医院、助产医院、保健所、保健中心、保健诊疗所、保健医疗院、汉方医院、韩医院、军队医院等。一直以来，韩国医疗机构以私立医疗机构为主，在所有医疗机构中，私立医院和诊所占比超过 90%，医疗卫生服务也基本由私立医疗机构提供。90% 的医师和床位属于私立医疗机构，90% 以上的专科医生受雇于私立医疗机构。

为了促进韩医发展，韩医特殊管理系统从 1999 年开始执行。韩医学生从医学院毕业后，必须完成 1 年实习和 3 年的居留，方能获得韩医的医疗许可证。如果想要成为专科医生，则必须在指定的医院完成培训课程，并通过韩医师协会的资格考试。迄今为止，韩医师协会已经产生 1367 个专家。分为 8 个专业领域，如韩医内科，针灸，韩医妇科，韩医儿科，韩医神经精神病学，韩医眼耳鼻喉科，皮肤科，韩医康复科和四象医学。

（三）教育与研究

1947 年，韩国成立了韩医学院，由于经济问题，韩医学院很难生存，直到被韩国医学首府庆熙大学合并。1964 年，这个唯一的韩医学院改为 6 年学制，以便它复制西医学院课程模式，而这个标准成为以后成立的韩医学院的统一模式。其学制基本上是 6 年制，大部分为 2 年预科和 4 年本科。韩医大学的课程主要可分为：原典（经典医籍）系列、理法方药系列和现代医学系列三大块，具体设置大体如下。

预科 2 年：韩医学原论（包括内经、伤寒论、本草学等）、古（汉）文、各家学说、医古文（汉文）、医学英语、外国语（包括中文）、电算学、哲学、医史学、生理学、生化学、发生学、医学气功、医学统计等。

本科前 2 年：韩医学原典（包括内经、难经、东医宝鉴）、本草学、伤寒论、运气学、经络学、针灸学、炮制学、法医学、保健法规学、温病学，解剖学、组织学、病理学、微生物学、药理学、预防医学、免疫学等。

本科后 2 年：临床科目之内科学、针灸学、妇科学、儿科学、皮肤外科学、五官科学、神经身心学、四象体质医学、康复医学、推拿学、放射线学、临床病理学、急救医学、诊断学、影像医学、药针学、董氏针法、舍岩针法（特色针法）等。

上述课程又分为教养科目、专业科目、相关科目，并设必修与选修课目。韩医科大学均实行学分制，大体上韩医学基础科目平均为 30 个，临床科目平均为 23 个，各大学的毕业学分数虽有所别，但大都约为 60 分左右。大体上可分为传统医学与现代医学两大部分，其中传统医学课程课时与实习时间大约分别占 57.9% 和 47.7%，现代医学课时与实习时间大约分别占了 33.2% 和 39.5%，传统医学内容所占的比例要明显大于现代医学部分。虽然各校之间有所差别，但大体相近。以李源哲博士原来所在的东国大学之主要课目为例，现代医学中最大的两个课目中，生理学课时加实习共 160 学时，病理学亦 160 学时；而传统医学中原典医学课时加实习共 192 学时，伤寒论共 128 学时，本草学共 224 学时，方剂学共 160 学时，经络学共 180 学时等，并于 3～4 年间设 2～4 个学期的实习期。还有诸如韩医学概论、韩方食疗学、医院管理及医疗保险等各科目占学时都不多但很丰富，可供学生选读。

韩国现拥有学士、硕士和博士学位的 TM/CAM 教育，每年有超过 800 名学生从全国 11 所传统医学高校毕业。

为了能够实现韩医药的科学化、产业化及世界化，2005 年韩国保健福祉部依据韩医药育成法的有关规定，制定了 2006 年至 2010 年的第一个韩医药育成发展五年综合计划，计划从 2006 年至 2010 年总投入 7315 亿韩元，保健福祉部负责计划的具体落实工作，科技部负责在研发方面的人才管理和资金扶持等工作。该计划制定的主要目的是实现韩医治疗的先进化、强化韩药管理、提高韩医药附加值和加大韩药研发创新力度。该计划中，对传统韩医药的研发创新有了明确说明，加大对传统韩医处方治疗技术研发项目的创新、韩医药产业核心技术开发及与韩医药相关基础原创性技术开发等方面的管理力度等都在其中。

四、朝鲜

朝鲜将中医、中药以及中医疗法（包括针灸、火罐等疗法），初期称为汉医、汉药、汉医疗法，后长期称为东医、东药和东医疗法，也称高丽医学，有数千年的历史，与中国中医学一脉相承，是中国中医学与当地文化融合的产物，属于本土化了的中医学。在朝鲜传统医学地位甚高，已列入常规国家医疗体系，其医院中绝大多数医生会使用针灸等传统非药物治疗疗法。朝鲜在立法、临床、教育和科研各个方面都是重东医、重针灸，是中医针灸向外传播的重要国家。

（一）政策与法规

朝鲜是世界上少数几个建立有完整的传统医学体系并将传统医学列为法定医疗体系的国家之一。朝鲜党和政府对传统医学非常重视，积极倡导以传统医学解决国民当前的医疗问题。1956 年，朝鲜劳动党制定了继承和发扬具有悠久历史的东医学遗产，吸取现代医学成就，研究东医学的治疗方法使之广泛地运用到医疗保健工作的方针。

在朝鲜，东医学是最基本的用来进行诊断和治疗疾病的手段，其管理部门为保健省高丽医学指导处。

（二）实践与应用

朝鲜 1993 年开始实行全民免费医疗，东医被纳入了公立医保，其地位和西医平等。目前，朝鲜从中央到各道（朝鲜的行政区划，相当于中国的省，现在朝鲜分为 9 个道）设立了从事东医治疗和预防的东医院，中央医院以及市、郡的治疗、预防机构设立了东医科。全国共有国家级东医院 14 所，省级东医院 25 所和众多的区级和乡镇级医院，另外还有现代医学医院和妇产医院设有国家高丽医学研究院。

从事东医学和现代医学的医生有 11 万人左右，绝大部分尤其是基层医院的医生都会使用针灸、推拿等非药物疗法为患者治病，每位医生，无论高丽医生或者现代医生，都必须学会并在临床中使用非药物疗法如针灸、拔火罐、推拿、指压等。医生主要治疗常见病和疑难病。在朝鲜采用东医学临床治疗的疾病很多，尤其是针灸疗法应用范围甚广，各科都有，但以治疗神经系统疾病和其他慢性疾病居多。

（三）教育与研究

朝鲜共有 13 家高等医学院校，每所院校分别设有高丽医学部、医学部（即西医部）和药学部。

朝鲜设有高丽医学研究院，按照高丽医学理论内在规律进行高丽医学有关的科学研究，为高丽医学在朝鲜的继承和发展、与国际医学的交流起到了重要的推动作用。[5]

朝保健省（部）下设高丽医学指导处。1956 年，朝鲜劳动党制定了继承和发扬具有悠久历史的东医学遗产、吸取现代医学成就、研究东医学的治疗方法使之广泛地运用到医疗保健工作的方针。东医已被纳入了公立医保，其地位和西医平等，其管理部门为保健省高丽医学指导处。

五、蒙古

蒙古国是中国的邻居，尤其与内蒙古交往较多，由于相同的民族、宗教、传统习惯及相似的气候条件等原因，蒙古医学吸收了藏医、汉医及古印度医学理论的精华，逐步形成具有鲜明民族特色、地域特点和独特理论体系、临床特点的民族传统医学，基本也是用草药、针灸、推拿等方法治病。蒙古医学在蒙古国较为发达，蒙医学大量借鉴了中国中医的理论与方法，尤其是针灸治疗符合当地严寒的地理环境条件，受到蒙古国人民的好评。

在临床治疗方面，蒙医的术疗（外治法）是蒙古医学宝库中一枚璀璨的明珠。它是以蒙医基础理论为指导，是蒙医传统临床医疗四施（饮食、起居、药物、外治法）的一种，有独特的民族特色。它是研究人体百脉循行、生理功能、病理变化及其与脏腑相互关系的一种综合方法。蒙医的术疗包括针刺疗法、灸疗法、放血疗法、涂擦疗法、导敷法、浴疗等多种，在蒙医中自古以来通称为五种术疗。其中，放血疗法、穿刺疗法、火灸法称作峻疗法，导敷法、涂擦疗法和浸浴疗法称作软疗法。在这几种疗法中，又以火灸疗法最具特色。火灸疗法是蒙古族劳动人民在与疾病做斗争的实践中逐步积累出来的医疗知识，是最早的医疗保健方法之一。蒙医的火灸疗法就是将制好的艾条直接或间接的放在患者所痛的部位及灸穴上，燃烧时把火灸的热量传入患者身体，达到治疗效果的一种治疗方法。火灸疗法是在热敷疗法的基础上发展起来的，工具简单，非常适合于游牧民族的生产方式、生活条件及北方寒冷气候的特点。

（一）政策与法规

蒙古目前尚无 TM/CAM 的相关法律。蒙古国 1921 年成为社会主义国家，受苏联影响，1937 年决定禁止使用传统医疗，1938 年开始禁止销售传统药物。1959 年苏联卫生部颁布并实施了《针灸疗法暂行使用条例》，蒙古又开始认可传统医疗活动并成立了 TM/CAM 国家研究机构。1990 年制定了针对整脊从业人员的规章，该规章正处于立法阶段。1991 年，蒙古国政府制定了《传统医疗开发基本方针》。1992 年，蒙古国卫生部成立了"医疗政策的实施和协调部"，负责 TM/CAM 的管理，同年成立了 TM/CAM 国家专家委员会。1994 年蒙古国成立了药品上市后监管系统。1998 年蒙古国成立了草药上市后监管系统。草药被作为处方药在药店或注册的从业人员处销售。据生产企业估计，蒙古国每年的植物药市场大于 100 万美元。

蒙古医学在蒙古国较有影响力，已拥有针对针灸和蒙古医学从业者而制定的规章，该规章正处于评估阶段。蒙古国于 1998、1999 年制定并实施的《蒙古医疗法》和《蒙古医药和医疗器械法》，涵盖了草药的管理，目前规章尚处于评估阶段。草药被视为处方药、非处方药或草药受到监管。草药的销售要满足药品的要求。涵盖草药内容的国家药典正在制定过程中。1999 年蒙古国颁布的国家基本药物目录包含了 22 种草药产品，于同年制定了《蒙古国传统医疗开发国家政策》。

在蒙古国，2005 年版《中华人民共和国药典》和最新版本的《俄罗斯药典》具有法律效力。针对草药生产的 GMP 正在制定过程中。蒙古国政府定期对生产企业和实验室进行检查，制造商需向政府认定的实验室提供药品样本。蒙古国拥有草药注册系统，已注册草药数量约 30 种。

针灸的资格：从 6 年制传统医学院校毕业后，实习 2 年即可获得资格。

（二）实践与应用

1994 年 1 月蒙古开始实施健康保险法，截至 2011 年全国 98.6% 国民已入医疗保险。蒙古医学已被部分纳入国家医疗保险。

近些年来，由于蒙古国政府的重视和支持，其国内从事蒙医药事业的人数逐年增多。根据规定，TM/CAM 从业人员可在公共和私人的诊所或医院从业，从业人员需国家或地方政府颁发的执照或认证才可以从业。据不完全统计，蒙古国内现已设立了 200 多个国立、民办和个体蒙医药机构，并在较大的医院内均设立了蒙医或称民间医学门诊。蒙医药初级卫生保健网络系统在全国范围内基本形成。2004 年，蒙古启动了家庭传统药箱项目，涵盖了超过 15 万人，所用药物的费用每年每家约为 8 美元。

尽管蒙古国医疗卫生事业近年来不断发展，但尚未完全改变缺医少药的困难局面，公共医疗资源十分紧张，每年都有很多患者到中国看病。越来越多的蒙古国人希望加强蒙中医疗合作，在乌兰巴托建立中国医院。未来中蒙两国可在合作建立中医类医疗机构等领域进一步开展交流与合作，促进中国蒙医药和中医药在蒙古的传播与发展。2005 年，中蒙两国签署了传统医学医疗合作协议，中蒙两国合作建立中医蒙医医院。

（三）教育与研究

蒙古国目前拥有学士、硕士、博士及临床专业博士学位的 TM/CAM 教育，也有官方认可的 TM/CAM 专业培训计划，经过培训从业人员可获得执照或认证。

10 名蒙古留学生在中国的北京及上海等地的大学学习了 5 年，临床实习 1 年（取得在中国的行医资格后）后获得了蒙古的公认。其中 4 人在拥有 400 张病床的私立医院 St. Louis Hospital 内的针灸诊疗室。2008 年有 60 名蒙古留学生公费在中国的 2 所大学学习，经过 4 年的学习及 1 年的实习，即可获得在蒙古开业的资格。

表 11　东亚地区针灸政策概况

序号	国家	立法级别	法律名称	法律文号	颁布或通过时间	立法内容	管理部门	保险覆盖	立法特点
1	中国	国家级	《中华人民共和国执业医师法》	卫医发［1999］482 号	1998.6.26 通过 1999.5.1 施行	中医	国家中医药管理局	公立、私立医保	中医、西医地位平等
			《中华人民共和国中医药法》	中华人民共和国主席令第五十九号	2016.12.25 发布 2017.7.1 施行				从法律层面明确了中医药的重要地位,发展方针和扶持措施,规范中医药从业行为
2	中国香港	地区级	《中医药条例》	香港条例第549章	1999.7.14	中医	香港卫生署中医药管理委员会	私立医保部分报销	条例中没有针灸专题,针灸感染整制由卫生署中心管理;西医和物理治疗师经针灸培训后也可使用针灸疗法
3	中国澳门	地区级	《私人医护服务执照管理》	澳门政府法令第84/90/M 号（修正案法令第20/98/M 号）	1984.12.31 （1998.5.18）	从业人员分类	澳门特别行政区卫生局	初级卫生中心卫生护理服务免费,对特定人群或疾病的医疗服务部分免费	没有中医专门法;中医生属于医生,治疗师、按摩师、针灸师和中医师属于技师
			《医生职称制度》	澳门特别行政区第10/2010号法律	2010.9.6	医生职称晋升要求			中医生可参评职称

续表

序号	国家	立法级别	法律名称	法律文号	颁布或通过时间	立法内容	管理部门	保险覆盖	立法特点
4	中国台湾	地区级	《医药管理办法》《中医师继续教育课程及积分审定作业规范》		2007	实施针灸者皆为拥有中医执业医师资格证的中医师	台湾卫生福利部（原行政院卫生署）		中国台湾地区的针灸标准化成果是值得台湾参照的。台湾是已有国际标准及部分大陆标准，同时也结合自身发展的状况自己制定针灸操作标准
5	日本	国家级	《医疗法》	昭和23年7月31日法律第二百五号	1948.7.31	医疗	厚生劳动省		针灸是治疗方法西医可以使用
		国家级	《健康保险法》	大正11年4月22日法律第七十号	1922.4.22	健康保险	厚生劳动省	西医生开具的部分针灸处方有公立医保、私立医保覆盖多部分	
		国家级	《关于按摩指压师、针师和灸师等的法律》	昭和22年12月20日法律第二百十七号	1947.12.20	针灸师、按摩师可独立开业，在医院工作需由西医指导	厚生劳动省医政局		
6	韩国	国家级	《医疗服务法》	Act No. 10387, 23. Jul, 2010., Partial Amendment	1951.12.25	韩医	保健福祉部韩国传统医学馆	公立、私立医保	韩医、西医地位平等
7	朝鲜	国家级				东医	保健省高丽医学指导处	公立医保	东医、西医地位平等
8	蒙古	国家级	《蒙古国传统医疗开发国家政策》	第46号令	1999年	蒙医	医疗政策的实施和协调部	公立、私立医保	蒙医、西医地位平等

第二节　东南亚地区

泰国、新加坡、马来西亚、越南、印度尼西亚等国均已对传统医学/中医药进行立法，民众广泛接受和使用传统医学或中医药。越南、泰国、新加坡认可中医药的正规医学地位，马来西亚、印度尼西亚、菲律宾等国给予中医药补充与替代医学的地位。

2013 年召开了中国—新加坡中医药合作委员会会议，续签中新中医药合作计划书。中新两国定期交流各自发展传统医学的相关信息和经验，相互提供政策、技术支持，开展人员培训等合作。中国中医院校、医疗机构与东南亚国家在医疗、教学合作方面开展了大量工作。同仁堂、天士力等中药企业在东南亚国家设立销售网点、开办中医诊所。截至目前，中国、泰国两国政府签订合作协议 1 项，中国与新加坡政府签订合作协议 6 项，中越两国政府签订合作协议 2 项。合作内容涉及艾滋病治疗、信息共享与交流、技术合作、国际合作的机制建设，以及推动研究机构、民间企业、政府间交流互访合作、人才交流交换等。

一、泰国

泰国位于中南半岛中南部，国土面积 51.3 万平方公里，人口 6450 万。全国共有 30 多个民族，泰族为主要民族，占人口总数的 40%，其余为老挝族、华族、马来族、高棉族，以及苗、瑶、桂、汶、克伦、掸、塞芒、沙盖等山地民族。泰语为国语，90% 以上的民众信仰佛教。

泰国是除中国外第一个认可中医合法化的国家。中医药在泰国发展较早，在 700 多年前的素可泰皇朝时期，在泰国民间的医疗保健生活中已经可以看到中医药的痕迹。后来，随着华人不断移民至泰国，中医药也就逐渐地传到了泰国，中医药以其独特的疗效，被泰国民间接受。2000 年泰国颁布《传统泰医药知识保护与促进法》，是世界上第一个对传统医学知识进行保护的法律。

（一）政策与法规

2000 年 6 月 30 日，泰国卫生部公布了第一号部令《关于批准使用中医方法治疗疾病的规定》，这是泰国历史上第一次承认中医，中医师可合法在泰国行医，该规定的实施对于在中国中医药的健康发展起到了积极的推动作用。2000 年 7 月 1 日，泰国卫生部颁布了《中医合法化的执行条例》，正式宣布中医合法化，该条例中也详细规定了申请中医师的审核办法、资格和条件等。

泰国卫生部为主要管理机构。卫生部泰医和替代医学发展厅下设的泰中医学交流中心负责中医药在泰国的推广、普及以及开展，与中国等国家、地区的医学交流，中医诊所、中医师执业审查则均须接受卫生部医疗服务厅的监管、考核。泰国卫生部专门成立"行医执照管理委员会"，负责中医师资格考试认证，中医师证书有效期 2 年，期满经考核后再续。泰国中医总会、泰国中医药学会、泰京联华药业工会是全泰开展中医、针灸、中医药经营及民间交往活动的行业组织。

根据 2013 年泰国卫生部泰医和替代医学发展厅东南亚泰—中医药研究院新发布的中医行医职业标准。注册中医医师必须获得中医执业管理委员会认可的国内外教育院校中医专业学位或相当于专业学位的毕业证书，且必须通过中医执业管理委员会规定的标准方法知识考核和条件，并获得中医专科医疗执业许可证。对于没有泰国国籍的国外毕业生，还必须按照 2013 年（第 4 版）修改过的 1999 年《医疗执业法》谕令第 33（7）条规定获得毕业国的中医专科医疗执业许可证，或者是获得祖传中医知识、在 2010～2011 年间通过中医执业管理委员会知识评估之后获得中医专科医疗执业许可证者。

2015 年 4 月，《泰国中医开办诊所（医院）法令》正式生效，该法令允许泰国合法的中医师申办诊所，有条件的还可以建立私人医院，同时也支持西医师开设针灸疗法。

（二）实践与应用

由于多数华人华侨集中于曼谷及周边地区，因此曼谷地区的中医药发展最为迅速。相较而言，泰北地区由于经济较为落后、华人华侨人口规模不大等客观因素，中医药在当地的发展相对滞后，因此私人针灸诊疗机构整体数量较少、规模较小。如碧瑶府及清莱府仅有数家针灸诊所。清迈府由于人口规模较大以及旅游资源丰富，在以市场为导向的前提下，也带动了中医行业（特别是针灸推拿）的蓬勃发展，因此针灸诊所也相对较多，部分诊所还提供中成药的零售服务。

目前针灸、中药和推拿都在泰国推广运用，其中针灸占绝对优势地位。但针灸在泰国尚不属保险之列，需要患者自费。

据不完全统计，在曼谷，私人诊所、医院等机构从事针灸治疗者不下千家。在泰国，针灸主要是以私营诊所形式存在，也有些药店设有坐堂中医师（如同仁堂与当地合资的药店），行针灸及中药治疗。开办私人针灸诊所的人大多数是泰国卫生部西学中培训班毕业的西医，他们培训结束后即可获得针灸行医资格。泰国政府不允许国外的中医专家到泰国从事医疗工作，但是允许外国中医专家与泰国的大学合作，到泰国讲学或从事学术交流活动，也未明确禁止他们在大学内部机构从事临床诊治活动。

除了私立诊疗机构外，碧瑶大学、清莱皇太后大学的附属医院均设有中医门诊，其中清莱皇太后大学为泰北地区最大的中医门诊部，能够提供以针灸、推拿为主的诊疗服务。碧瑶大学中医门诊部现设在校园里，主要服务对象为学校师生，主要开展需求较多的针灸、推拿、火罐等中医技术。该校正在筹建一所拥有 450 张床位的附属医院，届时便能为周边民众提供各种简便效廉的中医药服务，并为学生提供更多的临床见习机会。此外，清莱皇家大学及位于泰国第二大城市的清迈大学也非常注重传统医学与其他替代医学的相互融合。清迈大学医学院传统诊疗中心同样开设有中医内科及针灸门诊，并配备专业的中医师及针灸医师，可为患者提供中医服务。

泰国政府部门积极鼓励公立医院内开设针灸诊室，很多西医在接受针灸短训班培训后，即在医院内开设针灸治疗室。目前泰国有两所中医医院，华侨中医院和泰京天华慈善医院，一些综合性医院中也开设有针灸科室。泰国医院分为国立、私营和慈善 3 种，这两所医院都属于慈善医院。

此外，据不完全统计，全泰国从事针灸治疗的私人诊所不下千家，还有 20 余家西医院设有中医门诊开展包括针灸在内的中医治疗，例如泰国 5 星级私人医院曼谷医院也有针灸治疗室，收费不菲。按照泰国卫生部的规划，今后西医院都要开设中医科。

得益于泰国政府对中医立法、中医师申办诊所及开展本土中医药高等教育等一系列支持，目前已有合法中医师 800 余名，且每年以超过 100 名的速度递增，另有 1600 余名西医师接受了针灸培训。

现阶段，中医在泰国的发展遇到的最大瓶颈是，如何被尽快纳入医疗保险体系之中，而此问题的解决则需要中医院与政府合作进行就医成本的统计和分析工作。

针灸在泰国治疗的病种除常见的颈肩腰腿痛、中风、三叉神经痛等外，还涉及戒烟、减肥、美容、增高、过敏性鼻炎、皮肤病、哮喘、胃肠病、抑郁症、视疲劳、视神经萎缩、艾滋病、肝硬化腹水等。使用的方法主要有针刺、电针、火罐、神灯照射、艾灸、耳针、头针、刺血疗法等。

（三）教育与研究

随着中医药事业在泰国的不断发展，泰国中医药学术组织亦渐增多，现已不下数十家。此外，中医药爱好者、研究者在泰国也日渐增多。截止到目前，泰国两所中医学校（华侨崇圣大学中医学院和庄甲盛啦嚓帕大学中医学院）以及综合性大学的中医学院已与中国许多中医药大学合作，其中不乏中国中医行业领军的高等学府，如北京中医药大学、上海中医药大学、天津中医药大学等。

泰国华侨崇圣大学在 2004 年开办中医学院，是泰国首个中医学高等教育学院，与上海中医药大学合作，本科学制 6 年，毕业后授予学士学位，在毕业证书上加盖上海中医药大学校章，可凭此证考取中医执照。华侨中医院为其在泰国的主要临床实习基地。泰国庄甲盛啦嚓帕大学与厦门大学医学院联合开办的替代医学院，采用厦门大学医学院的教学课程，还和辽宁中医药大学、云南中医学院及广西中医学院签署了中医药课程的合同，其本科学制 5 年。泰国最大的综合性大学西玛隆大学和北京中医药大学合作，开设中医系。泰国清莱皇太后大学和云南中医学院也就培养中医人才达成协议。

泰国共有 8 所大学开设了中医专业，其中不乏像泰国国立法政大学、清莱皇太后大学、碧瑶大学等国立学校，也包括华侨崇圣大学、清莱学院等私立学校。全泰国还有 2 所以中医为特色的孔子学院，分别是东方大学孔子学院（2009 年与温州医科大学、温州大学共建）及华侨崇圣大学中医孔子学院（2016 年与天津中医药大学共建），而受泰国民众针灸热及市场导向的影响，针灸课程在所有学校均占据主导地位。此外，泰国皇家陆军医学部与天津中医药大学合作开设了 12 期针灸培训班（截至 2018 年 3 月），也培养了近 500 名泰国本土的中西医结合人才。

截至 2017 年，泰北地区共有 3 所大学开展中医药高等教育，分别是清莱皇太后大学、碧瑶大学及清莱学院。其中，清莱皇太后大学与厦门大学医学院联合办学，碧瑶大学与广州中医药大学联合办学，清莱学院与湖北中医药大学联合办学。以上 3 所大学所开设专业均为中医学专业，但针灸课程是重中之重。此外，清迈大学及清莱皇家大学开设泰医学专业，也将中医针灸作为选修课程。

清莱皇太后大学（简称皇太后大学），是一所位于泰北地区清莱府的国立大学，2014 年招收第一届中医专业学生，实行英、泰、中 3 语教学，由厦门大学孔子学院国际汉语教师讲授汉语课程，厦门大学医学院中医系教师讲授中医学课程。皇太后大学中医专业现共有学生 200 余名，该校应用中医以强调安全、有效的治疗和预防为主，并与现代西医的治疗方法相结合，相关设备齐全，其附属医院设有中医门诊部向周边民众及学校师生提供中医诊疗服务，以针灸治疗为主，配合部分中成药，而中药饮片则较少，该中医门诊部也可为三年级以上学生提供临床见习机会。

碧瑶大学（或称帕尧大学）是一所位于泰北地区碧瑶府的国立大学，始建于 1995 年，其前身为那黎宣大学碧瑶校区，2010 年 7 月经泰国皇家批准独立建校，并更名为碧瑶大学。该校中医系隶属于医学院，与广州中医药大学联合办学，于 2014 年开始招生。该项目为六年制本科教育，第 1 年在海南师范大学强化汉语能力，第 2 年开始学习专业课程，并在本校语言学院继续强化中医汉语，现已有学生 200 余名。该校重视中医教学，有齐全的中医教学设备，如针灸手法参数测定仪、脉象训练仪等。中医系教师在学校附设针灸门诊部坐诊，并为学生提供临床见习机会。该门诊部主要开设针灸、火罐等外治疗法，不开中药饮片。该校最后一年的毕业临床实习，将由合作方广州中医药大学安排至广州中医药大学的附属医院，使全部学生均能接受中国国内传统的中医临床教育。

相较于前 2 所公立大学而言，同样位于泰北地区的清莱学院中医专业办学规模稍小。清莱学院为私立大学，该校与湖北中医药大学联合办学，于 2013 年开始招生，为五年制本科教育，采用"3+2"培养模式，即本科前 3 年在清莱学院就读，后 2 年在湖北中医药大学及其临床实习基地学习。据了解，从 2016 年 9 月开始，泰国清莱学院每年输送 20 名中医专业三年级本科生到湖北中医药大学继续学习深造。

泰国卫生部还举办西学中短期针灸培训班，专门培训泰国的西医，泰国针灸医生主要来源于此。从 1998 年开始，每年大约培养 3 批，每批学习 13 周，其中泰国卫生部与上海中医药大学合作培训两批，泰国陆军司和天津中医药大学联合培养 1 批。以后还将开展中医药和推拿的培训。

泰国没有专门的针灸刊物，相关论文发表在 2 份专门的中医杂志。《泰国中医药》，主管单位是泰国卫生部泰中医学交流中心，主办单位是泰国中医药学会。《泰中医药学报》，主管单位是泰国卫生部泰中医学交流中心，主办单位是泰国中医总会。[6]

二、新加坡

新加坡是以华人为主要族群的国家，是除中国以外华人占总人口比例最高的国家，中华文化在新加坡有重要影响。新加坡也在英国殖民统治之下长达一百多年，因此深受英国政治、经济和文化影响。由于特殊的历史和社会因素，新加坡的中医针灸发展体现出"中西合璧"的特点。

（一）政策与法规

新加坡国会于 2000 年 11 月通过《中医执业者法》，确立了中医的合法地位，明确针灸是中医的一部分。新加坡中医执业者的管理机构是卫生部成立的中医管理委员会（简称"中医管委会"），主要负责对针灸师和中医师的注册和监管。

中医管委会将中医执业者分为"针灸师"和"中医师"。针灸师是针对新加坡注册西医和牙医，他们完成相应针灸培训和考试后可申请成为注册针灸师，之后便可在临床实践中使用针灸疗法，但不能使用针灸以外的其他中医疗法。中医师是针对取得相应中医文凭或学位者，这类人考试通过后可成为注册中医师，可以使用针灸在内的所有中医疗法。中医管委会对针灸师和中医师分别出台注册条例，共出台了包括五项条例和一项命令，内容涵盖针灸师和中医师注册、行为规范、监管和投诉处理等。《针灸师注册条例》承认新加坡 2 所教育机构的中医文凭和中国 5 所中医药大学（北京、成都、广州、南京和上海）以及中国中医科学院的中医学士学位。《中医师注册条例》承认新加坡 2 所教育机构的中医文凭和中国 7 所中医药大学（北京、成都、广州、黑龙江、南京、山东和上海）以及中国中医科学院的中医学士学位。中医管委会于 2001 年开始对针灸师注册，2002 年开始对中医师注册。2003 年，在中国中医药管理局的支持和帮助下，新加坡举行了全国首次针灸师注册考试和中医师注册考试。

由于新加坡注册针灸师全部为西医和牙医，因此对注册针灸师的管理而言，中医管委会只负责与针灸执业相关的注册和管理，大部分的管辖权掌握在西医管理机构"新加坡医药理事会"手里。如 2012 年底，该医药理事会宣布辖内西医针灸师 2013 年起不得再使用灸法，只能使用针法，中医管委会对此也无可奈何。这一事件不仅显示西医长期以来对中医缺乏认识，是中医向主流医疗体系发展的主要困难所在，也一定程度反映了西医与中医的地位之争。

（二）实践与应用

2000 年中医立法前，中医针灸临床服务主要由私立中医医院和个体诊所提供，不享受医保覆盖。2000 年后，得益于中医立法，新加坡几大国立医院（宏茂桥太和观医院、新加坡国立医院、新加坡中央医院以及陈笃生医院等）开始允许针灸应用或开设针灸门诊，西医提供的针灸服务开始得到医保报销。此后，部分保险公司也开始与中医师个体开业的中医诊所合作，报销参与集体医疗保险的企业雇员在指定中医诊所的就医费用。近年来，中医医疗保险覆盖面逐渐扩大，大部分保险公司对注册中医师治疗颈腰椎或四肢扭挫伤提供保险报销。

针灸在新加坡运用广泛，治疗病种约有 50 种，涉及内外妇各科及人体各系统：①内科病症：哮喘、慢性支气管炎、胃炎、呃逆、便秘、耳鸣、眩晕、高血压、糖尿病、过敏性鼻炎、鼻窦炎、咽喉炎、失眠、焦虑、精神官能症、中风后遗症、帕金森症、性功能障碍等。②外科病症：青春期痤疮、过敏性鼻炎、带状疱疹、痔疮等。③妇科病症：痛经、月经不调、白带、更年期综合征等。④痛症：关节炎、风湿痛、头痛、肩背痛、三叉神经痛、四肢痛、腰背痛、落枕、肩周炎、网球肘、扭伤、坐骨神经痛等。其他如针灸减肥、戒烟等，在新加坡应用也较为广泛。

（三）教育与研究

与中医医疗一样，新加坡的中医教育只有民间性质的，而无官办院校。新加坡目前有 3 所大学提供中医管理委员会承认的中医课程，其中两所为中医专门院校。新加坡中医师公会自 1953 年成立中医专业学校（后来更名为"中医学院"），开办 3~6 年的中医药课程，并提供中医药学士及硕士学位教育。新加坡中医药促进会主办的中医学研究院是成立于 1972 年的全面性培养专业中医师的学院，提供中医学士学位课程及中医和针灸推拿硕士研究生教育。新加坡中医学士学位教育已经成型，但硕士学位教育特别是针灸专业学位教育还较欠缺。新加坡卫生部也十分重视该现象，卫生部长金颜勇就曾表示要努力构建和完善新加坡中医继续教育体系。

新加坡涉及针灸教育且得到中医管理委员会认可的学校有新加坡中医学院、中医学研究院及新加坡南洋理工大学，是主要的三家正规中医学府。三所学校主办的本科专业课程属于综合性课程，因此学员毕业后都兼备中医师及针灸师的考试资格，现分别介绍如下。

1. 新加坡中医学院

该院于 1953 年由新加坡中医师公会创办，是新加坡规模最大、体制最完善的中医教育机构。目前该校开办了以下课程：中医学士学位课程、中医专业高级文凭课程、中医硕士学位课程、中医博士学位课程、针灸专业文凭课程、中医助理证书课程。在上述课程中除了中医助理证书课程未涉及针灸教学外，其余均设置针灸教学。但中医助理课程毕业生可协助中医师和针灸师在针灸后出针，以拓宽就业途径，如中医师助理、针灸师助理。为西医开设的针灸专业文凭课程，更为针灸事业注入一股更强有力的动力。该院坚持"中医为主，西医为辅"的教学方针，在40门中西医课程中，中西医课程比例约为3∶1，教材也采用中国中医院校使用的第7版教材。该学院还注重临床实习，在3620学时的总课程中，临床实习占1040学时。学生从第2年起就开始临床实习，并在老师指导下做有关病案分析，第5年即可独立应诊。学院对学生严格要求，规定每学年如有四科科目以上不及格者必须留级，且重考成绩必须及格。理论及临床实习出席率也必须达到70%，否则留级。学员理论与临床考试及格并经"成绩与操作评定委员会"评定通过后，才能毕业并获颁针灸与中医专业文凭。

　　该院与中国多所高等中医院校关系密切，如中国中医科学院、北京中医药大学等。常进行学术交流与互访、联合办班、定期聘请中国著名中医药大学的教授指导临床和教学，鼓励和协助毕业学员到中国著名中医药学府深造。近20多年来，有100多位该院毕业生考获中国中医高等院校的硕士或博士学位。学院建校59年来共培养了2556名毕业生，他们分布在新加坡全国各地，从事中医工作，为新加坡的中医事业做出了重要贡献。

2. 中医学研究院

　　中医学研究院是新加坡中医药促进会于1972年创办的培养专业中医师的学院。学院除了培养本科生外，自2002年还与北京中医药大学合作开办硕士研究生课程，设置了"中医内科学"和"针灸推拿学"两个专业，2007年5月开始招收中医博士。该校目前设置了中医专业高级文凭课程、中医学士学位课程、中医硕士学位课程、三年制中医博士学位课程等。学院除硕士、博士课程外，共有42个中西医科目，其中共有29科中医科目。课程总学时数为3160，其中针灸学240学时，临床实习1900学时，针灸实习680学时。学生第2年即开始在中医学研究院的临床实习基地大众医院实习，第4年开始在北京中医药大学附属医院实习。

3. 新加坡南洋理工大学

　　新加坡南洋理工大学是受新加坡中医管理委员会认可的三家中医教育机构之一，该校主要以针灸授课及针灸师临床培训为主。该校2010年针灸招生人数为58名，2011年为51名。为在新加坡正规大学开办全日制中医学专业本科教育，推进正规中医药教育，2004 年在中、新教育部推动下，新加坡南洋理工大学和北京中医药大学合办了 5 年制"中医-生物"双学位本科项目，采用中、英文双语授课。该项目将现代生物医学与传统中医药教育相结合，首开新加坡正规中医药高等教育先河。

除了以上三家学校，新加坡尚有慈善中医团体如新加坡针灸学会，以及大学学府如新加坡国立大学继续教育学院、新跃大学等，间断性主办中、英文经络、穴位、针灸普及班、针灸师提升班、各种针灸特色疗法、中医药或经络推拿养生课程等。新加坡国立大学自 1999 年起还为医学生提供了可选择的另类医学模块，强调针灸的学习，该校学生可选修针灸并在赵长信教授的诊所实习。[7]

三、马来西亚

自从郑和于六百年前来到马六甲，传统中医药即开始在马来西亚为人民健康服务。其中最受欢迎的是针灸、骨伤推拿、艾灸、拔罐以及中药材的疗法。进入近现代以后，传统医药的交流与合作越加紧密。马来西亚作为一个新兴国家，各行各业欣欣向荣。尤其历届卫生部长，重视世界卫生组织（WHO）鼓励其成员国支持传统/补充医药并拟定政策和适当的管理条文的讯息，把传统医学纳入国家医疗保健计划。

（一）政策与法规

马来西亚卫生部于 1998 年设立"传统与补充医药委员会"（T&CM Standing Committee），2001 年发布传统与补充医药的政策法规，将传统与辅助医学纳入马来西亚政府医疗服务体系，与现代医学共存。2004 年正式成立"传统与补充医药管理局"。卫生部 2009 年完善《传统与辅助医药针灸指南》，让在政府医院服务的医师参考。2010 年，出版《良好的针灸行医指南》，面向全国中医师及针灸师，任何创伤性治疗和西医器材应用均被禁止，如不能用放血拔罐疗法和小针刀等。马来西亚尚无专门的中医药及针灸管理机构的法律规定，但针灸作为传统与辅助医药疗法之一，有相关法律的作为支持。

2012 年 6 月，马来西亚国会进行《传统与辅助医疗法》第一读。次年 2 月该法令通过国会三读，正式进入宪法，明确了传统与辅助医药执业者的法律地位。最高元首于 2016 年 3 月御准《传统与辅助医药法令》（T&CM Act 2016 ［Act 775］），并在宪报刊登，于 2016 年 8 月 1 日生效。根据法令规定，2017 年 1 月 16 日成立传统与辅助医药管理委员会，对传统与辅助医药执业者及其临床工作进行规范化监管。委员会作用是就传统与辅助医药相关的国家政策上向卫生部长提出建议、建立执业资格要求、进行国内外高等院校所赋予的毕业资格认证以供执业注册用、指定适当学历或认可的技能证书，对从业者进行注册与颁发执业证书，指定必要的规范化培训要求、制定投诉管理制度、制定执业者的转诊制度等。

立法后，任何传统与辅助医药毕业生必须向以上委员会注册，临时登记申请批准后，以临时执业者身份进行一年或以下的规范化培训，通过规范化培训才能向委员会申请成为正式执业者，获取执业证书。执业人员行医时遇到医学紧急状况，必须按《传统与辅助医药法》第五部分《注册传统与辅助医药执业人员的法定义务和责任》及时转诊给西医或牙医。截至2015年5月底，在传统与辅助医药局网站进行注册的传统与辅助医药执业人员一共13846人，其中中医8408名（占61%）、马来传统医学2401名（占17%）、印度传统医学58名（占0.4%）、辅助医学2159名（占16%）、顺势疗法334名（占2%）以及伊斯兰教医学486名（占4%）。[8]

（二）实践与应用

马来西亚设有医疗保险公司，大约八至九成的城市居民投保，工矿管理机构为正式职工投保，投保人看病多由保险公司付费。中医、针灸与其他传统医学的诊疗费用不在医疗保险范畴之内，保险公司对发生在中医机构的医疗费用都不予报销，需要患者自费。中医诊所虽然开业容易，但不准使用任何医疗器械和用具。一旦发生医疗事故，则按伤害罪处理。这使中医业服务对象受限，病种也集中于慢性病、终末期疾病。近年已有呼吁将中医、针灸纳入医疗保险的提案，引起上层管理要人的重视。但是由于多元文化、多民族杂居，马来土医、印度土医、顺势医生等传统医学从业人员同时存在，若在法律上承认了中医，将难于处理其他传统医的地位，如若普遍承认，将难以控制医疗质量。

马来西亚政府已批准有资格的针灸师进入政府医院就职，符合条件的外国中医师可以在马行医和从事教学工作。卫生部2007年开始在政府医院设立传统与辅助医药部，在政府3所中央医院建立针灸部和中医癌症医疗部，同时也建立了《医院设立针灸和中医癌症门诊部的准则》《针灸师的行医准则》《中医癌症专家的行医准则》《癌症治疗相关的中成药及单味药的用药准则》。2014年共有15家医院提供中医针灸等治疗，如布特拉再也医院、苏丹依斯迈医院、甲抛峇底医院等，其中针灸科治疗痛症及中风备受重视。中华施诊所、中华中医院、同善医院、佛总、修成林等以拥有强大华社力量作为背景，通过捐款来维持慈善性质的中医治疗，其特点是治疗收费低廉、医师薪金不高、就诊患者多。截至 2013 年，马来西亚有 6000 家中药店，约 3000 家中医诊所，还有小型连锁医院或诊所如台北中医院、马光中医门诊等。目前，多数中医师或针灸师在中药店驻诊、自己开诊所或在诊所工作。

（三）教育与研究

在马来西亚，中医和针灸教育已超过 50 年。2009 年底，马来西亚中医教育合法纳入国家高等教育体系。主要通过传统院校与中国中医药大学联办 3+2 或 4+1 课程，培训中医专业或针灸推拿专业的本科课程，培育中医师及针灸师，其中超过 80% 是兼职课程。传统院校以中文教学，学费及师薪低廉，师资短缺且资格存疑。政府卫生部、高教部介入管制后，开始出现大专院校取代传统院校开办中医课程的现象，而多数传统院校处在转型、升级或被淘汰的困境中。

2012 年，马来西亚中医师暨针灸联合总会所属的 15 家中医院校中，10 家停办，5 家申请为注册培训中心。2013 年，马来西亚华人医药总会宣布将整合马来西亚中医学院、柔佛中医学院、吉隆坡中医学院等 8 家院校，成立中医药大学。2014 年，马来西亚中医总会属下马来西亚中医学院通过注册申请，正筹备课程计划。基于与天津中医药大学的合作关系，该院每年会获得中国政府奖学金名额，派遣医师到天津深造。传统与辅助医药局加入马来西亚学术资格鉴定局（MQA）后，现约有 30 所民间中医院校因未获 MQA 的认证及私立大专学府的资格，不符合高教部的招生规定，处于搁置状态。

截至 2011 年，共有 6 所大专院校与中国的中医药大学合作提供中医本科专业或大专文凭课程，包括南方大学学院、英迪国际大学（INTI）、管理科学大学（MSU）、国际医药大学（IMU）及林肯大学学院。据 MQA 建议，3 年文凭课程及 5 年本科课程应包含理论部分 60%，实践部分 40%。学习课程包括中医及针灸部分 60%，西医部分 20%，还有其他人文学科、公共学科等。院校须拥有至少 20% 全职及硕士学位以上资格的教员。由于学生数量有限，考虑经济效益，目前多数大学教员身兼多职。每个大学办学模式各异，媒介语也不同，如公共科目用马来文，西医科目用英文，中医科目用中文或者全英文。其中，南方大学学院因拥有华教背景，是目前唯一以全中文传授中医课程的大学，而以英文教学的则有 IMU、INTI 及 MSU 这 3 所大学。中医界认为中医学较难用英语教学，尤其翻译部分使内涵消失，词汇的本意也被扭曲，学生只能肤浅地认识中医。IMU 负责人承认英文教学有一定的难度，但对中医走向国际化有所贡献。IMU 现有日本、韩国、泰国、马来西亚的马来人和印度人等不同国籍和种族的学生学习。首次推出中医药课程的是马来西亚管理与科技大学（MSU），以 MSU 的西医、药剂、生物医学、护理等相关强项课程作后盾，开设中医学、针灸、推拿等中医课程。[9]

马来西亚国际传统医学研究院是应国家政策和社会的需要而创立。该院以传统医学研究、医疗和教学为首要目标，同时建立国际传统医专业人才库和网络与国际互动，随时推荐有资格的医师到政府医院或医疗机构服务。该院将同世界针联、中国的中医药大学密切合作以确保所有中医师接受系统教育和培训，同时也将培养高层次的研究人才，国内外著名的专家、教授将纳入该研究院的顾问团。马来西亚政府已批准有资格的针灸师进入政府医院就职，符合条件的外国中医师可以在马行医和从事教学工作。目前该研究院与卫生部传统医学管理局共同工作，率先在政府 3 所中央医院建立针灸部和中医癌症医疗部，同时也建立了《医院设立针灸和中医癌症门诊部的准则》《针灸师的行医准则》《中医癌症专家的行医准则》《癌症治疗相关的中成药及单味药的用药准则》。该研究院正在协助 2～3 所大学开设中医学历教育课程（学士、硕士、博士）。由于研究院的工作计划紧扣政府政策，面向市场需求，因此得到马来西亚政府及世界针联的大力支持，并取得目前的成就。研究院将集医疗、教学、科研为一体、努力不懈、与时俱进，使马来西亚传统医学事业迈向新纪元。

四、印度尼西亚

印尼横跨亚洲和澳洲两个大洲，是个多民族、多语言和多文化的国家。医疗方面，印尼的主流医学还是西医，多种形式的传统医学在印尼自古被称为"巫医"，20 世纪 90 年代后逐渐改为"传统医学"。中医针灸在印尼有广泛的群众基础。长期以来，众多华人及受华人影响的原住居民和政府官员，十分相信中医针灸，愿意接受中医针灸治疗，把中医针灸列入传统医学范畴，作为印尼传统医学的最重要组成部分之一。20 世纪 60 年代，中医针灸引起总统重视，随后在高层的引领下掀起中医针灸应用和学习的高潮。20 世纪 70 年代后，印尼政府逐渐加强对中医针灸的立法管理。

（一）政策与法规

20 世纪 60 年代前，印尼政府没有制定专门法令对中医药加以约束或管理，中医药在印尼民间自由地发展。1962 年起，在苏加诺总统的重视与支持下，印尼掀起了中医针灸热，民间中医针灸应用、教育和交流繁荣发展，但仍缺乏政府管理。

在苏哈托执政时期，出于国家安全的考虑，防止伊斯兰教势力借行医为名，搞分裂活动，政府做出了系列规定对中医针灸师进行管理。1973 年，印尼卫生部颁发 No. 37/BirHub/1973 条例，所有印尼的民间巫医（包括中药师和针灸师）必须向当地检察署及卫生部申请许可证，才可行医。此外，雅加达卫生局对中医师在首都地区行医还有特殊规定：中医师必须经过一系列的考试和手续，以认定其资格。印尼中医协会可以举办公开的"中医师考试"，由"考试委员会"负责执行。试卷副本由印尼中医协会审核后连同考试及格的副本送交卫生部存档。随后，及格者可以通过印尼中医协会的协助，向雅加达卫生局办理行医执照。不过，当时只有首都雅加达实行考试制度，印尼的其他各省仍然保持一年一度的推荐制度，即中医师必须通过印尼中医协会向当地检察署及卫生部推荐，取得这两个部门的登记证，才可挂牌行医。

1980 年，印尼教育部成立针灸委员会，旨在帮助文教部管理针灸教学科研工作，并为针灸统一考试命题。1985 年起，印尼每年举办两次全国针灸考试。1990 年，文教部与卫生部签订协议，准许通过政府针灸考试的人员直接申请开业。至此，中医针灸师彻底被法律认可，成为合法的医疗人员。

20 世纪 90 年代后，随着"传统医学"这一概念的引入，中医逐渐落入这一范畴。印尼政府进而寻求从立法上建立以西医为常规医学，以传统医学为辅助和补充的医学体系。2014 年，印尼政府在 2009 年第 36 号令（Undang No. 36/2009）基础上进一步修改条文，将传统医疗工作者排除在"卫生工作者"之外，另外制定监管条款。新法令规定只有卫生工作者才能使用针刺等侵入性疗法，并对卫生工作者的资格认证提出更高要求。

2014 年最新法令规定对卫生工作者和传统医师分别注册，但并没有对已从医多年但无法达到卫生工作者注册要求的中医针灸师出台保护性过渡措施，对这部分人员的利益造成巨大影响。这一新法令的出台，无疑使得针灸应用更为规范，保证针灸医疗水平，有益于中医针灸进一步的健康发展。但这也对老一辈针灸师造成巨大冲击，因为他们接受的针灸教育大都无法满足新要求，无法注册成为医疗工作者，将不得不放弃针刺这一主要医疗手段，未来就业与收入前景堪忧。

（二）实践与应用

中医针灸在印尼有广泛的群众基础。长期以来，众多华人及受华人影响的原住居民和政府官员，十分相信中医针灸，愿意接受中医针灸治疗，把中医针灸列入传统医学范畴，作为印尼传统医学的最重要组成部分之一。

虽然传统医学（包括中医中药）的确为印尼的医疗事业做出了贡献，受到印尼人民的欢迎，也得到印尼政府的承认和重视，但是，直到现在，印尼传统医药工作者（包括中医师和针灸师）都被归为巫医，不得在印尼医疗机构内行医。只有获得现代医学学位的西医师，通过补习和培训传统医学知识，才能在医疗机构内推广和使用传统医学。

（三）教育与研究

虽然中医药在印尼已有相当长的发展历史，而且在印尼民间已成为必不可少的医疗保健手段，但其传播方式多为父传子，或师传徒，或药童出家，或自学成才。在中医药的普及和教育方面，目前印尼的一些民间机构或私人举办的一些短期培训班，授课以印尼文为主，中医教材也译成印尼文。但除此以外，还没有建成一所以中文教学为主的正规中医学校。

大部分中医师由海外培养。他们学成以后，以行医为主，而不对中医药的机理、药理等方面作更深入的研究。因此，印尼国内的中医药发展有其局限性，中医药医疗水平和学术水平不高，并且中医药人才匮乏。印尼中医界渴望得到中国在中医学术上的指导与帮助，时常以官方或非官方的形式邀请中国的中医师到印尼进行讲学，或派遣其国内的西医师到中国进修中医。[10]

五、越南

越南传统医学非常发达，而且和中医学的理论体系是同源同宗的，主要的区别是中医使用的是中药，而越南传统医学使用的大部分是南药，即越南产地的草药。此外，越南领土具有南、中、北等地区，有 54 个少数民族，如苗族、依族、傣族、瑶族、岱依族等，文化多样丰富而和谐融合。各民族有各自的治疗方法特色和经验，虽没有形成医学体系，但具有越南传统医学的独特魅力。目前，针灸在越南发展良好，不但承认中医合法，而在中国拿到的中医行医执照，可以直接在越南申请执业。越南全国 58 个省中，每个省都有针灸师，共计约 100 万名针灸师。针灸的教育、科研、医疗也均全面发展，且在国内并不十分火热的针灸戒烟、戒毒、针灸麻醉等在越南得到了广泛应用。

（一）政策与法规

越南为正式承认中医及传统医学的国家。越南独立后，政府部门在卫生保健问题上采取传统医学和现代医学相结合的政策，对传统医学进行鉴定和试验工作。1955 年 2 月，越共胡志明主席在给卫生干部会议的信中，提出医学必须

建立在科学、民族、大众三个原则的基础上，把东医和西医结合起来。1960 年
9 月，越南劳动党三大决议提出：在防病治病、药材生产，培养干部、科学研
究等一切工作中，必须实行东西医结合，把东医东药与现代医学密切地结合起
来，为建立社会主义越南的医学科学而奋斗。1961 年越南宪法把发展传统医
学、现代医学和两者结合医学的条文列入，并先后建立了东医研究机构（东医
研究院）和东医协会。从此，越南传统医学的发展走向正规。

在给予中医在医疗体系中合法地位的同时，越南还建立了与中国相似的专
门的传统医学管理机构。1997 年越南将保健部传统医学处升格为传统医学局。
越南卫生部门认可中国的古方和验方，不需做临床试验，但需要提供毒性试验
和安全性的科学依据。

越南国会常委会 2003 年 2 月 25 日通过并颁布了《私人经营医药行业法
令》，对传统医学行业的机构设立和从业人员须具备的条件、机构设立和从业
申请及审批程序、国家对该行业的管理等均做出了具体规定。

（二）实践与应用

越南很重视东医、南药和针灸医疗事业的发展。东医、针灸和按摩等疗法
在越南很普遍。几乎在越南各省、市都有专门开设东医和针灸门诊的医院，在
大城市的医院里有东医科和针灸科。在越南广大农村地区，80% 的患者都接受
过东医、针灸、草药和按摩等治疗。

越南对于中国传统中医药开办诊所或在越南行医，采取非常优惠的政策，
只要是在中国卫生部门核发的关于中医药行医的合法证书，在越南同样有效，
在越南也可以取得合法行医资格。越南全国 58 个省中，每个省都有针灸师，
共计约 100 万名针灸师。

针灸治疗的常见病种主要为瘫痪、各类痛症以及戒毒戒烟、小儿聋哑等
症，善用芒针。针灸麻醉术及针灸戒毒非常盛行，10 年间治疗了 9000 多名
患者。

（三）教育与研究

培训情况民间主要有两个传统医学协会，越南东医会（主要指中草药）及
越南全国针灸协会。[11][12]

在越南政府的大力支持下，世界针灸学会联合会副主席阮才秋教授带头创
办了越南国立针灸医院和针灸学院，鼓励在各省市的医院建立针灸科，培养出
一批批优秀的针灸人才，共同推进越南针灸事业的传承与发展。

六、柬埔寨

柬埔寨位于中南半岛南部，全国人口约 1440 万。柬埔寨有 20 多个民族，高棉族是主体民族，占总人口的 80%。高棉语为通用语言，与英语、法语同为官方语言。只有 47% 的人口享有医疗条件，农村地区缺医少药，医疗设施极差。2002 年柬埔寨人均卫生总支出 184 美元，卫生总支出占国民生产总值的 11.8%。

（一）政策与法规

目前调研资料显示，柬埔寨有针灸应用，但尚未立法。

柬埔寨卫生部建立了传统医药中心，但工作仅限于一些植物药的基础工作以及在制药方面有少量投入。他们关于植物药样本的大部分知识来源于这些药品在邻近国家的使用。全国的商店里销售来自世界各地的传统药。1964 年，一个关于传统疗法和传统药典组织的法律开始实施。该法将传统疗法定义为：用传统的方法治疗和保健，不包括外科、产科、牙科、电子、化学或细菌等的治疗和分析方法。传统医学行医者须满 25 岁，完成 3 年学徒，并从卫生部获得执照。在西医医疗机构内不得使用传统医药。

在世界卫生组织帮助下制定的国家药品政策有意提升传统医药的重要性，并鼓励发展传统医药作为西医的一种补充医学。该政策指出，将进行关于传统医药的基础和应用研究，并确定可以被传统医药有效治疗的各种疾病。1996 年 5 月药品管理法通过，取代了当时的相关法规。随着药品管理法的出台，卫生部向内阁提交一份关于传统药品的生产、进出口和供应的法令草案。

（二）实践与应用

就柬埔寨目前的针灸发展来看，针灸的应用尚处于民间交流及私人诊所的状态。

柬埔寨独立前，随着大量中国人到柬埔寨谋生与定居，中医师也在金边和各省市相继涌现。初期的中医师，都是从中国过来，通过师徒或家祖相传方式，使中医一行得以在柬埔寨延续。柬埔寨独立时，金边市人口约有 40 万～50 万，中药店却有百多间，数百名中医师更在这小小地方大展拳脚。当时，每间中药店都至少有一名坐堂中医师，有些较大的中药店更雇有 3～4 名坐堂医师，还有更多中医师只行医，不卖药。这些中医师在治病救人上，发挥了非常重大的作用，也在各县各市起了重要的影响。像逢咋叻那样的小县城，全县城只有约 4000～5000 人口，中医师却有 8～9 人，中药店就有 3 间。当时，政府办的西医院或西医诊所，由于收费和其他问题，少有人问津，人们倒是喜欢光顾中医及中药店。另外同仁堂在柬埔寨也建立了分店。

（三）教育与研究

目前，柬埔寨没有官方认可的关于传统医药应用方面的教育课程。大多数针灸职业者均来自海外。美国公益慈善机构成立了柬埔寨针灸项目。志愿组织由来自加利福利亚及欧洲的针灸师和自然疗法师成立，致力于帮助柬埔寨的孤儿及残疾儿童。他们的主要目的有三个：①为柬埔寨的孤儿及受害儿童提供免费医疗服务。②建立免费的社区针灸门诊。③为柬埔寨学生建立免费的针灸学院。其中 Flower Essence Society（FES）也参与了柬埔寨针灸项目，并派遣美国针灸师到柬埔寨做针灸志愿工作。美国针灸师 Dr. Michael Wenz 和 Alexandra Beland-Wenz 给 FES 发送 FES 的工作报告中提到，他们在柬埔寨 Siem Reap 进行义诊，用针灸、中药、同势疗法及花精油疗法帮助当地民众。有因坐骨神经痛卧床 3~6 个月而不起的患者在接受 2 次针灸后可以行走，让当地人民感受到了针灸的神奇疗效。他们治疗的病症也包括对位偏头痛、各种头痛、焦虑、恐惧症等精神疾患。

七、菲律宾

菲律宾共和国位于亚洲东南部，西方医学在菲律宾卫生保健体系中占主导地位，医疗活动主要由受过西方医学培训和教育的医生承担。在菲律宾传统医学培训方面，对西医从业者进行传统医学培训是一项重点。菲律宾有超过 50 万华侨，他们大多保留了中国传统的生活习惯，中医药在他们中间享有很高的信誉。由于菲律宾人特别是华侨对中医中药非常信任，就医的需求量很大。

（一）政策与法规

1982 年，针灸疗法得到菲政府的承认，但法律规定只有受过正规训练的西医师才能行针灸术，目前已有很多西医接受了针灸培训。在世界卫生组织的支持下，1993 年卫生部下属建立了一个传统医学部门，支持将传统医学整合进国家医疗保健体系。

1997 年菲律宾总统签署了传统与替代医学法案。法案提出通过发展传统和补充/替代医学，将其整合进入国家卫生保健体系，以改善医疗保健服务质量，并设立了菲律宾传统与补充/替代医学研究所。菲律宾政府在承认了传统医学或整合医学的合法性后，下一阶段将推动有关针灸的立法。

2018 年 10 月 2 日上午，菲律宾众议院卫生委员会就众议员 Conrado

M. Estrella Ⅲ 提交的 7950 法案进行讨论。该法案拟对 1997 年的传统及替代医学法案暨 8423 法案予以修订。若该法案得以通过，将赋予菲律宾卫生部传统及替代医学研究中心更大的授权和资源，对菲律宾的传统医学的立法特别是传统医学及草药产品的注册带来革命性的影响。该法案的修订多年来经业界人士的长期推动，及华社的多方支持，并得于一百多众议员的签名联署，能够在众议院的卫生委员会的议程，已是一大突破。除了卫生委员会的部分众议员成员，菲律宾卫生部，传统及替代医学研究中心，食品药物管理局，职业注册署等政府职能参会并递交各自立场说明书。应众议院卫生委员会的邀请，郑启明医师作为中医药界的代表出席会议并递交立场说明书。

目前，世界针联国际针灸师考试证书已经正式获菲律宾传统和补充/替代医学厅认可，证书持有者可直接凭证换取在菲律宾的行医资格。

（二）实践与应用

近年来，针灸疗法以其价廉而有效的优势受到了菲律宾民众的欢迎，并已深入到菲律宾广大农村。在菲律宾，针灸多用于神经系统疾病及各种痛症，主要有头痛、坐骨神经痛、颈肩痛、腰腿痛、肋间神经痛、面神经麻痹、神经衰弱、颈椎病、脑血管病后遗症等。医师开药多为饮片和中成药，菲律宾华侨及华裔的就诊量很大。

（三）教育与研究

目前菲律宾尚无中医院校，只有一些短期培训班，主要教授针灸、推拿、按摩技术。由于菲律宾没有正规中医教育，菲律宾现有中医师多为祖传或师徒相传，有的则来自中国。中医药针灸科研工作在菲律宾几乎没有开展。

八、缅甸

缅甸是一个历史悠久的国家，有 3000 多万人口，其中有华裔侨民几十万人。有华人的地方就有中医药，因此，中医药在缅甸的应用也有很长的历史，相较于价钱昂贵的中药，针灸的应用更为广泛。缅甸民族的传统医学在印度医学的基础上发展而来，受佛教学的影响，并吸收了中医和民间医学的成分，形成了本土化的缅医。缅医主要是用草药来治病，所选药物很多与中医应用的药物相似。

但该国自 1948 年脱离英国殖民统治而独立后，就很少与其他国家来往，缅甸人民似乎是生活在一个与世隔绝的国度里，缅甸的中医药界也像缅甸的大部分行业一样，多年来无法与国外的同行团体、组织有所联络，也没有机会取得中国的有关针灸学术资料，因此缅甸的针灸发展缓慢。

缅甸政府非常注重对传统缅医缅药的发展和保护。先后颁布了缅甸传统药品法和缅医行医法。1996 年 7 月，缅甸传统医药管理局颁布了《缅甸传统医药法和缅医行医法》，规定传统医学从业者须按类别进行注册。

由于缅甸本土也有从印度医学发展而来的缅医，中医针灸在缅甸的发展较为顺利。目前，缅医诊所及缅医医院已遍布缅甸全国，缅医诊所 200 多家，缅医医院 10 家。缅医缅药正为越来越多的缅甸人所接受。目前，旅缅中医协会拥有会员 400 名，分布在全国各地。

针灸在缅甸应用较为普遍，但尚无立法，亦无相关培训学校。今后中国可向缅甸提供一些针灸学术资源，支持其针灸发展。

九、老挝

老挝人民民主共和国是位于中南半岛北部的内陆国家，北邻中国，有 3 个主要民族。老挝的传统医学可以追溯到 12 世纪，老挝统一后，传统佛教和印度医学体系融入当时的社会，并迅速影响了传统老挝医药。当地物种繁多、植物茂盛，其中蕴藏了大量的药材资源，使得老挝具有良好的利用和发展传统医学的基础。老挝的传统医学在疾病的预防和治疗中保持着重要的作用，绝大多数老挝人民仍然相信并受益于祖先留下的这些防治疾病的方法。

老挝政府设立传统医药国家项目五年计划，鼓励各级医疗部门开展传统医学，建立传统医学研究中心。在 1993 年 2 月举行的全国研讨会上，提出了将传统医药用于省及地级层面的主要医疗保健中。在 1995 年 12 月举办的全国传统医药会议上讨论了传统医药的国家政策草案并提交给卫生部。1996 年，在各个省举办了在小区应用传统医药的培训课程，以推进传统医药的正确使用。

传统医学研究中心隶属于卫生部食品及药物司。在各省的卫生局下设有自己的传统医学部。1991 年建立了一所传统医院，1997 年成立了草药研究院。

目前在老挝，中国中医只能与当地医院或以老挝人名义注册诊所，对进口中成药或药材规定纳税政策，未经注册的药材不得上市，更不能配入药方，中医药发展较为困难。针灸尚处于民间应用阶段，未正式立法。

十、文莱

文莱达鲁萨兰国位于加里曼丹岛西北部，北濒南中国海，东南西三面与马来西亚的沙捞越州接壤，并被沙捞越州的林梦分隔为不相连的东西两部分。属于东南亚较小的国家，其中医药政策主要参照周围较大的东南亚国家，例如新加坡、菲律宾等。

文莱政府没有传统医学（中医针灸）的政策管理与法规，中医师拿不到行医执照，但相关事宜由其国家卫生部负责管理。虽然未对针灸单独立法，但国内有经验的针灸医师可以申请文莱的行医执照执业，且当地针灸应用也较为广泛。据目前搜集到的资料，有国内的针灸大夫拿到了当地的行医执照并在此开设了初具规模的针灸医院。[13][14]

十一、东帝汶

东帝汶民主共和国（Democratic Republic of Timor-Leste）是位于努沙登加拉群岛东端的岛国，包括帝汶岛东部和西部北海岸的欧库西地区以及附近的阿陶罗岛和东端的雅库岛。东帝汶曾经被葡萄牙殖民统治，1975 年后爆发内战，之后被印度尼西亚吞并。1999 年 8 月，公民投票决定脱离印尼独立，2002 年 5 月 20 日正式独立。东帝汶是世界上最不发达的国家之一，大部分物资都要靠外国援助。

目前针灸在该国尚未立法，也尚无规范化的针灸培训学校，但针灸在东帝汶已经得到了广泛应用，深受民众喜爱。

表 12　部分东南亚地区针灸政策概况

序号	国家	立法级别	法律名称	法律文号	颁布或通过时间	立法内容	管理部门	保险覆盖	立法特点
1	泰国	国家级	《中医行医执业标准》		2013.9	中医	卫生部泰代医学发展厅中医执业管理委会		针灸机构须设在泰医机构内
2	新加坡	国家级	《中医执业者法》	Act 34 of 2000 - Traditional Chinese Medicine Practitioners Act (Chapter 333A)	2001.12.31	中医	新加坡中医管理委员会	西医用针法有公立医保;中医有私立医保	中医,西医地位平等;中西医都能用针灸,西医只能用针法
3	马来西亚	国家级	《传统及辅助医药法令》	T&CM Act 2016 (Act775)	2016.8.1生效	传统医学	传统与辅助医药管理委员会		
4	印度尼西亚	国家级	《传统医疗服务》	NOMOR 103 TAHUN 2014	2014	传统医学	卫生部负责管理、教育部负责全国考试		针灸是治疗方法,卫生工作者(西医)可使用;传统医师不能使用针法
5	越南	国家级	《私人经营医药行业法令》		2003.2.25	东医(中医)	卫生部东医局	公立医保	东医,西医地位平等
6	菲律宾	国家级	传统和替代医学法案	菲律宾共和国法案8423 (R. A8423)	1997	传统医学	卫生部下属传统医学部门		针灸是治疗方法,西医可使用
7	缅甸	国家级	缅甸传统医药法和缅医行医法		1996.7	传统医学	传统医药管理局		传统医学从业者须按类别进行注册

第三节　南亚地区

南亚指亚洲南部地区，介于东南亚与西亚之间，大体在喜马拉雅山脉和印度洋之间。这两个地区诞生了世界上著名的印度文明、两河流域文明和伊斯兰文明。南亚具有牵连东西、联动南北、沟通海陆的地缘化优势，是中国"一带一路"倡议的交汇区和先行区。

传统凝重是南亚国家中医药的主要特点。南亚各国传统医学不但受中医影响并崇尚中医，而且也受印医影响并崇尚印医。印度的传统医学历史悠久且已具有对传统医学完整的立法与管理机构，中央政府将发挥传统医学在国家卫生体系中的作用作为重要的国家卫生政策。尼泊尔、巴基斯坦、斯里兰卡、孟加拉国也都针对传统医学设立法律法规进行管理，设置传统医学管理机构实施对传统医学的有效管理和传统医医师的注册和管理。针灸疗法在南亚国家得到广泛应用。

目前，中国国家中医药管理局与印度在 2008 年签署传统医学合作协议。合作内容涉及信息共享与交流；推动标准化工作；推动研究机构、民间企业、政府间交流互访合作；人才交流交换；药物、医疗设备研究与开发；中医药培训等领域。中国与尼泊尔、巴基斯坦、斯里兰卡、孟加拉国的政府间合作尚未形成。

一、印度

印度是世界二大传统医学的诞生地之一，是传统医药的大国。长期以来，印度逐渐发展出具有本国特色的传统医学体系，包括产生于印度本土的阿育吠陀医学（Ayurveda）、悉达医学（Siddha）和瑜伽（Yoga），以及起源于希腊经阿拉伯传入的尤纳尼医学（Unani）和起源于德国的顺势疗法（Homeopathy）。在印度，传统医药被广泛应用，尤其是在拥有印度 70% 人口的贫困地区更为普遍。印度政府对本国传统医学十分重视，从国家层面制定了发展印度传统医学的政策和措施，从立法、管理、医疗体系、教育体系以及科研体系的构建方面给予大力支持。

中国与印度同属文明古国，针灸是中国文化向印度传播的优秀代表。在印度，包括政府的和非政府的医疗机构已经将针灸运用于临床长达 50 多年。根据针灸组织、相关机构以及个人的要求，印度政府在 2003 年通过行政命令，允许将针灸作为一种"治疗方式"，但只能由已取得对抗疗法、顺势疗法、瑜伽和自然疗法、尤纳尼和阿育吠陀的执业医师才能进行针灸治疗。2009 年，印度政府健康研究部起草了题为"承认新医疗体系"的法案。2017 年，印度针灸协会和相关机构向印度卫生和家庭福利部下属的卫生研究部门提交文件，要求对针灸医学体系及其从业者给予完全独立的承认。最终在 2019 年针灸被印度政府作为独立的医疗体系承认。

印度针灸立法后，更多印度人将受益于针灸这一有效的医疗方法，帮助千百万贫困家庭，包括针灸在内的中医药学在国际上得到进一步肯定与认可。

（一）政策与法规

《印度医学中央理事会法》（1970）和《顺势疗法中央理事会法》（1973）两部法令首次对印度传统医学的范畴和组成进行定义和规范：确定了印度传统医学理事会的组成、工作机制和议事程序；确定了传统医学学位和医师的资格认证机制；确定了建立中央政府印度传统医学医师的注册机制，以及传统医学医学院的本科和研究生课程标准。

印度政府还于 1983 年颁布《国家卫生政策》，2002 年颁布《国家传统医学政策》。一系列的国家政策对加强各级传统医学体系建设、提高传统医学教学和医疗质量、加大传统医学科研投入促进传统医学与现代医学的结合以及提高公众及国际社会对印度传统医学的认识方面提出目标和要求。

对印度传统医学进行管理的主要机构是印度传统医学部（Ministry of AYUSH）。AYUSH 最初是成立于 1995 年 3 月的印度医学和顺势疗法司（ISM&H），2003 年 11 月更名为 AYUSH 司（该词为阿育吠陀 Ayurveda、瑜伽和自然疗法 Yoga and Naturopathy、乌纳尼疗法 Unani、悉达疗法 Siddha 和顺势疗法 Homoeopathy 的首字母缩略）。2014 年 11 月 9 日成立 AYUSH 部，目前由印度国防部国务部长谢利帕德·纳伊克（ShripadNaik）领导。①

印度将现代医学和传统医学医生按各自的执业范围分业管理，传统医生只能从事传统医学的诊疗。针对不同学习背景的从业人员，分别进行注册管理。对于传统医学医师执业注册管理，采取 IQ（医学机构认证注册）/NIQ（非医学机构认证注册）相结合的传统医学医师执业注册模式，使不具备传统医学院校教育学历，但通过家传或师承而具备一技之长的传统医学从业人员取得了注册资格，解决了印度医疗卫生不发达地区医疗卫生人员及服务不足的问题，促

——————————

① 印度传统医学部网站详见附录。

进了印度传统医学人力资源的发展。

与印度本国传统医学相比，针灸在印度的发展有很大差距。历史上仅有西孟加拉邦一个省曾经承认"中医针灸"为医疗行业。1996 年，印度西孟加拉邦政府通过《针灸疗法体系法案》，成为印度第一个为针灸单独立法的省，并出台中医针灸师教育、考核和注册管理制度。西孟加拉邦针灸立法规定，没有西医或印度传统医学教育背景者完成政府认可的针灸教育后，也可申请注册成为针灸师。然而 2002 年印度联邦政府颁布了一项命令，否定了针灸"医学体系"的地位，仅承认其为"医疗方法"，西医和印度传统医学医生方可使用，不承认其为医学，不得开设全日制针灸学士、硕士教育课程。印度全面禁止非医生（西医生和传统医学医生）使用针灸疗法，西孟加拉邦也不再接受非医生针灸师的注册，非医生针灸师所提供的针灸服务不享受医保报销。

2009 年 12 月 20 日，印度"针灸国家协调委员会"向印度卫生部长提交申请，建议将针灸作为"一种独立的医疗体系"。经过与政府相关部门反复沟通，印度政府健康研究部起草了题为"承认新医疗体系"的法案。2017 年 3 月，印度针灸协会和相关机构向印度卫生和家庭福利部下属的卫生研究部门提交了一份详细的文件，要求对针灸医学体系及其从业者给予完全独立的承认。

经过近两年的审议，印度卫生和家庭福利部 2019 年 2 月 21 日颁布命令，承认针灸为独立的医疗/疗法系统（a system of Healthcare/Therapy），并将制定具体的管理细则。这标志着印度针灸立法取得重大突破，针灸在印度卫生系统中的地位将提升。根据命令，印度政府将制定具体的管理细则，包括设立针灸学院和研究所，以及针灸师的教学、培训和认证，并将成立由 9 名针灸专家组成的"针灸委员会"，向政府提交有关针灸推广、监管和医保方面的具体建议。

（二）实践与应用

传统医学被列入印度全民医疗保障的重要内容，阿育吠陀、瑜伽与自然疗法、尤纳尼、悉达和顺势疗法已经被很好地集成于国家医疗体系之中。印度政府对公立传统医学医疗机构实行财政补贴，绝大部分门诊、住院治疗及药物都是免费的。

据西孟加拉邦 2014 年卫生年鉴[15]统计数据，截至 2013 年底，全省共有557 名注册针灸师。纪念 B. K. 巴苏医生针灸研究培训所下属的 3 个针灸门诊全年共新增患者 1510 人，门诊量 30708 人次。18 个县级医院（District Hospital）和 10 个乡级医院（Sub-Divisional Hospital）的针灸门诊共新增患者6570 人，全年门诊量 80421 人次。针灸治疗最多的病种是骨关节炎、腰背疼痛和运动损伤，占全年新增病例的 70%。

而印度传统医学部 2015 年统计年鉴显示，2015 年印度全国共有各类传统医学医院 3632 个，设病床 58020 个，传统医学药房 26325 个，传统医学从业医生 74.4 万余人，平均每万人拥有约 5.8 个传统医学医生。

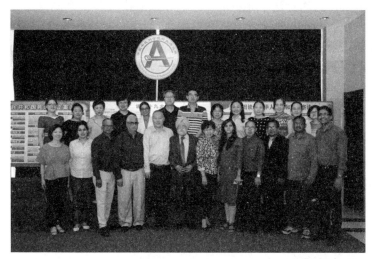

图 5　中国—印度针灸专家论坛于 2018 年 9 月 14 日举行

一直以来，世界针灸学会联合会与中国中医科学院高度关注并积极支持印度针灸立法工作。一方面，经中国文化部协调联系，世界针灸学会联合会、中国中医科学院与印度针灸协会共同举办的"中国—印度针灸专家论坛"，来自印度针灸协会的 10 余名针灸专家与中国针灸专家共同开展学术交流。访问得到了印度媒体的广泛关注。

另一方面，世界针灸学会联合会与中国中医科学院针灸专家赴印度开展中医文化讲堂和中医针灸讲座展示等活动，中国针灸专家在活动上为印度民众普及针灸知识，并与印度针灸医生进行学术交流与讨论。活动得到热烈反响，并在印度当地引起了不小的针灸热潮。中医针灸在印度得到了进一步地传播与发展，并引发了巨大的社会效应，为印度针灸立法的伟大成功奠定坚实的基础。

（三）教育与研究

印度官方承认的所有六种传统医学系统（阿育吠陀医学、瑜伽、自然疗法、阿拉伯医学、悉达医学和顺势疗法）具备制度化的教育系统。印度有 508 所学院，每年有能力招收 25586 名大学生，其中 117 所还招收 2493 名研究生。

印度传统医学教育主要包括本科教育及研究生教育两部分。本科学制通常为 5 年半（4 年半学习加 1 年实习），研究生学制为三年。2015 年，印度传统医学本科教育院校有 544 所，招生容量 32256 人；研究生教育院校有 170 所，招生容量 4339 人。提供传统医学教育的机构数量及招生容量连年增长。

印度传统医学部下设立 9 个国家级学院，包括 4 个阿育吠陀医药学院和研究生院，瑜伽、自然疗法、尤纳尼、悉达和顺势疗法各 1 个国家级学院，提供相关本科生和研究生学位教育及资格证书培训课程。

印度的针灸教育则主要由医疗和研究机构以继续教育的形式面向医生开展。位于加尔各答的针灸医学院（一家私立针灸教育机构）向初学者提供 3 年半制针灸学历课程。

二、巴基斯坦

巴基斯坦是中国的友好邻邦，两国人民之间自古就友好往来，中国的传统医学在巴基斯坦很受欢迎，巴基斯坦民众对中国传统医学有着很强的认同感。巴基斯坦一直保持着采用传统医学的传统，有 60%～65% 人口主要应用传统医学防病治病。

（一）政策与法规

巴基斯坦政府于 1965 年制定颁布了《尤纳尼、阿育吠陀和顺势疗法医师法令》（Unani, Ayurvedic and Homeopathic Practitioners Act of 1965），该法令正式确立了传统医药的地位，旨在促进和推广传统医药的应用、管理传统医药教育和研究、对传统医疗师实行注册制等。

为了实施该法令，巴基斯坦政府在国家卫生部下成立起国家尤纳尼和顺势疗法委员会（National Councils for Tibb and Homoeopathy），负责管理尤纳尼和顺势疗法教育课程与考试、尤纳尼医师的注册等。

巴基斯坦职业医师资格认定机构为巴基斯坦医学、牙科协会（Pakistan Medical & Dental Council）。目前巴对中医执业医师无相关法律规定，也无资格认定制度。只有巴基斯坦旁遮普省承认针灸是一种医疗行为。

巴基斯坦没有对针灸进行立法，目前是由巴基斯坦针灸理事会（Pakistan Acupuncture Council）在规管，该理事会属于行业协会。2018 年 3 月开始，针灸师可以在该学会进行注册。

（二）实践与应用

在巴基斯坦，公务员、老师等公共部门从业人员及其家属（包括配偶和 18 岁以下子女）享受指定医疗的全额公费医疗，商业医疗保险机构则根据保险种类按规定比例对受益人在指定医疗机构产生的诊疗费用理赔。单中医药支出很容易因被列入其中的"例外条款"而遭拒，非正规中医诊所也因被列入"小型私人医院"范围而无法纳入医疗保险。

（三）教育与研究

1993 年，巴基斯坦针灸师组建了一个名为针灸技术提升与福利学会（Acupuncture Promotion & Welfare Society）的针灸非政府组织，目的在于提升针灸的影响力。截至 2011 年，该学会在巴基斯坦共有 2000 多名注册会员。[16]

三、斯里兰卡

自 20 世纪 50、60 年代以来，由于中斯友好交流活动日益频繁，中医中药在斯里兰卡的影响不断加强。

（一）政策与法规

1941 年斯里兰卡颁布和实施了《本土医药条例》（Indigenous Medicine Ordinance），推动了中医学在斯里兰卡的广泛应用。

根据该条例成立的传统医学委员会（Board of Indigenous Medicine）负责管理和监督传统医学医师的注册、传统医学教育机构和传统医院。

斯里兰卡将中医药纳入传统医学下进行管理，承认中国中医院校的学历和医生在华的行医资格，经斯医药委员会（属于卫生部印度草医/传统医学司）审批并在有关部门注册后，中医可以在斯里兰卡行医。

（二）实践与应用

20 世纪 80 年代初，传统医学部（Ministry of Indigenous Medicine）作为一个独立的国家级卫生管理部门成立起来，传统医学部成立后的一项重要举措就是建立了一批提供免费传统医疗的传统医院与诊所。

（三）教育与研究

斯里兰卡有悠久的传统医学使用历史，民众对中医药的认同度高，并且官方承认中国中医院校的学历和医生在华的行医资格。未来中斯两国可在留学生培养、建立中医医疗保健中心等领域进一步开展交流与合作，促进中医药在斯里兰卡的传播与发展。

四、孟加拉国

孟加拉国位于南亚次大陆东北部的恒河和布拉马普特拉河冲积而成的三角洲上，国土面积 14.8 万平方公里，人口约 1.6 亿，孟加拉族占 98%，另有 20

多个少数民族。孟加拉语为国语，英语为官方语言。伊斯兰教为国教，穆斯林占总人口的88%。孟加拉国具有悠久的传统医学应用历史，广泛应用的传统医学体系是尤纳尼和阿育吠陀医药。

孟加拉国在独立前曾隶属巴基斯坦，由巴基斯坦尤纳尼与阿育吠陀医药委员会负责传统医学的管理。孟加拉国独立后，隶属于孟加拉国卫生与家庭福利部的孟加拉国家药品管理局是该国负责制订传统医学与西药法律法规的唯一合法机构。按照《孟加拉国尤纳尼与阿育吠陀医师条例》（1972）规定，成立起孟加拉国尤纳尼与阿育吠陀医药委员会，履行传统医学管理职能，该委员会负责制定尤纳尼与阿育吠陀医药的相关标准、组织实施医师注册。《孟加拉国尤纳尼与阿育吠陀医师条例》（1983）禁止未经注册的医师施行尤纳尼与阿育吠陀医疗。

从国内传统医学发展水平来看，传统医学教育及传统药品研发水平较低，中国与孟加拉国可优先在传统医学教育与科研领域展开合作。

针灸在近年来才刚刚传入孟加拉国，但普及率正逐步增加。孟加拉国的针灸主要用于治疗骨骼肌与神经系统相关疾病，如下背部疼痛、肩颈疼痛、坐骨神经痛等，也正逐步应用于手术中以替代麻醉。孟加拉国有针灸诊所和从事针灸的医疗人员。孟加拉国没有大规模的针灸教育和培训，仅有少部分私人开设的培训班。[1]

五、尼泊尔

尼泊尔为内陆山国，位于喜马拉雅山南麓，国土面积14.7万平方公里，人口约3099万，有拉伊、林布、苏努瓦尔等30多个民族。尼泊尔语为国语，上层社会通用英语。居民86.2%信奉印度教，此外还有佛教、伊斯兰教等。尼泊尔传统医学的应用可以追溯到公元500年前。由于与西医相比，传统医学更有效、安全和容易获得，因此在尼泊尔全国都鼓励使用传统医学。针灸虽然被越来越多的尼泊尔人所接受，但仍是替代医疗方式之一。

根据尼泊尔传统医学中心相关法律规定，在尼泊尔建立针灸相关组织不仅要得到传统医学中心的认可，而且还要在工业部公司注册办公室进行注册（针灸治疗属于服务业范畴）。若在针灸治疗中需要同时使用针灸和药物，那么提针灸治疗的公司或个人则需要在卫生部下属药物管理部门注册。1999年，尼泊

---

[1] 孟加拉国针灸法规相关网站详见附录。

尔成立健康专业委员会，此组织负责包括针灸师在内的医务工作者的资格
注册。

目前，尼泊尔医疗保险不涵盖针灸治疗，但随着越来越多的针灸诊所和私
人保险公司的成立，针灸治疗被纳入保险范围指日可待。针灸治疗无毒副作
用，且适应证广泛、临床疗效确切。相信经过更多的努力，在了解针灸的作用
原理、临床疗效后会有更多的尼泊尔人接受针灸治疗。

针灸教育以及立法被提上议程也预示着针灸在尼泊尔的发展进入了新的
阶段。[17]

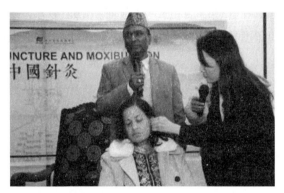

图6　2018年12月11日，"中华文化讲堂——
中医针灸讲座暨展示"活动在尼泊尔首都加德满都举行

（一）实践与应用

在尼泊尔，针灸师和经过培训的全科医生可以进行针灸治疗。针灸治疗主
要在以下3种不同的医疗机构中进行。第一种是由政府运行的国有的机构控
制，其治疗费用适中。第二种是由私人机构运行，费用较高。第三种是由非政
府组织提供针灸服务，一般免费或只象征性收取少量费用。患者可根据自身的
情况选择不同的方式进行针灸治疗。

（二）教育与研究

1977年之前，尼泊尔的针灸教育主要由中国政府给予的奖学金提供。每年
很多尼泊尔学生可通过获得奖学金的方式在中国多所高校学习针灸。这是尼泊
尔培养针灸师的主要途径之一。许多非营利组织，如红十字会对针灸在尼泊尔
的教育中也起到了至关重要的作用。1993年，尼泊尔红十字会在加德满都建立
了东方治疗培训中心（OTTC），这是在尼泊尔提供针灸课程的先驱机构，也是
最早的针灸学院。自2013年起，在日本尼泊尔人类发展协会（JNHDA）的帮

助下，尼泊尔农村健康教育与服务中心（RHESC）也开始开设针灸课程。尼泊尔"教育部技术教育和职业训练理事会"（CTEVT）负责监管尼泊尔的针灸教育。目前卫生部下属尼泊尔卫生专业委员会已批准了针灸相关课程项目。

虽然尼泊尔针灸教育只是处于起步阶段，但其意义非凡。政府批准相关课程，将它纳入正规教育体系意味着针灸在尼泊尔的发展上了一个新的台阶。

六、马尔代夫

马尔代夫共和国是印度洋上的群岛国家，距离印度南部约 600 公里，国土总面积 9 万平方公里（含领海面积），陆地面积 298 平方公里。人口均为马尔代夫族，主要信仰印度教、伊斯兰教和佛教。印度医学和希腊—阿拉伯医学在这一区域盛行。

马尔代夫的整个医疗体系并不十分发达，而针灸疗法与其他自然疗法一样，属于传统医学，尚未单独立法，也没有专门的培训机构，多见于酒店的理疗服务。

马尔代夫的旅游业十分发达，就目前搜集的资料来看，尚未找到私人的针灸诊所，但大部分酒店都提供各种自然疗法服务，包括针灸、香薰疗法、阿育吠陀、布泰科（Buteyko，一种治疗哮喘的呼吸疗法）、结肠灌洗、脊骨疗法、草药、同势疗法等。而包括四季酒店（Four Seasons Hotel）在内的很多大型酒店都会招聘来自世界各地的针灸师到马尔代夫执业。

表 13 南亚地区针灸政策概况

序号	国家	立法级别	法律名称	法律文号	颁布或通过时间	立法内容	管理部门	保险覆盖	立法特点
1	印度	国家级	卫生与家庭福利部命令	No. R. 14015/25/96–U&H（R）（Pt.）	2003. 11. 25	针灸	印度传统医学部	无医保	针灸是治疗方法，西医和印度医方可使用
		地方级	《西孟加拉邦针灸疗法系统法案，1996》	West Bengal Act VIII of 1996	1996. 6. 11	针灸	省政府卫生部		承认针灸是医学体系，注册针灸师可使用，但不具有医生地位
2	巴基斯坦	国家级	尤纳尼，阿育吠陀和顺势疗法医师法令	Unani, Ayurvedic and Homeopathic Practitioners Act of 1965	1965	传统医学	国家尤纳尼和顺势疗法委员会	部分人员全额公费医疗	传统医药的应用，管理传统医药教育和研究，对传统医疗师实行注册制
3	斯里兰卡	国家级	《本土医药条例》		1941	传统医学	传统医学委员会	有一批免费医疗机构	官方承认中国中医院校的学历和医生在华的行医资格
4	孟加拉国	国家级	《孟加拉国尤纳尼与阿育吠陀医师条例》		1972 1983	尤纳尼和阿育吠陀医药	尤纳尼与阿育吠陀医药委员会		禁止未经注册的医师施行尤纳尼与阿育吠陀医疗
5	尼泊尔	国家级				传统医学	健康专业委员会	无公立医保，可能有私立医保	针灸治疗属于服务业，全科医生可使用针灸

第四节　西亚地区

西亚地区自阿富汗至土耳其，包括伊朗高原、阿拉伯半岛、美索不达米亚平原、小亚细亚半岛，是联系亚、欧、非三大洲和沟通大西洋、印度洋的枢纽。西亚的主要居民有阿拉伯人、波斯人、土耳其人和犹太人等，其中阿拉伯人的分布最为广泛。阿拉伯人占人口多数的国家称为阿拉伯国家，绝大多数信仰伊斯兰教，多数属逊尼派，少部分属什叶派。包括伊朗、伊拉克、阿塞拜疆、格鲁吉亚、亚美尼亚、土耳其、叙利亚、约旦、以色列、巴勒斯坦、沙特阿拉伯、巴林、卡塔尔、也门、阿曼、阿拉伯联合酋长国、科威特、黎巴嫩、塞浦路斯、阿富汗共 20 国家。

一、土耳其

土耳其共和国位于西亚和南欧，是一个横跨欧亚两洲的国家。中国和土耳其分处亚欧大陆的东西两端，早在一千多年前的古丝绸之路已把两国人民紧紧联系在一起，两国人民的文化交往源远流长。近 60 年来，伴随着两国人民的友好往来，中国中医针灸学在土耳其传播发展。

（一）政策与法规

1978 年，土耳其卫生部长访问中国后，在报刊上连续发表评论表示支持针灸疗法，提倡要学习针灸。

1991 年 5 月 29 日土耳其国家机关报刊登了《针灸管理法》，正式承认针灸是针对一定适应证的、有规则的、有科学性的一种治疗方法。但是，对传统的中国中医药还未能正式承认，针灸与中医药分别对待。中医大专院校毕业生在土耳其无法得到医师职位。

2002 年 9 月 17 日在土耳其国家机关报上公布新的《针灸管理法》，进一步加强对针灸工作的管理，提出具体措施。

根据针灸管理法规定，针灸执业许可证由卫生部颁发，需通过土耳其卫生部举办 500 学时的针灸培训及其结业考试。安卡拉噶自大学、伊斯坦布尔野地特佩大学、伊斯坦布尔勿幕然尼亚教学研究医院和阿塔突厥大学先后举办针灸学习班，每年两期，教学大纲 500 学时，每期培养 25 位医师，现已培养了1000 多名针灸师。

（二）实践与应用

在土耳其，针灸治疗费用一律自理，政府或医疗保险不给予报销，具体价格要根据土耳其当地居住区域生活水平自定，现行的土耳其针灸管理法没有规定针灸治疗的价格标准。针灸在土耳其主要是私立门诊以个体行医形式执业。初次的针灸管理法明确规定，有人员条件的国立医院可设针灸科室。现只在安卡拉噶自大学、伊斯坦布尔野地特佩大学和伊斯坦布尔勿幕然尼亚教学研究医院设有小型针灸门诊，配有一名针灸医师、一名护士。其余国立医院尚未设立针灸科室。

在土耳其针和灸发展不均衡，以针为主，灸法少见，灸法根据该部门主管医生的兴趣和经验而采用。针灸在土耳其的适应证主要是戒烟减肥，随着物质生活水平的提高，土耳其人肥胖症发生率大为增加。虽然世界卫生组织初步审定43种疾病可以使用针灸疗法，但土耳其大部分针灸人士把减肥、戒烟当作目前在土耳其针灸的主要适应证，还有很多西医专家认为偏头痛也是针灸治疗的适应证。另外，白塞综合征在属于中纬度地区的土耳其一带有较高的发病率，土耳其针灸医师运用针灸疗法治疗白塞综合征也取得了一定疗效。

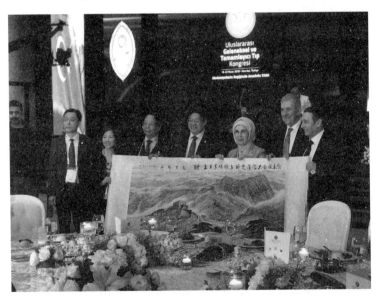

图7　土耳其第一夫人阿米娜·埃尔多安、卫生部部长阿赫
迈特·德米尔肯与中国针灸代表团部分专家亲切合影

（三）教育与研究

土耳其卫生部对于针灸教育有详细的规定。针灸培训项目需要既包括理

论，也包括实践。远程学习的比例不应超过 80%。受训人员需要从事至少 7 次临床治疗。每节课的时长应为 40 分钟，每天学习时间不超过 8 小时，西医生学习针灸时长不低于 500 小时，牙科医生学习针灸时长不低于 400 小时。每个班级的学员不能超过 30 人。课程既要教授中医理论，也要教授西医知识。考核方面，理论考试和实践考试分数均不低于 70（满分 100）则视为通过，可获得卫生部授予的证书。

目前，土耳其关于针灸方面的教育培训包括欧洲广泛应用的医疗针灸、中医针灸及耳穴针灸。

1. 欧洲广泛应用的医疗针灸

在欧洲应用广泛的医疗针灸是一种经络针灸，所以这种针灸强调通过能量的运动来促进愈合。触发穴位也按照这一概念得以应用。

培训核心课程主要包括：现代医学中的针灸应用涉及生理、病理、经络、穴位位置，触发穴触诊、针刺技术、主要穴位的大体解剖结构以及针灸经络与穴位的指示与鉴别。临床指导课程中，安排有经验丰富训练有素的医师针灸师担任指导员，提供批判性思维、患者评估与应用内容的指导。诊断结果以能量循环障碍的水平与强度为基础。

2. 中医针灸

中医针灸是一种通过中医诊断与检查创造身体平衡的针灸类型。

培训核心课程从中医基础理论教育开始，包括阴阳理论、五行理论、脏腑理论及其临床表现，气血津液理论、经络脉络理论、病因学理论、病理学与发病机理理论，综合征分化理论。治疗技术包括艾灸及其他针灸衍生技术，包括拔罐、电针灸、头皮针灸、口腔针灸、手足针灸与耳穴治疗。这些临床针灸实践课程以中医药理论与经验为基础，对常见疾病进行详细的了解与治疗。

3. 耳穴针灸

耳穴针灸是一种以人耳为基础的治疗系统，在这种系统中各个器官被投射为大脑记忆的短暂全息反射。这种医学模型能够检测并治疗身体与心理水平上的精力及病理干扰问题。

培训核心课程详解耳朵解剖学、胚胎学与神经支配学，以及 Nogier 的细节发现及其对三相系统的演变。此外，还讨论了 Nogier 的 7 频率定律与具有各种主要穴位的耳廓区域概念。在讨论选择合适的耳穴进行治疗的解剖学和生理学原理的同时还将涉及各种耳针、电子装置、激光装置、磁、珠粒与耳豆技术的使用。

二、以色列

以色列位于西南亚，北靠黎巴嫩，东濒叙利亚和约旦，西南则与埃及为邻。1992 年与中国建交。以色列是一个多种族国家，有很长的传统医学和使用药用植物的历史。以色列沙漠地区生长的稀有植物传统上被用于抗感染、抗衰老以及治疗心脏疾病和肝病。由于地缘关系，尤纳尼医学（希腊-阿拉伯医学）在以色列有较深的民众基础；而来自于远东的中医学，特别是针灸则日益受到人们的重视。近 20 年以来，包括传统医学在内的替代医学在以色列被越来越多的人所青睐。在以色列，人们使用各式各样的传统医学/补充与替代医学疗法，其中包括中医、针灸、推拿、按摩、草药、瑜伽、冥想等。

（一）政策与法规

早在 2000 年，以色列卫生部就起草了"以色列针灸法"法律提案，目的是规范以色列中医教学标准、中医医生资格和行医标准。在"针灸法"颁布之后，要对全国从事中医教学和行医的中医医生进行考试，通过之后授予正式行医或教学的资格证书。作为顾问和咨询机构，以色列中医协会建议卫生部参考中国的中医标准和中医教学大纲制订以色列的中医标准和中医教学标准，这些建议得到了积极响应。2000 年议会一度以零票反对通过了"以色列针灸法"法律提案。但该项提案在 2003 年就终止了，目前的法案规定只有医学博士和护士或者医疗辅助人员才能施行针灸术。也就是说，由于中医学校毕业的学生获得的并非是医学博士，只是治疗师（Practitioner）的资格，所以严格地讲他们还没有获得法律许可施行针灸术。但是由于中医的确切疗效和副作用小的特点，越来越多的以色列民众开始青睐中医，政府在没有给针灸师"正名"的情况下，"默许"了针灸师的治疗行为。

以色列目前没有中医或针灸法律，但以色列中医协会（Israeli Association for Traditional Chinese Medicine）近年来在奔走相告，积极争取立法。目前以色列的中医师、针灸师受该协会规管。协会规定，取得中医或针灸行医资格需要在协会认可的学校学习至少四年，或参加一年的短期课程，并且为该协会会员。①

（二）实践与应用

以色列的医疗保险种类很多，人口覆盖面较广，每人每月只要花上 35 美元就可购买最普通的医疗保险，用以支付治疗费、药费和手术费等。但是目前

---

① 以色列中医协会网站详见附录。

除了支付公立医院和诊所的针灸等中医费用外，在私人诊所看病还是要自掏腰包。一次针灸的费用大约为 30 元人民币。不过有的医疗保险公司看到了中医市场的发展，开始考虑对中医医疗实行一定的有条件的医疗保险。如有的每年不超过十次，每次报销医疗费用的 20%，有的以"特殊医疗保险"一次性报销50% 或 60%。

在以色列，针灸治疗的主要病种有面瘫、腰痛、失眠、偏头痛、减肥和各类痛症等。有些患者是在西医效果不佳的条件下转投中医，有些信奉中医的"整体观念"和"精气神"而慕名前来，还有一部分人听说中医在某些疾病上的明显疗效而接受针灸治疗。可以说，针灸、中医中药在以色列的影响正在逐步扩大。

（三）教育与研究

针灸教育在一开始的水平较为基本和笼统，随着中医热的兴起，国内出现了越来越多的中医学校，但是这些学校规模有大有小，水平也是参差不齐。发展到 2000 年，以色列的中医学校开始了分化和重组，从原来将近 10 所减少到2000 年底的 5 所，总共在校生有 6000 多人。这 5 所分别是雷德曼学院（Reidman collage）、布罗西姆学院（Campus Broshim）、东西学院（East West）、位于耶路撒冷的希伯来大学传统中医学院（Ancient Chinese Medicine School of the Hebrew University）和特姆罗特结合医学中心（Tmurot Center for Combined Medieine）。其中 Reidman Collage 为规模最大的一所，有将近 2000 名学生。其学制一般为 4 年，每年的学费约为 15000～18000 NIS（新以色列谢克尔），折合约为 4700 美元。学习内容不仅包括针灸推拿、中医中药，还包含了一定学时的汉语拼音和西医课程。

随着中以交流的深入，越来越多的以色列民众开始认识和接受针灸，来中国学习针灸的以色列留学生和赴以色列从事针灸临床和教学的华人数量也与日俱增。

三、卡塔尔

卡塔尔位于波斯湾西南岸的卡塔尔半岛上，与阿联酋和沙特阿拉伯接壤，海岸线长 550 公里，属热带沙漠气候。卡塔尔是个政治稳定、文化独特的半岛国家，有丰富的石油和天然气资源，人民生活富足安康，被称为"海湾乃至西亚北非地区的一颗明珠"。在卡中国公民约为 7000 人，大多为中资企业的员工和个体工商户，主要居住在首都多哈。受西亚阿拉伯国家的影响，包括针灸在内的传统医学在卡塔尔发展良好，民间一直用针灸应用。

（一）政策与法规

卡塔尔于 1990 年和 2002 年颁布了传统医药/补充与替代医药的法规。2016年 1 月，卡塔尔医生理事会（Qatar Council for Healthcare Practitioners, QCHP）通过决议，确认阿拉伯传统放血疗法、顺势疗法、整脊疗法、印度草药和针灸为"补充医学"，与西医享有同等的合法地位。此后，中医针灸师可作为"补充医学"医师在卡塔尔注册行医，由卫生部（Ministry of Public Health）补充医学委员会负责管理。

根据卫生部出台的《补充医学医师注册规程》，"针灸"（Acupuncture）是沿人体经络或能量通道认真选取穴位并将细针刺入穴位的古老疗法，是通过调节身体机能以到达治疗疾病的目的，电生理实验证明了经络的存在。注册针灸师的执业范围包括针刺、灸法、电针、冷热疗、激光针、功能锻炼、呼吸与冥想、食疗和中药等，针灸诊疗以八纲、脏腑、气血和经络辨证等理论为依据，禁止使用巫术。卡塔尔对中医内涵的认同较为完整，并没有出现针灸与中医理论分离的现象。但在官方表述中回避了"中医"这个字眼。

申请注册针灸师对学历、工作经历和执业资格均有要求，两类人员可以申请：①有五年以上全日制医学（针灸）学士学位（含实习），有母国或原工作国家医师执照，两年以上工作经验者。②有美国国家针灸和东方医学认证委员会（National Certification Commission for Acupuncture and Oriental Medicine, NC-CAOM）承认的两年以上全日制针灸培训证书或累计 2500 个学时以上非全日制针灸培训证书，有母国或原工作国家医师执照，三年以上工作经验者。申请者可通过所在医院或诊所申请，也可自行通过卫生部网站申请。

在卡塔尔，阿拉伯草药（Herbs）被列为非处方药或食物补充剂，并作为独立的法规类别进行管理。1996 年卡塔尔注册了 2134 种草药产品。目前，除了印度草药医师外，阿拉伯草药医师在卡塔尔还没有单独的行医资格，主要在个体诊所或民间使用。

（二）实践与应用

卡塔尔实行全国免费医疗制度。主要医院有哈马德医疗集团（Hamad Medical Corporations）旗下的八个医院（五个专科医院和三个社区医院）以及国家急救中心和遍布各区的二十多个医疗卫生中心，大都以西医为主，但是，阿拉伯传统疗法如放血疗法、传统火针和草药一直在民间流传，中国的拔罐作为强身健体在各大按摩院开展，部分中成药作为保健食品在药店有售。近年来，越来越多的人寻求专业的中医药治疗，中医针灸因对某些病的神奇疗效、安全和基本无副作用，起先在个体诊所落脚，如今，与阿拉伯传统疗法等"补充医学"一样，逐渐在各大医院推广。

自 2006 年多哈亚运会之后，特别是赢得 2022 年足球世界杯主办权以来，卡塔尔经济发展迅速，外籍人口迅速增多，原来的医疗资源远远不能够满足日益增长的人口的需求，公立医院不断扩建，私立医院和诊所也越来越多。总体来看，卡塔尔西医不够发达，从医人员素质和医疗设备比欧美发达国家乃至中国都要低。由于西医对很多病的效果不甚理想、不少西药副作用较大，越来越多的民众寻求中医针灸治疗。目前卡塔尔迫切需要中国安全有效的中药，也需要更多的高素质的中医针灸从业人员，比如针灸师、中医师、推拿师以及内、外、妇、儿、医技各科医师。

四、沙特阿拉伯

（一）政策与法规

1995 年，沙特阿拉伯卫生部颁布了相关国家政策和法律法规，并下设传统医学/补充与替代医学国家办公室，正式批准针灸可以作为一种替代医学疗法在获准的医院或门诊使用，但只能由接受过针灸培训的西医大夫接诊患者。

针灸参照卫生部卫生专业委员会颁布的《医疗从业人员专业分类手册》第七章相关条文进行管理，主要包括：

1. 针灸技术人员只能在内科、神经内科、麻醉科、家庭医学或儿科等专科医师直接指导下工作。

2. 对针灸技术人员指导的专科医师必须接受不少于 200 小时的针灸培训。

3. 合格的针灸技术人员将按照已颁布的相关规范进行认定。

4. 五年制院校针灸专业毕业生依专业分类，只能认定为针灸技术员。

（二）实践与应用

针灸在沙特尚未被纳入医疗保险范围，主要作为一种理疗手段在疼痛门诊应用。按照沙特卫生部相关法规，任何医疗科室的开设必须经过严格审批，包括医院或门诊的设备、人员等软、硬件的条件，针灸门诊也是如此。由于沙特卫生部强制要求针灸疗法必须使用一次性针灸针，对于提供免费治疗公立医院来讲增加了开设针灸门诊的难度和成本，因此针灸多开设在私立的针灸推拿理疗中心或综合门诊部以及个别医院，主要集中在首都利雅得及吉达、达曼等大城市。

沙特的阿拉伯传统放血疗法分为静脉放血、水蛭吸血和拔罐放血，但现在前两者已经很少使用，被称做 Hijamah 的拔罐放血仍然广泛应用于海湾阿拉伯国家。这是一种极其类似于中国针灸的刺血拔罐放血疗法，它是阿拉伯传统医学的草药、烧灼和放血三大疗法中目前仍然非常盛行的一种治疗手段。由于传统放血疗法术中出血较多，术后留有皮肤瘢痕。当地中医人员先行拔罐至皮肤充血、瘀血，再用一次性采血针快速多次点刺后拔罐放血采取术后清洁消毒并敷以创可贴。这种操作既保留了阿拉伯传统放血疗法，也有机结合了中医针刺和拔罐。由于此法痛苦小、疗效好，患者非常乐于接受。随着近年来当地医疗管理部门对该疗法提出较严格的卫生要求，针灸诊所几乎成为唯一合法施行该疗法的地方，一定程度上推动了针灸在当地的发展。

由于受法规限制，从事针灸工作的中国大夫只能被认证和注册为针灸技术员，只能在西医大夫的指导下工作，不能直接接诊，也没有处方权。对来自中国的针灸人员的资格认定目前尚没有实行考试制度，但必须提供由中国外交部和沙特驻华大使馆认证的学历证、工作简历、医师证以及职称证等材料的公证书。

（三）教育与研究

由于沙特阿拉伯与中国建交较晚，中医针灸传入沙特时间较短，发展上不完善，尤其在教育和科研方面并无突出表现。目前沙特尚没有开展针灸教育或培训，正规医科大学和私立医学培训机构中均没有开设针灸课程，也没有组建全国性针灸协会。但在一些新闻媒体上已经出现介绍传统医学的栏目，如《ALIYUM（今日日报）》每周四都有一版由沙特针灸大夫撰写的介绍中医药、针灸、食疗、保健等方面的文章，沙特电视台第 6 频道也于 2004 年底开办了每周 1 次的介绍传统医学及中国针灸的专题栏目。随着沙特卫生部门对中国传统医学针灸的不断了解和当地患者对中国医术的青睐，双方在中医针灸的医疗和教育方面具有巨大的合作空间。[18]

五、阿曼

阿曼，是阿拉伯半岛东南沿海的一个国家，西北与阿拉伯联合酋长国接壤，西面毗邻沙特阿拉伯，西南靠近也门。中医药在阿曼的认知度较高，针灸治疗在当地有着良好的口碑。阿曼虽为伊斯兰教国家，但其对外来文化包容性较强，对针灸的接受程度较高，尤其是中年以上女性，对有创或有痛感的治法方法并不排斥。

（一）政策与法规

由于现代医学引进较晚，传统医学仍在阿曼有着重要地位。2001 年，阿曼颁布了关于传统医学和补充与替代医药的国家法律和法规，将中医和针灸归属为自然疗法及替代医学范畴，纳入公立医疗机构。

阿曼成立国家卫生部，大力发展国家卫生事业，完善国家医疗体系，不仅有作为主流的现代医学，同时还有阿曼传统医学、印度传统医学和中国传统医学等。

（二）实践与应用

阿曼实行全民免费医疗制度，在全国范围内兴建现代化医院。目前，阿曼有 2 家公立医院设立中医科门诊，均在首都马斯喀特，一是卫生部直属综合性医院 Khoula Hospital，二是 Diwan 替代医学健康中心。私人中医诊所具体数量不确定，据 2005 年官方资料显示，私人替代医学诊所共 53 间，主要由中医和印度医组成，政府正在不断完善对其相应的管理政策。

在阿曼，主要采用针灸、推拿、拔罐、中药等综合疗法，治疗的病种与当地气候、生活风俗、文化宗教等有密切关系。其中最常见是肌肉骨骼系统疾病，在女性中的发病率更高，如颈椎病、腰椎病、颈腰部的肌肉劳损、膝骨关节炎、膝关节半月板韧带损伤、跟腱炎、足底筋膜炎、肩周炎、血清阴性脊柱关节病等，且多与腹型肥胖相伴。

（三）教育与研究

阿曼推行针灸医师执照考试，针灸医师开始行医之前必须经过 Khoula Hospital 针灸医生的筛选推荐，在政府机构进行考核和备案，考试每月 1 次，分笔试和口试。[19]

六、阿拉伯联合酋长国

阿拉伯联合酋长国位于阿拉伯半岛东部，北濒波斯湾，海岸线长 734 公里。当地政府在保护和弘扬自己国家古老文化和历史的同时，也广泛地吸收着世界各地的先进文化和技术。中医正是在这个时期进入迪拜，进入阿联酋，并以它独特的方法和神奇的疗效发挥重要的医疗作用。

（一）政策与法规

2000 年，阿拉伯联合酋长国卫生部专门设立了补充和替代医学办公室。2000 年底，阿联酋卫生部替代医学办公室在颁布的《传统医师执照申请办法》中，修改了原来不承认中国中医药院校文凭的规定，明确规定对于获得中国中医院校的学士和硕士及相当学历的开设中医专科诊所和医院。阿联酋卫生部予以承认，可以申请传统医师执照，经批准后可以在阿联酋独立行医和开设中医专科诊所和医院。在当地合法中医诊所和医院连续工作过 3 个月以上的申请者，可视为在阿联酋的从事传统医学的实际工作经历，在核发执照时作为参考。2001 年，阿联酋在卫生部下属建立了国家传统医学/补充与替代医药办公室。阿联酋有"补充与替代医学医生和专业人员资质评估委员会"对执照申请者进行考核与评估。2005 年，阿联酋卫生部、阿布扎比卫生管理局及迪拜卫生管理局正式将传统中医纳入补充和替代医学的范畴进行管理，但中医的定义范畴只包括针灸、中草药和有限的几类按摩。

根据阿联酋卫生部、阿布扎比卫生管理局和迪拜卫生管理局联合发布的《2014 年医疗保健专业人员资格要求》规定，在阿联酋申请执业中医师资格需满足如下条件：（1）申请者须持有原所在国发放的医师执业证书。（2）申请者需通过阿联酋卫生部门组织的专业考试。（3）申请者需证明其没有犯罪记录，执业经理中没有发生过医疗事故。（4）关于资质和从业经历，需满足以下三条中的任一条：①申请者在阿联酋认可的大学学习传统中医 5 年以上（含 1 年实习经历）并取得学位，并在学习完成后有 2 年以上中医从业经历。②在阿联酋政府认可的传统中医培训项目中全日制学习 3~4 年或 2400 个小时以上，并在学习完成后有 4 年以上中医从业经历。③对于已获得阿联酋普通医师资格的人员，需在阿联酋政府认可的传统中医培训项目中全日制学习 2~3 年或 1300 个小时以上，此外不再有中医从业经历的要求。

（二）实践与应用

由于中医进入阿拉伯国家时间并不长，且阿拉伯人生活方式比较保守，故对身体接触性治疗心存芥蒂。因此该中心的针灸患者以西方人为主，欧美人和德国人占多数，他们相信中医和针灸，针感非常敏感，效果也较好。随着文化交流的日益增多，中医影响力的扩大，宣传力度的提高以及确切的疗效，当地阿拉伯人、印度人也开始认同和接受针灸。

在阿联酋规范传统医生资格考试后，阿联酋获得行医执照的中国医生（中医师+针灸师）人数应该不超过 50 人，另外还有一部分外国籍中医针灸师。在阿联酋也有一些有名的中医专家以前为国王和王室成员看病。

针灸治疗病种较局限，主要有痛症、郁症、妇科病、减肥和日常保健。痛症是针灸的适应证，针灸的镇痛作用已得到世界的认可，因此痛症也是针灸治疗的主要病种之一，临床主要有颈肩腰腿痛、头痛、三叉神经痛等。其中又以颈椎病最为多见。妇科病也是常见病，主要为不孕、孕妇保健、催产、月经病、更年期综合征等。此外还有郁症的治疗。但一部分患者对疼痛或者说是针感特别敏感，很难接受此种感觉。激光针刺治疗，就是采用一种激光治疗机器，以激光探头替代针灸针，刺激穴位，也取得较好疗效。

（三）教育与研究

中医师到阿联酋执业，除了有中国中医师执照外，必须取得当地的补充与替代医师执照。阿联酋的医师资格考试是卫生部主持，以美国执业医师考试为蓝本的，替代医学是其中一类，中医师的考试归属于替代医学类，分为笔试和面试两步。报名条件是要有国内中医师资格证，学士学位 5 年工作经验或硕士学位 2 年工作经验。

七、伊朗

伊朗位于亚洲西南部，旧称为波斯，强盛时的疆域跨越今伊朗、伊拉克和阿富汗等地区。中国古籍对其有安息、大食等称谓，是距离中国最近的西方世界，也是陆上丝路的必经之地。中国和伊朗之间早期的医学交流以药物和脉学为主。此后相当长时期内，针灸都没有在伊朗生根发芽。直到 20 世纪 70 年代初，伴随中美建交出现的世界性的"针灸热"，针灸才引起伊朗人的注意。

（一）政策与法规

伊朗政府有专门关于传统医药的法规文件。伊卫生部承认中医药理论的科学性，允许进行中医药治疗活动，并在卫生部医院管理局下成立了草药处，专门负责草药方面的行政管理和信息收集。但是到目前为止，伊朗政府还没有针对针灸制定行业规范法规。2002 年，伊朗卫生部成立了国家传统和补充替代医学教育与研究委员会。

（二）实践与应用

进入 2000 年，为了顺应世界范围对传统医学的支持，伊朗开始在国家层面上关注传统医学的发展，伊朗国民开始慢慢接受针灸，在治疗病种方面，针灸主要用于各种疼痛病症。

在伊朗，针灸术只有普通医生在治疗时会被采用。普通医生的患者不是很多，一般患者愿意找专家看病，而好的专家的号非常难预约，因此针灸对于普通医生而言是一个好的赚钱办法。因为针灸还没有被纳入正规医疗体制，无法报销，接受针灸治疗只能患者自费。价格按医生诊所所在位置不同收费不等，一般 15～30 美元一次，一个疗程 10 次。有人对针灸的认识还只局限于古老的东方传说，还有一些人受古装韩剧的影响，如曾经在伊朗热播的《大长今》。在伊朗，针灸的商业价值重于它的医疗价值。

（三）教育与研究

目前为止，伊朗没有专门培训针灸医生的学校，但是伊朗来中国学习针灸的人数越来越多，并且在德黑兰大学传统医学院设立了中医诊所。2002年，北京中医药大学与伊朗那什哈德医科大学合作开办中医专业博士研究生培养项目。

2007年12月，伊朗卫生和高等医学教育部部长兰卡拉尼率代表团来华访问，与时任中国卫生部部长陈竺就加强中伊卫生领域的合作进行了会谈。其中包括推动传统医学领域的合作，加强传统医学科研和教育机构之间的合作。[20]

2010年，德黑兰医科大学传统医学院针灸诊所成立，成为世界针灸学会联合会会员。截至2016年有会员52人，其中21人是针灸中医医师，14人是取得针灸证书的西医师。

2011年，德黑兰医科大学与北京中医药大学开展合作项目，双方签署了下列协议：《中国-伊朗糖尿病教育和研究中心合作协议》《北京中医药大学与德黑兰医科大学研究生联合培养协议》《伊朗德黑兰医科大学和北京中医药大学合作建设中国-伊朗医学科学技术园区谅解备忘录》。中国大使曾对德黑兰医科大学针灸诊所进行正式访问。诊所举办中医针灸研讨班，并与世界中医学会联合会合作开展中医研讨项目。

八、阿富汗

2002年阿富汗卫生部建立了传统医学/补充与替代医学专家委员会。目前阿富汗正在制定有关传统医学的法规。由于阿富汗特有的生活方式、当地医疗条件差、民众缺乏保健的相关知识等原因，风湿病和关节炎在阿富汗比较流行。许多阿富汗患者平时不重视，往往通过止疼药来缓解病症，多年下来，病情往往被严重拖延。而来中医科问诊的许多患者或是等到疼痛难忍、止疼药失效，或是经过在许多发达国家求医问药无效后转而投向中医。但是阿富汗病患对于中医其实并不陌生，更不会排斥，反而中医在阿富汗的市场潜力十分巨大。他们相信中国的植物草药和针灸就能减轻折磨他们多年的顽疾。中医在阿富汗战争中也为许多美国士兵解决了病痛。阿富汗医生期待与中国在传统医学方面合作，促进以草药为代表的传统医学在阿富汗的合法化。①

---

① 阿富汗针灸相关新闻网站详见附录。

九、伊拉克

伊拉克是海湾国家中积极学习引进针灸的代表国家，与中国针灸相关机构交流密切，针灸治疗也在该国拥有一定市场。在伊拉克中也为许多美国士兵解决了病痛。

伊拉克战争以后，伊本国处于医疗条件落后，医疗设施匮乏的状态，针灸在这一时期起到了辅助医疗的作用。例如，伊拉克首都巴格达一妇产科医院缺乏药剂，采用中国传统针灸做辅助治疗，帮助剖腹产后女性术后恢复，取得不错效果。

伊拉克作为海湾国家中首批引进学习中医针灸的国家，在针灸应用上领先于其他国家。但由于海湾战争，伊拉克战争的接连爆发，中医针灸交流活动也就一度处于中断状态。然而可喜的是战后针灸不仅没有退出伊拉克的医疗体系，反而成为了必不可少的辅助疗法，为伊人民造福。

十、科威特

科威特位于亚洲西部波斯湾西岸，西北与伊拉克为邻，南部与沙特阿拉伯交界，东濒波斯湾，热带气候，炎热干燥。目前人口 340 万，其中科威特籍人口 110 万，外籍人口 230 万。伊斯兰教为国教，居民中 95% 信奉伊斯兰教。阿拉伯语为官方语言，通用英语。

针灸疗法目前在科威特仍属自然疗法范畴，作为个体从业者，国家不给予行医执照。但是当地人是乐于接受的，政府也较为重视两国间的文化交流。

科威特医疗体制为全民免费医疗。目前除了中国医疗队的中医诊所外，科威特尚无其他针灸诊所。尽管中国医疗队在科威特已存在多年，许多当地人对神秘的中国针灸疗法有所耳闻并乐于接受，但对针灸治病的基本原理和针灸的适应证知之甚少，如针刺是治疗周围性面部神经麻痹的有效手段之一，且在早期采取针刺效果最佳。但由于宣传不到位，许多人错过了治疗的最佳时期。部分中国医生通过个人渠道从事针灸医疗活动，他们主要在一些健身俱乐部和美容机构工作。来中医门诊治疗的患者，多是经过西医治疗效果不佳或者无效转诊而来的各类疼痛患者，部分患者是由曾经接受针灸治疗而获得疗效者介绍而来。

在科威特，针灸治疗的主要病症有颈椎病、腰椎骨质增生、腰椎间盘突出、膝关节炎、周围性面部神经麻痹、肥胖症、坐骨神经痛、肩周炎、头痛、腰肌劳损、足跟痛、中风后遗症。目前中医诊所主要以毫针刺法和拔罐为主。[21]

十一、也门

也门位于阿拉伯半岛南部，南临亚丁湾和阿拉伯海，面积 555 000 平方千米。人口 1 758 万，绝大多数是阿拉伯人。居民信奉伊斯兰教，伊斯兰教为国教。也门是有 3000 年文字记载的历史文明古国。

也门曾筹划建立一个传统/补充与替代医学的国家办公室。

也门实行免费医疗制度，但也门的大多数医院都严重缺乏现代化医疗设备和必要的诊治手段，也门民众在求医问药这一关系到人生存和发展的基础性问题上遇到很大的困难。由于也门医疗服务水平低，覆盖范围窄，民众长期无法得到较好的医疗服务，各种流行病和慢性病没有得到有效的控制和治疗，对高水平医疗服务的要求更紧迫。[22]

据调研，目前该国也有针灸应用及针灸教育，多为民间形式。由于经济状况长期不佳，国家财政连年赤字，政府无法大量投入资金兴建医疗设施和开展人才培训。

十二、约旦

（一）政策与法规

约旦的针灸状况尚属初期发展阶段。目前约旦还没有关于传统医药的国家政策，公立医院没有中草药和针灸科，但是中华人民共和国政府和约旦哈希姆王国政府签署的《文化合作执行计划》中，包含关于"考察中国在运用中草药治疗和中国自然疗法以及针灸治疗方面的经验"的条款。约旦政府已经对中医药和针灸术开始重视，并制定了开办针灸诊所的相关规定。1999 年，约旦在卫生部的药事委员会下设立了国家传统医药/补充与替代医学办公室。

约旦卫生法规明确规定针灸诊所的开设必须经过当地卫生局审批，诊所的规模、设备、人员均须符合规定标准，并定期检查诊所的各项标准执行情况。诊所设施包括诊断室、理疗室、针灸模型和挂图、电针仪等，必须使用一次性毫针、三棱针等。针灸诊所需要由接受过 200 小时针灸培训的本国籍执业医师负责，其执业医师证件复印件需挂在诊室醒目的地方，针灸技术人员可以从国外招聘。要聘请中国大夫来约旦工作，必须获得约旦内务部批准的工作许可证，并由当地卫生局审批。中国针灸医生则需提供给雇主由中国外交部和约旦驻华使馆双认证的学历证、工作简历、医师资格证、执业医师资格证及职称证的双语公证书。

(二) 实践与应用

约旦医疗法规规定，由接受过针灸培训的本国执业医师接诊患者，并制定针灸方案，但由于本国医师的中医针灸临床经验有限，所以在接诊时诊所经营者往往让本国大夫和中国大夫共同接诊患者，研究决定针灸治疗方案。然后由本国大夫或者中国大夫为患者进行治疗，而大多数患者会选择中国大夫为他们治疗。

虽然媒体对针灸的宣传和报道较少，但大多数约旦民众对针灸都有耳闻。治疗的疾病种类以疼痛和神经系统疾病居多，大多是经西医治疗后效果不好的慢性疾病。主要有颈肩腰腿痛、头痛、运动神经元疾病、中风后遗症、面瘫、失眠、男子不育症、性功能障碍、戒烟、减肥、脱发等。治疗疾病时针灸可单独使用，也可以和物理疗法联合使用。

约旦的针灸诊所全部集中在首都安曼市，几乎都分布在富人区，来诊所做针灸治疗的多为当地经济条件较好的患者和在安曼工作的外国人，约旦王室人员和政府高官也常常到针灸诊所就诊。此外，约旦的旅游医疗业兴旺，据约旦私营医院联合会（PHA）统计，2014 年约 25 万名外国患者赴约医治，其中有一定数量的患者选择针灸治疗慢性疑难杂症，在一定程度上促进针灸在约旦的发展。

表 14　西亚地区针灸政策概况

序号	国家	立法级别	法律名称	法律文号	颁布或通过时间	立法内容	管理部门	保险覆盖	立法特点
1	土耳其	国家级	《针灸管理法》		2002.9.17	针灸		无医保	1991年5月29日首次公布的针灸管理法明确规定有条件的国立医院可设针灸科室。2002年9月17日在规定土耳其卫生部可证由卫生部颁发，需通过土耳其卫生部举办500学时的针灸培训及其结业考试
2	以色列	国家级	《以色列针灸法》		2000	针灸			2000年议会以零票反对通过了"以色列针灸法"，但该项提案在2003年就终止了。目前的法案规定只有医学博士和护士或者医疗辅助人员才能施行针灸术
3	卡塔尔	国家级			2016.1.9	补充医学	卫生部补充替代医学委员会		针灸是治疗方法，西医可使用
4	沙特阿拉伯	国家级	《医疗从业人员专业分类手册》		1995	针灸为替代医学疗法	传统医学/补充替代医学国家办公室	无公立医保	针灸是治疗方法，西医可使用；非西医可注册为针灸技术员
5	阿曼	国家级			2001	传统医学和补充与替代医药	卫生部	全民免费医疗制度	将中医和针灸归属为自然疗法及替代医学范畴，纳入公立医疗机构
6	阿拉伯联合酋长国	国家级	《2014年医疗保健专业人员资格要求》		2014	传统医学	国家传统医学/补充医药办公室		承认中国中医学位

第五节　中亚地区

无论对于亚洲还是欧洲来说，中亚都处于一种十分重要而特殊的位置。中亚五国——哈萨克斯坦、乌兹别克斯坦、吉尔吉斯斯坦、塔吉克斯坦和土库曼斯坦位于亚欧大陆的要冲，曾是古丝绸之路的必经之地。中亚与中国山水相连，双方拥有古往今来逾两千年的紧密联系，成为构建"丝绸之路经济带"的人文和社会基础。对于中亚国家而言，"一带一路"将使中亚受限于交通不便的地缘劣势转变为优势。"一带一路"不仅有可能把中亚变成连接亚太和欧洲的便捷通道，还为拓展中亚各国与外界的联系，扩大国际合作带来可能。

苏联解体以后，中亚国家独立，客观上为其他国家进入中亚提供了条件，中亚地区的地缘优势开始为世界各国所重视。中亚地区自古与中国有往来交流，中国人不同程度地参与了中亚民族的形成历程。自张骞出使西域打通陆上丝绸之路以来，汉唐期间尤为密切，如吉尔吉斯斯坦等部分地区在清朝仍隶属于中国。因此，双方历史文化、生活习惯和疾病谱较为接近，对中国、中医药有一定的认识和了解，有重视中医针灸的传统，发展中医有良好的基础。特别是近年来，随着中亚各国政府加大对医疗卫生事业的关注和投入，为中国同中亚国家开展传统医学交流提供了广阔的空间。

中亚地区包括五国，即哈萨克斯坦、吉尔吉斯斯坦、塔吉克斯坦、乌兹别克斯坦、土库曼斯坦，这5个国家都是苏联的加盟共和国。针灸疗法在苏联又被称为"反射疗法"，20世纪50年代，苏联卫生部颁布并实施了《针灸疗法暂行使用条例》，使得针灸在苏联地区得到快速发展。中亚各国在苏联时间建立深厚的中医基础，国民普遍对中医有很好的认知。20世纪80年代，全苏共有7个针灸疗法教学中心，其中一个就设在乌兹别克斯坦首都塔什干。苏联解体后，中亚地区医疗卫生事业发展相对滞后，投入不足。而中医药价格相对低廉，适合当地的经济发展现状，为针灸疗法在当地临床中的日益普及起到了积极的推动作用。[23]

上合组织是中国与哈萨克斯坦共和国、吉尔吉斯斯坦共和国、俄罗斯联邦、塔吉克斯坦共和国、乌兹别克斯坦共和国于2001年6月15日在中国上海宣布成立的永久性政府间国际组织。丝绸之路经济带与上海合作组织有关国家的发展战略是相衔接的，李克强总理指出：应增加更多的民生议题，推动更多民生项目合作；应加强公共卫生合作。应通过交流互访、联合办学、举办研讨会、开设中医中心等各种形式，加强沟通，增进互信，促进合作。

（一）政策与法规

哈萨克斯坦卫生部下属设立了国家传统医学/补充与替代医学办公室。1997 年和 2003 年，哈萨克斯坦颁布了有关传统医学/补充与替代医药的法律法规，目前正在建立有关国家政策。哈萨克斯坦有 134 个注册草药产品，其中有 5 种被列入 2003 年发布的国家基本药品目录。需要明确的是，哈萨克斯坦的传统医学法律中不包含针灸。

吉尔吉斯斯坦有着很好的针灸临床基础，针灸医学是吉尔吉斯医学体系中重要组成部分。吉尔吉斯斯坦政府非常鼓励设立中医诊所，为此专门设立了相应机构，负责管理中医诊所、中草药、中成药等市场。1990 年，吉尔吉斯斯坦卫生部下设国家医疗与传统医学科研中心。1997 年的颁布国家药品法中建立了对草药的法规，部分与西药相似，但尚未对针灸正式立法。从法律层面来讲，针灸医学在吉尔吉斯斯坦已经获得合法医学地位，并成为医保诊疗项目。

塔吉克斯坦目前尚未确立针灸管理条例。1995 年，塔吉克斯坦卫生部下属成立了东方医药中心。1997 年颁布了关于传统医学/补充与替代医药的法律法规。2001 年颁布了草药产品法规，部分的规定与西药的法律法规相同。草药产品可以做结构/功能声明。该国使用苏联国家药典，具有法律效力。塔吉克斯坦有一些国家药材标准，但均不具有法律约束力。

乌兹别克斯坦作为苏联亚洲部分 8 个加盟共和国中人口最多的一个国家，在发展中医药方面受苏联的影响也最大。独立后，该国医药行业发展较快，政府积极鼓励发展中医药行业，对中医药的市场需求潜力也较大。1997 年，乌兹别克斯坦已对草药出台了法律法规，但针灸的发展尚不十分成熟。

土库曼斯坦实行高度集中的计划经济体制，法律法规尚不够健全，在法律层面没有单独对中医药、中医从业人员资格认定和工作许可、中药市场准入和管理方面的特别规定，也没有是否可以将中医药纳入医疗保险等方面的规定。迄今为止，尚没有中医机构及个体经营者在土库曼斯坦从事中医药行业销售和服务，也没有中医药行业贸易。

（二）实践与应用

针灸医学在吉尔吉斯斯坦国立卫生机构属于医保执业范围，参保公民只承担很低诊疗费用。国立医院大都设有针灸专科，配有针灸医师和针灸医疗设备。在私立中医机构患者需向医院交付全额治疗费用，但国家卫生部会向私立中医机构每月安排 5～10 人的免费治疗指标。目前在吉尔吉斯斯坦的华人约有

8万之多，针灸、拔罐、刮痧等中医药技术在这里很盛行。乌兹别克斯坦政府积极鼓励发展中医药行业。土库曼斯坦在民间医学中已被使用的药用植物有2000多种。

在哈萨克斯坦，提供中医药服务的企业不一定是中资企业，相当一部分为哈个体老板通过中方合作伙伴雇佣的中医行医者，目前中医诊所仅为3家，均为个体。另外，在哈全国提供推拿（足疗）、针灸和拔罐等服务的中医养生保健机构有数十家。2012年，中哈哈萨克斯坦有限公司在首都阿斯塔纳投资成立了中哈东方医疗中心，通过复杂的审批过程，于2014年获得相关医疗机构资质，中心有中方员工9人，哈籍员工7人，其中2人具有哈承认的医师资格（哈方公派赴华学习中医技术的留学人员），提供推拿、针灸、拔火罐等服务，出售中成药。哈方东方医疗中心进口了30多种在俄罗斯注册的带有俄语包装和说明的中成药（包括六味地黄丸、感冒清热颗粒等），在哈进行小范围销售。

（三）教育与研究

吉尔吉斯斯坦设立了国家专门针灸医师考试中心，由专业人员担任中心主考官。针灸专业有一套完整的考核认证系统，由考试中心主持申请人在计算机上理论考试，通过后才有资格接受由主考官主持的考核面试，通过之后要参加吉尔吉斯斯坦国立卫生继续教育学院组织的医学及中医针灸继续教育培训，方可获得针灸医师执业许可。[24]

2012年，土库曼斯坦政府内阁副总理萨帕尔杜尔德·托伊利耶夫一行参观访问了江西中医学院，表达了加强两国高等教育合作，特别是在医学教育合作方面的意愿，他还邀请江西中医学院学生及中医学专家访问土库曼斯坦，希望中土双方的医学院校能有更密切的合作。

为加深两国在传统医学领域的交往，商务部为土库曼斯坦开设了中医药双边培训班，两国领导人也曾多次互访加深两国友好关系。2014年，来自土库曼斯坦的19名学员在华顺利完成了为期半个月的"2014年土库曼斯坦中国传统医学研修班"学习。研修班是由商务部主办、中国中医科学院西苑医院承办的第九期商务部援外培训项目。2014年5月13日，土库曼斯坦总统别尔德穆哈梅多夫被授予北京中医药大学名誉教授称号，他对天然药物深入研究，撰写了《土库曼斯坦药用植物》。

1980年，莫斯科反射疗法研究所在阿拉木图AIAMC开设了针灸课程。1985年卫生部在AIAMC建立了传统医学教研室。1998年1月，传统医学课程改由反射疗法教研室承担，开始时以针灸为主课，高级针灸课从1989年开始教授，1990 年增加了手疗课。随着学科的发展，研究室也随之扩大，如正价耳针疗法课程，麻醉师、口腔专家也加入其中。在中国针灸学会会员的参与下开设了针灸研究班。从 1989 年开始，教研室开办了针灸自费课程。1992 年韩国的 Pak Ji Vu 在教研室开设了手足疗法的基础班和高级版。从 1994 年起反射疗法教研室并入传统医学教研室，共开设 3 门课程：针灸、手疗、手足疗法。教研室共有 9 名成员，在国内外发表论文 200 余篇，出版两部神经学和针灸、手疗著作，并开展了针灸机理和针灸治疗局部运动功能亢进、支气管哮喘、胃十二指肠溃疡和疼痛等的研究。已经有 1500 名国内医生和 500 名苏联医生来研究室学习，在国内所有的大城市、城镇以及苏联一些城市都开设过针灸课程。1996 年传统医学教研室和阿拉木图中心诊所合作成立了哈萨克斯坦共和国传统医学中心。[25]

中国与吉尔吉斯斯坦共和国分别于 2013 年和 2014 年签订了两项中医药合作协议。2013 年 9 月 11 日中午，吉尔吉斯斯坦首都比什凯克，在中国国家主席习近平和吉尔吉斯斯坦总统阿尔马兹别克·沙尔舍诺维奇·阿坦巴耶夫的见证下，国家卫生和计划生育委员会副主任、国家中医药管理局局长王国强与吉尔吉斯斯坦卫生部长迪娜拉·萨基姆巴耶娃签署了《中华人民共和国国家中医药管理局与吉尔吉斯共和国卫生部关于中医药领域合作谅解备忘录》。根据该谅解备忘录，双方将成立专门的协调委员会，促进双方在中医药医疗保健、教育培训、科学研讨、临床科研、药用植物研发、举办展览等方面的交流与合作。

表 15　亚洲地区针灸现状 SWOT 分析

地区	针灸优势（S）	针灸劣势（W）	机遇（O）	威胁（T）
亚洲	医学目的调整和医学模式的转变，社会更关注预防和健康，这与中医针灸的核心价值理念相一致，代表着未来医学的发展方向和目标 中医针灸对常见病、多发病、慢性病及疑难杂症有独特的疗效，毒副作用小 中医针灸具有"简、便、验、廉"、治未病和康复的特色 中医针灸应用较为广泛，在全世界 183 个国家或地区均有使用	中医针灸科研能力薄弱，尚未建立科技创新体系 中医针灸面临传统与创新的问题，如中医治疗缺少临床证据，中医人员继续教育及能力提升，高水平人才缺乏等问题 中医人员存在行业自律问题，诊部水平参差不齐，中医人员鱼龙混杂 语言问题突出。懂专业的中医人员往往不精通外语，而懂语言的往往受到专业知识的制约，无法准确翻译和讲解中医治疗方法和过程 中医针灸的国际传播缺乏系统性和组织性，多为零散的医师个体进行传播，难以形成较大规模，在海外力量较为薄弱，争取立法时容易遭到困难	由于地缘相近、文化相通，东亚、东南亚国家的传统医学与我国中医同源同根。日本、韩国、蒙古民众有深厚的中医针灸（蒙医药）文化基础，对中医养生保健的理念接受度日益提高，对中医针灸需求在不断增加 许多亚洲国家积极将传统医学纳入国家医疗保健体系，成立国家级传统医药管理部门，鼓励国民应用传统医学 "一带一路"繁荣发展，东北亚各国经济发展与我国有较强的互补性，中医针灸是商贸活动的重要内容 新加坡、泰国、马来西亚、越南等东南亚国家对传统医学（包括中医）进行立法，给予正规医学和补充与替代医学的法律地位。我国与东南亚各国中医针灸交流与合作日趋增加 南亚国家经济欠发达，生活水平不高，对传统医药需求大，民众信任并依赖传统医药防治疾病 南亚国家重视传统医药知识的保护，积极在世界范围内推广传统医药，与我国传统医药领域的合作在加强 西亚部分国家经济发达、人民富裕，对养生保健需求较大 中医中心成为在中东欧国家展示中医针灸疗效和文化的窗口	面临各国政府相关政策的不公平待遇，如注册时间长、费用高，知识产权保护，医保政策不支持等 日韩对我国针灸师准入设置了较高条件，且在发展汉方医学和韩医学时回避中医基础理论，有去中国化趋势 面对现代医学和当地传统医学的竞争，中医医疗市场面临萎缩 随着西方文化的传入，社会上尤其是青年人对中医针灸在内的传统医药的认知和接受程度减弱，传统医药赖以生长的文化环境受到破坏 中医原有理论和原创思维受到冲击，一些人用现代科学和现代医学的观点、方法审视中医，使中医理论受到质疑。中医的科学性并未得到当地民众普遍认可 一些国家尚未对针灸立法 在部分动荡地区，中医针灸的行医和面临战争的风险 中亚国家官方语言多为小语种，中国中医执业医师在中亚国家获取行医资格中面临学历、语言、认证等一系列难题

表 16 亚洲地区针灸发展战略分析

地区	SO 战略	ST 战略	WO 战略	WT 战略
亚洲	医疗合作：推进将中医针灸纳入亚洲国家医疗卫生服务体系，充分发挥中医针灸在常见病、多发病、慢性病及疑难杂症及养生保健中的作用 多元模式：加强政府间中医针灸交流与合作，全方位推进中医医疗、保健、教育、科研、产业合作 "中医针灸+"：推进中医针灸与卫生、保健、养老、文化、旅游、贸易、体育等走出去相融合，推广"中国式"的健康服务模式 贸易发展：扩大中医针灸国际贸易，为国家"一带一路"倡议实施奠定民心相通的基础 高层引领、科技搭台：推动科学家间的学术交流。以重大项目为突破口，在中医针灸防治重大疾病研究方面进行联合攻关，展示中医针灸的疗效 协同发展：根据世卫组织传统医学战略，推动包括中医针灸在内的传统医学的发展，纳入医疗卫生系统，促进其安全和有效使用，实现中医针灸与传统医学协同发展	疗效体验：以重大项目为突破口，在中医针灸防治重大传染性疾病和慢性非传染性疾病研究方面进行联合攻关，展示中医针灸的疗效。组织名老中医针灸专家义诊和巡回演讲 科技搭台：加强植物药研发的合作 成果推广：加强中医针灸优势病种诊疗指南（方案）的推广应用 协作发展：加强政府间传统医药、中医针灸交流与合作，推动对中医针灸在防治疾病中的作用与地位的认识 示范带动：加强针灸诊疗中心建设，通过"以针带医"和"医药结合"策略，推动中医针灸在亚洲国家普及与应用 论证认可：推进及医疗质量、人员执业资源等论证与认可	教育本土化：以培养高层次本土化人才为目标，推进高等教育合作，大力发展中医针灸学历教育 跨国公司：加大支持力度，鼓励中医企业走出去。鼓励国内中医企业通过参股、控股、并购，或在南亚国家建立和完善国际营销网络等方式，积极开拓南亚国家医药市场 教育本土化：加强对中医人员的中东欧小语种培训，建立复合型人才队伍 文化辐射：加大对中医针灸文化服务产品的出口，并通过影视作品、学术讲座、义诊等多种形式推广中医理念和中医文化 对外援助：加强中医援外力度，鼓励中医针灸机构"走出去"，提高中医医疗服务的影响	医疗援助：加强对蒙古国的中医医疗援助，在医疗队中增加中医针灸（民族医药）的人员比例 政府间合作：加强政府间中医针灸交流与合作，为中医针灸在亚洲发展营造良好的法律政策环境 学术交流：加强传统医药、中医针灸学术交流，举办区域性中医针灸学术会议 华人带动、文化辐射：加强宣传推广，扩大中医针灸影响力。结合我国文化走出去战略，积极利用海外华人华侨、地区性国际展会、展览及孔子学院等平台对中医针灸进行宣传 加强中医中心建设，在体验中医治疗的同时，传播中医针灸文化

第五章　欧洲地区

第一节　中东欧地区

中东欧地区是一个地缘政治概念，泛指欧洲大陆地区受苏联控制的前社会主义国家，冷战时期的东欧国家，再加上波罗的海三国（立陶宛、拉脱维亚、爱沙尼亚）、乌克兰、白俄罗斯、摩尔多瓦等除俄罗斯外苏联的欧洲部分成员国。为了避免意识形态和政治上的怀疑，同时为了弥补政治地理与自然地理的差距，中东欧是近年来兴起的一种称呼。

由于历史和经济原因，中东欧各国的针灸教育、科研包括同中国的合作交流都落后于西欧，针灸在这里的发展受到地理环境、历史沿革、政治背景、人文文化、国家关系等多方面的影响，其中俄罗斯在这一地区的影响力首屈一指。

国家层面，中国与俄罗斯、白俄罗斯、捷克、乌克兰等国签订了中医药领域的合作协议。捷克、匈牙利已经对中医针灸正式立法，罗马尼亚、保加利亚等国承认中医针灸传统医学疗法地位，俄罗斯、波兰等国对中医针灸接受度也较高。

一、俄罗斯

俄罗斯人口有 1.3 亿，据俄罗斯国家社会研究所的统计数据显示，有 67% 的人相信传统医学其中包括传统中医。2013 年，俄罗斯的中医师估计已达 23000 人，大部分以针灸师为主。很多城市都有私人中医诊所，大城市里设有国立中医针灸研究与治疗机构。俄罗斯传统医学发展曲折，一方面由于在苏联时期实行免费医疗，公众对传统医学的兴趣不高，另一方面政府对传统医学重视不足，甚至一度放弃了对传统医疗活动的管理和监督。结果导致从苏联时期开始俄罗斯传统医学经验和知识的传承受到严重阻隔，很多民间疗法和药方已无从考证，传统医疗和药物在民众的视野中逐步消失。由于这一历史的原因，俄罗斯传统医疗方法和药物至今尚未形成统一的体系。现在，虽然有关民间草药的书籍在俄罗斯并不少见，经过研究学者确定多种药用植物的有效成分，医院也在使用草药。某些疗法也在用，如反射疗法（针刺疗法）和草药疗法，但大都依附于西医。

（一）政策与法规

20 世纪 50 年代，中苏关系非常友好，苏联对针灸等也很重视，1958 年，苏联卫生部制定颁布《针灸疗法使用条例》，规定必须医学院毕业并从事临床工作 2 年以上者才能学习与使用针灸疗法，再经半年以上的针灸专门培训才能从事针灸工作。1992 年以来，俄罗斯联邦卫生部颁布的一系列法令促进了反射疗法的普及。相关命令如下：关于反射疗法的适应证和禁忌证的命令、关于反射疗法设备的消毒和灭菌的命令、关于反射疗法中预防病毒性、血清肝炎，艾滋病毒感染的命令，关于反射疗法研究机构的命名，以及关于反射疗法医师状况的命令等。现在的俄罗斯法律也允许针灸在俄罗斯开展医疗活动，针灸已成为规范的俄罗斯医学专业。

根据 1993 年 7 月 22 日通过的《俄罗斯联邦公民卫生基本法》第 57 条的规定："民间医学指以历代传承经验为基础、得到民间传统认可而未按俄罗斯联邦法律程序注册、从事在保健、预防、诊断和治疗方法的活动"，"凡拥有俄罗斯联邦各共和国卫生部、各自治州、自治区、边疆区、州以及莫斯科和圣彼得堡市卫生管理局颁发的行医证书的俄罗斯联邦公民都具有民间医学行医资格"，"根据公民申请、职业医疗团体或与具备相关执业许可的机关联合推荐，决定是否颁发行医许可证"。1999 年的修订为："民间医疗是指在诊断人疾病方面具有个性或者能正面调整人的机体以达到健康目的而从事卫生保健方面的活动"，"有意从事民间医疗的公民必须按照俄罗斯联邦卫生行政部门规定的程序通过检验"，"颁发和注销民间医疗许可证的条件和程序，以及实施这些活动的程序由俄罗斯联邦卫生行政部门做出规定"，"禁止利用大众媒体进行大规模公众治疗活动（注：指气功等特异功能疗法）"。除联邦法外，俄罗斯还有 6 个联邦主体出台了地方法律法规对辖区域内公民卫生保健进行调整。俄罗斯政府已决定在俄罗斯联邦卫生部下设工作组，拟定俄罗斯联邦政府《关于为公民从事民间医药、保健权利以及接受医疗服务消费权益方面保障措施》决议草案。

2000 年 4 月 7 日，俄罗斯卫生部颁布了第 2510/3791-82 号《关于民间行医许可问题》的法律文件。主要内容如下。

定义："民间医学是依据许多代人的经验形成的保健、预防、诊断和治疗方法。"

只有获得医学高等或中等教育证书、专家认证和指定的行医种类许可的人，方可从事私人医学实践活动。准许从事的民间（传统）医学种类——顺势疗法、手疗法、水蛭疗法、医学按摩、反射区疗法、有关文件规定的传统诊断方法和传统保健方法。审批机关有权发放上述清单所包括种类的民间（传统）医学营业许可。具有行医许可的医疗专家须具有高等医学学历（从事医学按摩的除外）。俄罗斯卫生部批准的"医疗技术"国家注册文件列举了814项经登记核准使用的预防、诊断和治疗方法并附有组织形式说明。

上述法律文件明确规定了哪些专业（职业）可为其颁发行医执照，为传统中医机构（学校、培训班、门诊部等）开展业务提供了法律依据。这一法律文件适用于俄罗斯全境。在圣彼得堡，办理行医许可和开办新诊所问题由俄罗斯卫生监督总局决定。

2005年俄罗斯联邦政府决定用国家民间医生名录来取代民间医生行医许可证，经许可在俄罗斯境内提供各种民间医疗服务的传统医学医生和专家将收入该名录。经联邦国家标准与社会发展局批准，由俄罗斯各级卫生与社会发展部门编纂的该名录已于2005年12月7日公布。

俄罗斯对包括中医药在内的传统医学缺乏独立的管理机构，俄罗斯没有专门的法律法规对中医做出规定。俄罗斯法律只允许针灸在俄罗斯开展医疗活动，针灸已成为规范的俄罗斯医学专业。而气功、太极拳等中医保健方法一直未得到俄法律承认。

（二）实践与应用

19世纪初至20世纪40年代末，针灸等中医药知识在苏联和俄罗斯已受到广泛关注并被运用。1956年苏联政府派遣5名医生到北京进修中医，回国后开设了针刺反射疗法诊室。1976年成立苏联卫生部反射疗法科研所。

20世纪50年代期间，当时苏联各地医院、科研机构相继成立针灸科或针灸部，也邀请中国的中医专家开办中医门诊。在莫斯科就有十余所著名的医疗机构应用针灸，如莫斯科第一医院、莫斯科大学附属第八诊所、福罗斯区第20诊所、莫斯科白基娜医院等。莫斯科近郊的波德里普吉疗养院，将针刺作为综合康复治疗的主要措施已30余年。到20世纪80年代，苏联针灸医生超过2万人，针灸使用范围涵盖内外妇儿各临床专科，治疗疾病主要包括肝癌疼痛症候群、支气管哮喘、心绞痛、胃及十二指肠溃疡、肠功能紊乱症、耳鸣、鼻炎、关节炎、风湿痛等。近 20 年来，针灸疗法已经被有效地应用于俄罗斯几乎所有的临床医学领域，医学预防领域以及临床康复、救灾领域，体育医学和航天医学中。如今在俄罗斯的各个城市医院中都有针灸专业医师，太极图已经成为针灸科室门口特有的标志。

在俄罗斯，《康复医学》和《针灸治疗法》是影响力较大的两个核心期刊。已翻译发行的俄文版中医经典有《黄帝内经》《难经》。新出的书籍有《新针灸学》《中医基础理论》《时间针灸学》等。俄罗斯本国人编写的中医书籍，主要是针灸方面。俄罗斯虽然也有关于中药方剂的一些综合性著作，但缺乏中药方剂理论经典著作（如《伤寒论》《神农本草经》《本草纲目》《温病条辨》等）。

气功和中国其他传统的自我保健和自我调理功法，如八段锦、易筋经等，很早就引起俄罗斯人的兴趣。很多人把这些功法作为自己的主要保健手段。目前有 35000 多人受过正规的气功培训。在新一代医师中，把气功作为临床治疗的辅助手段的医生比较常见。

针灸疗法以其绿色、自然的特点越来越受到俄罗斯民众的欢迎，在俄罗斯的声誉越来越高。但除针灸以外，其他中医诊疗在俄罗斯均不合法。

（三）教育与培训

俄罗斯医疗规章制度十分严格，人们只有在拿到西医毕业证书基础之上，再通过继续教育才能拿到其中一种传统疗法的专业证书，才有资格在这个领域合法行医。对针灸来说，还需要在神经科进修 1 年并接受三个月以上的专门培训。

另外，俄罗斯有一所专门的学院，圣彼得堡国家健康学院附属意象医学发展学院，它在 2003 年获得教育部的专职教育许可证，可以培养意象医学调理师、食品保健师和按摩师。对于那些没有医学教育背景学员，毕业后也可以取得行医许可证（限于传统医学领域），准许在意象医学治疗领域从业。如果专业是西医，其学历较容易被俄罗斯教育部承认，再通过执业考试就能从事临床工作。中医专业因目前在俄罗斯没有完整的中医培训体系，找不到相同的专业和学历，所以得不到官方承认。

针灸在俄罗斯的发展已较为成熟，针灸在俄罗斯是合法的，但依然依附于反射疗法或传统医学之下。针灸应用、教育及科研的开展已十分广泛深入，是东欧地区针灸发展最好的地区之一，中俄的针灸合作尚需进一步加强，以带动整个东欧地区的针灸发展。

二、白俄罗斯

白俄罗斯共和国（The Republic of Belarus）是内陆国，位于东欧平原西部，官方语言为白俄罗斯语和俄罗斯语。主要信奉东正教（70%以上），西北部一些地区信奉天主教及东正教与天主教的合并教派。

白俄罗斯正在计划制定一个关于传统医学/补充与替代医药的国家政策。苏联药典曾作为白俄罗斯的国家药典在该国使用，并具有法律约束力。共和党统一医疗保健专家和测试联合企业中心按照白俄罗斯共和国卫生部的命令制定，出版和发行《白俄罗斯共和国国家药典》。2007 年白俄罗斯颁布了国家药典第一版第一卷，又分别在 08/09 年颁布第二三卷，2013 年颁布国家药典第二版第一卷，2016 年 7 月颁布第二卷。新版本包含强制性标准和法规，用于管理药用植物和草药原料的质量。

白俄罗斯是公费医疗，针灸推拿政策主要受苏联和俄罗斯的影响，针灸作为反射疗法目前属于辅助疗法，可以合法使用。白俄罗斯患者经过主诊医生诊治（一般是内外科医生），可被推荐免费做针灸推拿治疗。

2019 年 11 月，浙江省中山医院和白俄罗斯明斯克州地区医院共同建设的"中国-白俄罗斯中医药中心"在当地揭牌成立，可开展针灸推拿服务。该中心接诊面肌痉挛、肥胖、眩晕、肩周炎、慢性咽炎以及颈肩腰腿痛等患者居多。

三、乌克兰

乌克兰（Ukraine）位于欧洲东部，黑海、亚速海北岸，国土面积 60.37 万平方公里。东西长 1316 公里，南北长 893 公里。95%国土为平原。人口 4555 万（2013 年 1 月 1 日），共有 130 多个民族，乌克兰族约占 77%，俄罗斯族约占 20%。官方语言为乌克兰语，主要信仰东正教和天主教。乌克兰已与中国签署政府间卫生领域合作的协议，其中包括传统医学合作。

（一）政策与法规

1992 年乌克兰颁布了关于传统医学/补充与替代医药的国家政策。1998 年颁布了传统医学/补充与替代医药法律法规。2001 年成立了传统医学/补充与替代医药的专家委员会。俄罗斯国家药典在该国使用并具有法律约束力。根据法律，草药产品可以做医学、健康和结构/功能声明。这为中医药在乌克兰的发展奠定了坚实的基础。两国可以在传统医学领域的加深合作，加强中乌两国立法机构、卫生部门和科研机构的沟通和协作，推动中医药在乌克兰的发展。目前针灸在乌克兰尚处于民间应用阶段，属于传统医学领域，尚无明确的立法。

（二）实践与应用

乌克兰对针灸治疗较为重视，从 1979 年开始，乌克兰引用针灸医治，现在全国有 17000 多名针灸医师，其中 14000 万人学习或从事过针灸工作，首都基辅也有 4100 位医师掌握针灸疗法。乌克兰的针灸医生多是毕业于本国医学院的一般医生，他们有关针灸的知识多是从欧洲的中国游医那里学的或是从日本、韩国的针灸师学习，水平参差不齐。因此，他们在针灸治疗的掌握上还存在一些问题，主要是表现为两个方面：其一，缺乏系统的中医学基础理论知识，不太清楚脏腑之间、经络之间互相的辨证关系，缺乏对针灸学理、法、方、穴、药重要性的认识，以及彼此之间互相关系的认识，因此在取穴时，他们往往认为患者的痛点就是取穴点，只知道头痛医头，脚痛医脚，却不能用辨证的方式来选取对疾病治疗最有效的穴位。其二，由于习惯的关系，使用激光来代替针刺的作用，因此也就是无法体现针刺过程中手法的意义，虽然都在刺激穴位，但疗效不同。

乌已与中国签署两国政府间卫生领域合作的协议，其中包括传统医学合作。中国传统医学已在乌克兰落地生根，并在治疗关节炎、不孕症、风湿等病症方面取得显著成效。由于欧洲人的文化和生活习惯，乌克兰人不喜欢用针直接刺入体内，因此往往都是依据中医取穴的方法，用激光照射穴位治疗各种疾病。乌克兰在制造各种型号、各种大小的激光治疗仪方面技术较为先进，这些仪器的使用在该国也较为普遍。距基辅市 10 多里外的法斯托夫的小村镇上也有制造激光治疗仪的小工厂。"激光针灸"在乌克兰深受喜爱。[26][27]

四、捷克

捷克共和国（The Czech Republic, Česká republika），国土面积 78866 平方公里。人口 1051 万（2012 年），其中约 90% 为捷克族。捷克斯洛伐克中医学会的调查表明，对于习惯于西医治疗的捷克人来讲，中医还是一个全新的事物，发展时间并不算长。捷克共有千余人正在学习或从事中医相关工作，在捷克有近百家中医诊所。这些诊所主要提供针灸、按摩等康复性治疗，中医在治疗慢性病及不孕症方面拥有良好的口碑，在缓解疼痛方面同样具有突出的功效。①

---

① 捷克针灸法规相关网站详见附录。

（一）政策与法规

捷克政府曾承认国内和国外的针灸师和推拿师证书，证书的持有者可以提供针灸和推拿业务，但是针灸、按摩和中草药治疗并没有纳入捷克的医疗保险范畴，所以患者的中医治疗费用还需要自己支付。[28]2001年初，捷克颁布了一项法律，取消了中医针灸的合法地位。因此，当时在捷克只有中医按摩是被允许的。[29]目前，捷克尚未为中医立法，亦无明确的监督管理机构，只能由有执照的西医师或挂靠在开业诊所、执业医师名下的中医师开展服务，中医药受到严格限制。为数不多的在捷克的中医师，只能采用与捷克医疗机构合作方式开展中医按摩康复性治疗。

2015年11月27日，在两国总理共同见证下，时任国家卫计委李斌主任与捷克卫生部长涅麦切克签署《关于进一步支持中国传统医学在捷发展的联合声明》。声明把中国传统医学在捷克的发展纳入到两国关系发展的重要范畴之中。

在2015年中，两国地方政府就加强中捷之间中医的交流与合作签署了多份合作备忘录。2015年6月，浙江中医药大学同捷克皮尔森州捷克西波希米亚大学签订了合作协议。2015年9月，河北省中医院与捷克南摩拉维亚州兹诺伊莫医院签署了谅解备忘录。2015年12月，四川医科大学附属中医医院同捷克中捷克州马拉达博拉斯拉夫市克劳迪安医院签署了谅解备忘录。

2017年6月8日，捷克国会投票通过非医学职业规范修正法案。该法案首次承认中医药在捷克的法律地位，声明中医药纳入医保，首次确立了中医药从业者的教育要求，但未明确指出目前已在捷克从业或学习的中医药人士在过渡期间的处理办法。

法案规定，中医药治疗师（TCM Therapist）执照的获得方式如下。

①参加至少三年的经过认证的中医学学士学位并毕业。

②已经获得护士、理疗师、机能增进理疗师（ergo-therapist）、营养师或助理药师的执照，并完成经过认证的中医药课程。

③中医药治疗师被允许的从业范围为：中医疾病预防、中医疾病诊断、中医护理治疗，必须在一位合格医生或中医药专家（TCM Specialist）的监视之下进行。

中医药专家执照的获得方式如下。

①参加至少五年的经过认证的中医学硕士学位并结业。

②已经获得医学博士学位，并完成经过认证的中医药课程。

中医药专家被允许的从业范围为：中医疾病预防、中医疾病诊断、中医护理治疗，能够独立进行。

（二）实践与应用

中医药在 20 世纪 60～80 年代得到捷克社会的认可，当时在捷克医学院校给研究生开设有 3 周的中医药课程。20 世纪 90 年代发展不顺利，捷克卫生部官员等撰文著书，指责中医药无科学根据（当然是按西医标准）[30]。进入 21 世纪以来，随着文明病和人口老龄化的发展，捷克医学界和大众又开始把目光投向中医药[31]，以解决西方医学难以解决的问题，如一些老年病、慢性病和预防保健等[32]。一些为数不多的中医爱好者和从业人员解决了一些患者的疑难杂症[33]，特别是针灸在助分娩方面的疗效，通过这些患者的宣传介绍，目前中医药在一些特定人群中具有相当的知名度和魅力。[34]

2015 年 6 月 17 日，首家中国—捷克中医中心在捷克东部的查理大学赫拉德茨-克拉洛韦附属医院成立，中国国务院副总理刘延东、世界卫生组织总干事陈冯富珍、捷克副总理别洛布拉代克、中国国家时任卫生计生委主任李斌、捷克卫生部长涅麦切克等多位重要嘉宾共同出席了揭牌仪式。"中捷中医中心"是捷克乃至中东欧国家第一所由政府支持的中医中心，该中心将致力于中医药的临床治疗、教育培训和应用研究，为捷克及中东欧国家民众提供中医药的卫生保健和医疗服务。同时，通过临床等研究的方式，为推动中医药在捷克、中东欧国家应用和发展消除法律障碍，真正融入当地医疗卫生体系奠定基础。中捷中医中心实行分诊制度。首先由捷克医生对患者进行身体检查，在排除危险性、传染性以及对患者的病情有一个基本的了解后，中国医生再进行诊疗。在注重望、闻、问、切的中医诊疗方法中，语言交流十分重要，所以医院为中国医生配备了翻译。中国医生通过诊断之后，会进行治疗。根据目前的数据显示，来中医中心的患者平均年龄是 55 岁，大部分患者有慢性病，特别是遭受疼痛的困扰。通过诊断之后，医生会对 98% 的患者会进行中医针灸的治疗，还会为 40% 的患者开中草药的处方。

根据两国政府协议，上海中医药大学附属曙光医院和捷克赫拉德茨—克拉洛韦医院合作建立了中医中心门诊部。曙光医院选派医生在捷克行医，中捷医院双方早期规定，有三种患者是不看的，第一种是孕妇，第二种是精神疾病，第三种是儿童。

2015 年 12 月 15 日，北京同仁堂中医门店在捷克布拉格开业。北京同仁堂捷克有限公司的开业，为捷克民众防病治病、养生保健选择中医医疗服务提供了新的平台。

(三) 教育与培训

2013 年以来，捷克要求针灸教育项目包括为期三年、学时 1500 小时的培训，内容囊括诊断、经络腧穴理论、气功、中药等，还需至少 500 小时的临床实践，培训结束后需要参加国家考试。只有获得医学博士学位才有资格从事针灸。

2015 年 12 月，捷克帕拉茨基大学与成都中医药大学签订了合作备忘录。捷克帕拉茨基大学有捷克唯一的孔子学院，以孔子学院为依托，有希望建立中医药中心，开设中医相关课程。捷方孔子学院向国家汉办申请并确定在捷克帕拉茨基大学开展中医药及针灸相关的、带学分的选修课程。中医学即将进入捷克高校。

目前中医在捷克的发展还面临着业界规范化、中医师注册、中医药准入和纳入全民医疗保险等问题的挑战，但随着两国政府和地方政府合作不断加强，民间交往和企业投资不断提升，中国中东欧合作的拓宽和"一带一路"建设的不断深入，已经为中医在捷克的发展奠定了良好的基础，中医在捷克的发展拥有着宽广未来。

五、波兰

波兰共和国位于欧洲中部，西与德国为邻，南与捷克、斯洛伐克接壤，东邻俄罗斯、立陶宛、白俄罗斯、乌克兰，北濒波罗的海。在波兰的传播具有源远流长的历史。17 世纪，波兰人卜弥格（P. Michael Boym）首次将《本草纲目》翻译后引入欧洲，是中医理论在欧洲传播的先驱者。20 世纪 70 年代，波兰政府对针灸疗法进行了细致考察，并于 1976 年把针灸术列入波兰医学之内，随即针灸治疗部门和相关科研机构陆续在波兰国内出现。近十年，针灸在波发展迅速。波兰政府没有正式承认传统医学。

(一) 政策与法规

波兰目前未有针对中医药的专门立法，但是波兰有利用草药和针灸疗法的传统，主要是作为"补充和替代医疗"手段，这种疗法在二战后逐渐被边缘化，1989 年社会转轨之后，市场经济复苏，"补充和替代医学"获得迅速增长。波兰规定，针灸用于止痛目的可作为正式的医疗手段，但针灸用于其它治疗不能报销。

2004 年约有 7 万名补充和替代医疗从业者。波兰劳动管理部门承认以下种类的从业者：针灸师、按摩师、推拿师、正骨师、足底按摩师等，但这些技师不属于专业医生。针灸也不是波兰医学院的正式课程，缺乏从课程设置、培训时长到资质认证的一整套规范化技能培养体系和管理规定，现由波兰中医药协会等非官方的组织机构开展技能培训并向已获得正式资格的医生颁发针灸资质证书。《2011 年欧洲医疗体系和政策观察波兰报告》指出，唯一能纳入医疗保险系统的一项是缓解慢性病疼痛的针灸。

关于医药领域，波兰最重要的法律是 2001 年出台后经多次修改的《医药法》和欧盟《2001/83/EC 人用医药制品法令》。根据上述规定，波将药物分为 12 个类别，草药属其中一类，但地位相比其他西药轻，一般属于非处方药（细分项目的"传统草药"更是被定义为根据其组成和目的不须医生指导的药物），且也须遵守药品检测、上市前审批等规定。

（二）实践与应用

据德国《针灸理论与实践》杂志 1986 年第 3 期报道，波兰最初的针灸术文献是东尼·巴南诺夫斯基（Antoni Bananowski）博士于 1828 年写的"中国和日本的艾灸"以及约瑟夫·多马斯车夫斯基（Jozef Domaszewski）医生 1830 年完成的"脑积水与针刺术"两篇论文。因此，可以说中医针灸是 19 世纪初传入波兰的，而这两位医生则是波兰针灸术的开拓者。但在 19 世纪初，可能是世界医学发展受着形态学和解剖学知识的限制，波兰对针灸术的认识还不普遍。

直到 20 世纪 60 年代，一些波兰医生重新致力于针灸术的引进工作，特别是用于镇痛。1971 年在兹·加尔努谢夫斯基教授的极力争取下，波兰卫生部调查委员会对针灸疗法进行了极为细致的考察，并在 1976 年公布了一份特殊简报，确定把针灸术列入波兰医学之内，并要求进行临床检验和考核。1978 年 10 月，兹·加尔努谢夫斯基领导的第一所针灸治疗门诊部在华沙成立，这所医院现已成为整个波兰培训针灸人员和科学研究中心，为针灸疗法在波兰的推广应用及深入研究起到了重要作用。[35] 20 世纪末，针灸在波兰发展很快，据统计 1988 年波兰经过针灸训练的医师 800 多人，1995 年有 1400 多人；有 130 多个针灸咨询处和针灸门诊部，这些门诊部每年治疗患者约为 200 万人次，仅兹·加尔努谢夫斯基教授主持的门诊部治疗的患者已达 4.5 万人次，其中 25% 显效，46% 有效。针灸疗法在波兰主要用于治疗脑血管病、心血管病、颈椎病、腰椎病、关节病、头痛、失眠、哮喘、溃疡病、视神经萎缩、皮肤病、脊柱外伤等多种疾病。近年来，针灸还被用于戒烟、戒酒和戒毒。波兰针灸事业不仅临床上发展较快，机理研究也开始受到重视。随着针灸在波兰的不断发展，波

兰针灸学会非常重视针灸医生的培训工作，曾多次举办针灸培训班，并聘请中国针灸专家前往波兰讲学。（图8）

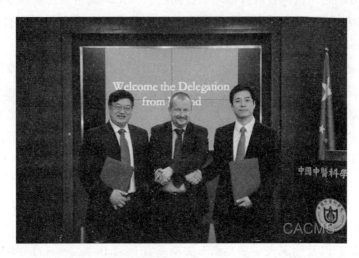

图8　世界针联、中国中医科学院、波兰雅盖隆大学签署三方协议

在波兰，中国传统医学尚未被承认，当针灸用于止痛目的时，可作为正式医疗手段，用于其他目的时则不能报销。这意味着中医诊疗在波兰尚未被认可。波兰医疗管理机构仅仅认可针灸的止痛作用。下一步应通过国家政府间合作，扩大针灸的治疗范围，增加其治疗疾病的种类。未来再谋求中药能够合法进入波兰医疗市场。[36]

六、匈牙利

中匈中医药学术合作始于1987年，1991年对外经济贸易部正式批准黑龙江中医研究院与匈牙利匈中友协传统医学会共同成立匈牙利中国医药诊所，标志着中匈中医药领域合作的开始。当时医生的行医资格需由匈卫生部颁发临时行医许可，每年申请更新。2014年12月17日匈牙利国会终于立法，使中医药行医合法化。

（一）政策与法规

匈牙利对中医行医的相关法律经历了漫长的形成过程。1997年，匈牙利卫生部根据社会福利部颁发的第11/97号法令和政府第40/97号法令，允许中医药学作为一门专业培训课程在大学中开设，而只有匈牙利医学本科毕业生或具有同等学历的医生才可以报名学习，毕业后可从事针灸治疗工作。在匈牙利，根据相关法规，中医药是受法律约束的医疗服务。从法律上，中医药被定义为一种治疗方法，根据症状、检查、个体化的治疗方案来达到预防保健目的。早在1996年匈牙利出台的自然疗法法律中已规定，只有获得匈牙利大学医学文凭或经过专业考试的外国医生才能正式许可，2003年9月18日其卫生部正式批准中国医生可以在匈牙利合法行医，并正式立法（匈CLIV号卫生法第110条）。匈牙利因而成为当时在欧洲为中国医师发放行医执照的最早的国家之一。至今，已经培养4000多名匈牙利当地医生，只有一名中国人在2014年取得独立行医执照，其他中国医生仍需在匈牙利监护医生监督下行医。除针灸临床治疗必须有专业医师资格外，其他中医项目如耳针、按摩、火罐、草药等替代医学行医资格，可由健康再教育考试委员会颁发行医证书。2003年，匈牙利前总理迈杰希访华，匈牙利卫生部向13位中国医生发放正式行医许可，前提是至少有一位匈牙利针灸医生的监管才能开展中医治疗服务。

在两国政府的长期推动下，2013年12月17日，中医药行医的相关法律正式得到国会通过。在卫生法框架下，新修改的法律第4条a款中规定，具备至少接受5年中医药高等教育并取得毕业文凭（包括中国国内文凭）的人员，向指定监管部门和医疗卫生学术专家委员会提出申请，由委员会对其专业资格及是否符合在匈工作条件进行审核，并对其从事的行医领域发放具有有效期的行医许可证。申请行医许可必须出具在前单位长期行医的证明、无刑事犯罪记录等材料。

2015年9月18日，匈牙利人力资源部（原卫生部）正式颁布中医立法实施细则（即42/2015.（IX.18.）EMMI号文件/匈牙利政府公告第132号），至10月18日一个月公示期满后正式生效。该法令对中医药行医从业人员许可证发放进行了规定。规定主要有如下几条：①申请人需要向国家医疗注册培训中心递交有至少5年的中医药高等教育文凭、至少5年中医药专业经历，并掌握专业语言，才有资格向有关当局递交申请。②法令中详细规定行医地点的设施和卫生环境要求。③许可证有效期为5年，到期可以延期。但至少在过去的5年时间内有三分之二的时间从事本行业的工作，才有资格申请延期。④学历证书需出示公证资料以证明在学校所学的课程及课时数，在必要的时候该中心有权要求申请人当面解释所提交的资料。⑤申请人必需证明在祖籍国最后一个长期行医的工作单位，没有被取消过行医资格，同时无刑事犯罪记录。申请人的毕业证书无需当地文凭认证机构认证，卫生行政部门需要将申请人的个人资料、毕业证书号码等有关信息存档备查。

匈牙利是东欧为数不多的针灸正式立法的国家之一，其与中国的针灸学术交流与合作往来频繁。针灸在医疗、教育及科研等方面都有良好的发展。

（二）实践与应用

匈牙利是欧洲第一个为中医立法的国家，现在匈牙利总人口不到 1000 万，西医医师约 3 万多名，其间约有 2400 名经过了针灸操练，占西医师份额的 8%，而且有近 600 名匈牙利医师开设有自己的中医诊所。匈牙利最常用的医疗针灸类型：①传统中医针灸；②根据 Nogiere 与最新耳科医学开发的耳穴针灸；③微系统针灸（山本新头皮针灸、口腔针灸、手足针灸等）；④相关技术：神经疗法、电针、EAV、磁疗、软激光治疗、生物共振治疗，作为一种特殊形式的理疗。

（三）教育与培训

匈牙利针灸教育始于 20 世纪 80 年代，并在四大城市的著名大学中均出现过。2009 年经匈牙利教育部批准，两国高校合作办学，中医教育被纳入到匈牙利高等教育体系[37]。因各种原因，截至 2017 年，只有 2010 年 10 月开始的布达佩斯塞梅尔魏斯大学健康科学学院的中医课程，2015 年 9 月才启动的佩奇科学大学孔子学院的中医课程仍然存在。非官方的针灸/中医教育非常活跃，主要有：加拿大安大略中医学院匈牙利分校（OCTCMECH），健康培训学院健康记录和培训中心（ETI-GYEMSZI），神农研究所（Shennong Institute）。在匈牙利境外得到的中医学位不获承认，曾引发各方不满和抗争。[38] ICMART 所提供的匈牙利针灸培训课时要求如下：

医疗针灸类型	理论课时	临床课时	熟练度测试	初级实践
中医	600	600	是	是
耳穴针灸	80	120	是	是
微系统	60	60	是	是
相关技术	40	40	是	是

七、罗马尼亚

（一）政策与管理

针灸于 1930 年引入罗马尼亚。1958 年，针灸作为一种正式的疗法（与顺势疗法、植物疗法同属替代医学范畴）被"卫生部科学委员会"承认，针灸疗法可以在官方正式的医疗实践中使用。在医院或诊疗室中，医师有权单独使用针灸，也可将针灸作为综合的治疗手段之一。在罗马尼亚，针灸医疗虽然从 20 世纪 50 年代被官方认可，但长期以来只承认其为一种"疗法"，尚未成为一个"专业"，因而使罗马尼亚针灸事业的发展受到一定影响。自 1990 年 6 月针灸在罗马尼亚被承认"资格"后，罗马尼亚针灸界一直努力使针灸疗法能向"专科化"方向发展。2015 年通过的法律中规定：只有取得附加许可证的医学博士、牙医、药师才可以只用针灸。并且成立了行业协会 NATL 来管理针灸行业。①

罗马尼亚开班私人诊所，必须具备开业资格。要获得这一资格证明，必须经过专业培训并通过考试。目前，要获得罗马尼亚针灸委员会颁发的执照需要具备下述条件：①具有西医师执照和资格。②进行三个阶段的学习。③通过针灸考试。取得该委员会颁发的执照即可开业。由于罗马尼亚一直实行免费医疗，在国家的医疗单位进行针灸治疗也是免费的，但在私人诊所进行针灸治疗需要付费。目前，罗马尼亚对于该类私人诊所收费标准，卫生部制定了相应的诊疗费收费标准。

（二）实践与应用

在罗马尼亚全境，几乎所有的大城市和一部分小城市都有针灸中心，其中最重要的是布加勒斯特国家针灸及顺势疗法中心。

该中心的主要工作包括：专业的医疗辅助；针灸及顺势疗法领域中的科研、方法论指导；远东地区传统医疗手段的研究；与医疗保健机构、医学院校在针灸、顺势疗法、心理疗法等领域开展科研和大学后专业培训的合作。

该中心提供的主要专业服务有针灸与艾灸、激光治疗与激光针灸、电子成像治疗、心理诊断与心理治疗以及顺势治疗。

八、保加利亚

（一）政策与管理

保加利亚的传统医药历史悠久，一些药方和疗法如草药冲剂、针刺等在民

---

①　罗马尼亚的针灸法律法规 Ordin nr. 418 din 20/04/2005 for the approval of the National Catalogue of Programmes for Complementary studies organised to certify the competence of medical doctors, dentists and pharmacists and the methodological standards for its organisation and progress. , Parliament of Romania （2005）. 网址链接参见附录。

间广泛流传。1990 年，保加利亚卫生部在与中国的相关协议中确认中医师在保加利亚行医和使用中药治病的合法性，也因此成为欧洲第一个承认中医药合法地位的国家卫生主管部门。2005 年保加利亚卫生部对传统医疗方法做出法律规定。正式的相关规定出台之前，保加利亚常规药品法规对传统药物进行管理。其中包括对传统药物的进出口。

（二）实践与应用

中医药在保加利亚具有较好的发展基础，20 世纪 80 年代进行的一项民意调查显示，当地居民 90% 以上对中医药感兴趣，并愿意接受中医、针灸治疗。针灸医学在保加利亚发展迅速，保针灸协会现有 120 余名成员，分散在国立医院和私人医院。目前在索菲亚、瓦尔纳、鲁塞、布尔加斯、大特尔诺沃等大中城市都设有中国传统医疗点。有的开展了针灸减肥、戒烟专科门诊、健身美容中心。保加利亚最常用针灸类型是中医针灸、耳穴针灸和手足针灸。

（三）教育与培训

医疗针灸类型	理论课时	临床课时	熟练度测试	初级实践
中医	500	500	是	是
耳穴针灸	40	40	是	否
手足针灸	30	30	否	否

九、斯洛文尼亚

斯洛文尼亚卫生部 1996 年承认针灸为合法的医疗方法，但只允许西医生或口腔医生从事针灸，保险公司报销公立医院针灸治疗费用。[①]

斯洛文尼亚开展针灸教育的是卢布雅那大学，该大学成立于 1917 年，是斯洛文尼亚最著名的高等学府，目前有超过 5 万名学生在读。大学设有包括针灸系在内的 20 个院系。

---

① 斯洛文尼亚的补充与替代医学法律，英文表述为："The Complementary and Alternative Medicine Act（Official Gazette of the Republic of Slovenia, No. 94/2007；Zakon o zdravilstvu（ZZdrav），National Assembly of the Republic of Slovenia 2 October 2007 Sess.（2007）."网址链接详见附录

十、北马其顿

1998 年，更名前的马其顿颁布了关于传统医药/补充与替代医药的法律法规，并在卫生部下属成立了药品管理局，相当于传统医药/补充与替代医药的国家办公室。1992 年成立了传统医药/补充与替代医药的专家委员会。1977 年成立的药理研究所承担着传统医药/补充与替代医药和草药产品的研究工作。2015 年，《关于传统医药/补充与替代医药的法律法规》正式认可中医针灸的治疗手段。

十一、阿尔巴尼亚

阿尔巴尼亚未对中医针灸立法，但对替代疗法有法律规定。2009 年颁布的《阿尔巴尼亚共和国卫生保健法》明确了"替代疗法"的定义以及卫生部对"非常规医疗方式"的管理主体地位，禁止未经卫生部许可的替代疗法广告和实践。医疗人员需通过卫生部组织的执业考试、注册并接受国家监管。正规注册的医疗人员可以使用替代疗法，公立医保报销公立医院的替代医疗服务费用、部分私立医院的替代医疗服务费用以及被列入医保报销药品清单上的药物费用。阿尔巴尼亚 2009 年申请加入欧盟，此后医保报销药品清单逐步与欧盟并轨。2017 年阿尔巴尼亚已正式加入欧盟。

2017 年，阿尔巴尼亚费里市与甘肃省卫计委、甘肃省中医院签署了中医药领域的合作框架协议。双方将合作在费里市医疗机构成立中医中心，在费里市医疗或医学教学机构成立岐黄中医学院，甘肃每年接收费里市选派的一定数量医学人员到甘肃开展中医药短期培训，并合作开展中医药种植加工，中医药人员、药品、器械在阿尔巴尼亚的准入、注册等。

十二、爱沙尼亚

爱沙尼亚的卫生保健条例在 1991 年从苏联独立后，尤其是 2002 年加入欧盟后迅速改变。爱沙尼亚没有具体的传统医学相关立法条例，然而医疗专业人员可以向患者提供传统医疗方法的治疗。

1993 年，爱沙尼亚中医针灸学会成立。1995 年该学会更名为爱沙尼亚针灸学会，定义为"一个联合在爱沙尼亚生活和/或工作的从事东方医学的专业人员的志愿者社团"。

十三、黑山

黑山位于巴尔干半岛西南部、亚得里亚海东岸的一个多山国家，面积1.38万平方公里，人口约63万。2006年6月3日，黑山国会正式宣布独立恢复其在第一次世界大战之前的独立地位。6月28日，第60届联合国大会通过决议，接纳黑山为第192个联合国会员国。黑山是世界贸易组织、地中海联盟成员国。2010获得欧盟候选国地位，2017年黑山正式成为北约第29个成员国。

2006年7月6日，外交部长李肇星和黑山外交部长米奥德拉格·弗拉霍维奇在北京签署了《中华人民共和国和黑山共和国建立外交关系联合公报》。建交后，两国关系发展良好，政治互信不断增强。双方在经贸、文化、旅游等各领域交流与合作成效显著。

（一）政策与管理

黑中两国有着传统的友谊，目前双方在医药卫生领域的交流合作更是不断深化，黑山政府感谢中国政府重视与黑山进行卫生领域的合作，中国政府将黑山选定为第二个设立中医药中心的欧洲国家，这将继续激励黑山加强对中医的了解，加强与中国医药卫生领域的合作。黑山议会于2015年以法律形式确定了中医治疗作为替代性医疗的合法地位。

（二）实践与应用

随着务实合作不断深入与合法地位的确定，黑山已建成的中医院受到越来越多患者的欢迎。在2016年底中国—中东欧"16+1"领导人里加会议上，中黑两国政府签署了《中国四川省中医药管理局与黑山尼克希奇市政府关于中草药种植及加工的合作备忘录》，已经于2017年正式开始实施。2017年6月，时任中国国家中医药管理局副局长马建中与黑山卫生部长凯南·赫拉波维奇进行了会谈，并共同在首都波德戈里察为"中国—黑山中医药中心"揭牌。"中国—黑山中医药中心"，是继"中国—捷克中医中心"之后的欧洲第二所中医药中心。

黑山政府认为双方合作文件的签署和中医药中心的成立，体现出中国政府对与黑开展中医药合作的积极态度和信心，黑方将全力支持两国间的中医药领域交流合作，造福两国人民。

表 17　中东欧地区针灸政策概况

国家	立法级别	法律名称	法律文号	颁布或通过时间	立法内容	管理部门	保险覆盖	立法特点
1 俄罗斯	国家级	关于民间行医许可问题	第 2510/3791-82 号	2000 年	传统医学	卫生部（无传统医学管理部门）		针灸是治疗方法，西医可使用
2 白俄罗斯	国家政策	关于传统、补充与替代医学的国家政策			传统医学			白俄罗斯正在计划制定一个关于传统医学/补充与替代医学的国家政策。白俄罗斯也将针灸归属于反射疗法，认为针灸合法
3 乌克兰	国家政策	关于传统、补充与替代医学的国家政策		1998 年	传统医学			1998 年颁布了传统医学/补充与替代医药法律法规
4 捷克	国家级	非医学职业规范修正法案		2017 年	中医			2017 年 6 月 8 日，捷克国会投票通过非医学职业规范修正法案，首次确立了中医药从业者的教育要求
5 波兰	国家级	医药法		2001 年	补充替代医学	卫生部管理医生，劳动管理部门管理技师	针灸缓解慢性病疼痛纳入医保	针灸是治疗方法，西医可以使用；劳动管理部门承认针灸师、按摩师、推拿师，正骨师和足底按摩师为技师

续表

国家	立法级别	法律名称	法律文号	颁布或通过时间	立法内容	管理部门	保险覆盖	立法特点
6 匈牙利	国家级	中医立法实施细则	匈牙利政府公告第132号42/2015.(IX.18.) EMMI	2015年	中医	人力资源部		匈牙利于2013年12月17日立法,使中医行医合法化。2015年10月19日,在该法律的基础上制定了实施细则,该法令对中医行医从业人员许可证发放进行了规定
7 罗马尼亚	国家政策				针灸作为与正式疗法与顺势疗法和植物疗法同属替代医学	卫生部科学委员会	免费医疗	1958年卫生部既承认针灸,也承认顺势疗法,因而两种疗法均可在官方正式的医疗实践中使用
8 保加利亚	国家级			1990年		保加利亚卫生主管机关是保加利亚卫生部,卫生部末下设传统医药的专门机构		1990年,保加利亚卫生部在与中国的相关协议中确认中医师在保加利亚行医和使用中药治病的合法性,也因此成为欧洲第一个承认中医药合法地位的国家卫生主管部门。2005年对传统医药做出法律规定

续表

	国家	立法级别	法律名称	法律文号	颁布或通过时间	立法内容	管理部门	保险覆盖	立法特点
9	斯洛文尼亚	国家政策			1996 年		卫生部	保险公司报销公立医院针灸治疗费用。	斯洛文尼亚卫生部 1996 年承认针灸官方医学的一部分,但只允许西医医生或口腔医生从事针灸
10	马其顿	国家级	《关于传统医药补充与替代医药的法律法规》		2015 年				正式认可中医针灸的治疗手段
11	阿尔巴尼亚	国家级	阿尔巴尼亚共和国卫生和保健法		2009 年	替代疗法			替代疗法的定义包括顺势疗法,自然疗法,整脊疗法和草药等
12	黑山	国家政策级			2015 年	确立了中医治疗作为替代性医疗的合法地位			

表 18 中东欧地区针灸现状 SWOT 分析

地区	针灸优势（S）	针灸劣势（W）	机遇（O）	威胁（T）
中东欧	1. 医学目的调整和医学模式的转变，社会更关注预防和健康，这与中医针灸的核心价值理念相一致，代表着未来医学的发展方向和目标 2. 中医针灸对常见病、多发病、慢性病及疑难症有独特的疗效，毒副作用小 3. 中医针灸具有"简、便、验、廉"，治未病和康复的特色 4. 中医针灸应用较为广泛，在全世界183个国家或地区均有使用	1. 中医针灸科研能力薄弱，尚未建立科技创新体系 2. 中医针灸面临传统与创新的问题，如中医治疗缺少临床证据，中医人员继续教育及能力提升，高水平人才缺乏等问题 3. 中医人员存在行业自律问题，诊疗水平参差不齐，中医人员鱼龙混杂 4. 语言问题突出。懂专业的中医人员往往不精通外语，而懂语言的往往受到相关专业知识的制约，无法准确翻译和讲解中医治疗方法和过程 5. 中医针灸的国际传播缺乏系统性和组织性，多为零散的医师个体进行传播，难以形成较大规模，在海外力量较为薄弱，争取立法时容易遭到困难	1. 中东欧部分国家已立法或正在推进立法，将中医针灸纳入补充与替代医学 2. 近年来，越来越多中东欧民众应用中医针灸防治疾病 3. 随着"一带一路"倡议的实施，中东欧国家经济发展与我国有较强的互补性，中医针灸可能成为商贸交流活动的重要内容。中国与中东欧政府间中医针灸合作不断得到加强 4. 中医中心成为在中东欧国家展示中医针灸疗效和文化的窗口	1. 中国中医执业医师在中东欧国家获取行医资格中面临学历、语言、认证等一系列难题 2. 欧盟尚无统一的涉及中医针灸管理的法律规定，包括中东欧在内的欧洲各国的立法进程和监管方式不一，阻碍了中医针灸在欧洲的推广和发展 3. 中医针灸及其养生文化有其特殊性，与现代医学理论有很大区别。中医理论及中医文化难以得到中东欧民众认同

表 19 中东欧地区针灸发展战略分析

地区	SO 战略	ST 战略	WO 战略	WT 战略
中东欧	1. 政府间合作:推动中东欧国家对于针灸资质认证书和针灸学历的认可 2. 示范带动:加强高水平中医疗合作,选派高水平的中医人员在中医中心进行诊部服务,展示中医针灸的疗效,达到以点带面的效果 3. 教育本土化:加强对当地中医疗人员的培训和教学,通过多种途径技术人员进行培训和教学,推广中医治疗技术 4. 跨国公司:可通过收购,并购当地公司已经建立的市场,或利用当地销售渠道,营销经验,产品资质把中医针灸推向国际主流传统药品市场	1. 标准铺路:从政府层面规范我国中医针灸标准,逐渐与国际接轨,改善针灸服务质量,提高针灸从业人员素质,推动中国标准得到中东欧国家承认 2. 教育本土化:考虑在当地成立培训机构,长期培养高素质、精通当地语言文化的中医针灸师在海外从事工作	1. 高层引领:加强政府间中医针灸交流与合作,重点加强中医针灸质量制定,提高中医针灸质量和中医人素质 2. 疗效体验:大力开展针灸防治疾病的合作,实现以针带药 3. 示范带动:加强中医中心建设,在体验中医治疗的同时,传播中医针灸文化	1. 科技搭台:加强传统医药、中医针灸、中医针灸学术交流,举办区域性中医针灸学术会议 2. 文化辐射:加大对中医针灸文化服务产品的出口,并通过影视作品、学术讲座、义诊等多种形式推广中医理念和中医文化 3. 组织传播:鼓励中医针灸诊所或企业走出去,在独联体国家开展与中医针灸有关的服务项目。定期举办中医针灸发展、研讨会、推介会,设立对外窗口

第二节　西欧地区

中医药在欧洲有良好的发展基础，针灸向西方世界传播就始于欧洲。西欧地区的法国、荷兰等国在中医向全球传播的历史中起到了至关重要的作用。16世纪开始，就有欧洲传教士比较系统地向西方介绍中医脉学和药物学知识，后来针灸经荷兰人介绍到欧洲。已知西方最早使用针刺疗法的病例出现于1810年的法国，此后针灸很快传播到了美国、澳大利亚等国。

绝大部分西欧国家承认中医针灸的补充与替代医学地位，葡萄牙已对中医针灸立法，还有荷兰等国公立医保涵盖针灸疗法，私立保险公司针灸疗法的报销范围更为广泛。

一、瑞士

（一）政策与法规

瑞士政府2015年出台了联邦职业考试计划，包括中医针灸在内的四种医学通过考试可以拥有联邦认可的文凭，但称技师。2017年5月起正式承认包括中医药在内的五种补充医学与西医同等的合法地位，并对传统医学执业者实行认证注册。包括中医药在内的某些补充疗法被纳入向所有瑞士公民开放的基本健康保险制度。[39]

（二）实践与应用

1. 总体情况

20世纪90年代以来，针灸疗法在瑞士的普及程度明显提高。尤其是20世纪90年代末期以后，在中国国家中医药管理局的支持下，中日友好医院等多家国内医疗机构与瑞士有关方面合作，派出专业针灸人才到瑞士从事临床医疗工作，极大地促进了瑞士针灸事业的发展。

有关检索显示，全瑞士现在提供针灸医疗服务的机构已经达到163家，有公立医院、私立医院、私立的中医医疗中心，还有一些是私人小诊所。这些机构遍布瑞士各州，尤其以德语区居多。2003年以前，法语区只有中国中日友好医院与瑞士有关方面合作的蒙特勒（Montreux）中医中心一家较大机构，而现在，仅沃州首府洛桑（Lausanne）就出现了3家中医中心。

在瑞士从事针灸治疗工作的人员主要有以下几类：第一类是通过与中国有关医疗机构合作从中国引进的专业针灸人才，这类人员无论从专业素质还是从综合能力上，都可以说是瑞士针灸界的主导力量；第二类是瑞士的一些西医医生，这类人员开展针灸治疗是在其业余时间，其动力或是因为兴趣，或是出于获利的目的（在瑞士，西医医生如提供针灸服务，保险公司无条件予以报销）；第三类人员是一些缺乏现代医学理论基础的治疗师，这类人员的构成比较复杂，一部分是瑞士当地的针灸（中医）学校的毕业生，还有一些是取得瑞士国籍的外籍人士。以上三类人员都可以获得保险公司的支持，以第二类人员的支持力度最大。

2. 医疗保险

在欧洲对德国、荷兰、比利时、英国等所做的调查了解，瑞士是欧洲各个国家中医疗保险系统对针灸（中医）项目支持力度最大的国家。1996 年生效的《疾病保险联邦法》要求每一位瑞士居民（外籍居民应在入境 3 个月内购买并报告给社区政府）必须购买基础医疗保险（KVG）[40]。该保险属强制性医疗保险，截至 2015 年，全瑞士共有 61 家商业保险公司（集团）开展医疗保险业务，投保人可自行选择保险公司和保险方案，并且可以每年进行更换调整。但是，若想获得更加舒适、更多福利的医疗服务，例如意外事故、急救车、牙医、住院单间、替代医学疗法，投保人就必须通过自愿购买相应附加医疗保险（VVG）。

中医针灸疗法被纳入基础医疗保险经历了一段曲折的过程。1999 年，中医疗法与另外 4 种补充疗法（顺势疗法、人智医学、植物疗法和神经疗法）一同暂时被归入基础医疗保险的支付范围。但在 2005 年，政府依据 6 年试验阶段的评估结论，认定尚无充分证据证明其疗效性、适用性和经济性（WZW），进而决定将这 5 种补充疗法从基础保险中剔除出去，这样患者只能通过购买附加险接受保险支付。这项政策遭到行业组织和民众的不满，2005 年 9 月，部分国民递交了一份名为《支持补充医疗》的公民动议案，他们要求“广泛重视可选性治疗方法”，2008 年秋这一动议被撤回，因为瑞士国会协商出一项“反建议”，国会的建议去掉了“广泛”二字。2009 年 5 月 17 日瑞士全民针对这项“反建议”进行投票，本次投票参与率为 38.3%，结果显示瑞士选民以 67.0% 的明显优势通过了将中医等 5 种补充疗法列入基础保险的议案。通过行业组织向瑞士联邦卫生局（BAG）提交附有专家证明疗效性、适用性和经济性（WZW）的申请报告，联邦一般事务和政策问题委员会（ELGK）就 WZW 标准是否达标进行了审核，最后由联邦内政部（EDI）决定将中医等 5 种补充疗法再次列入了基础医疗保险。至此，患者在西医诊所经具有中医针灸疗法资格的瑞士西医大夫治疗，其诊疗费可以由基础医疗保险报销，但是在中医诊所中接受中医针灸治疗师的治疗费用仍需通过购买附加医疗保险（VVG）来报销，因为中医诊所和治疗师属于辅助医疗机构和从业人员。

瑞士各医疗保险公司对中医针灸疗法的报销政策大同小异，除极个别公司如 Swica 限定每小时治疗仅报销 80CHF（瑞士法郎）之外，绝大多数均是根据附加险条款而限定年度报销额度（通常有 1000、3000、5000 或 10000CHF 可选），诊疗费和中药费均按照一定百分比报销，直至每年保险额度用完。

目前瑞士中医针灸诊所的收费依所在州及地区的不同而稍有差异，但其诊疗项目和收费标准均必须得到保险公司认可。中医诊所一般初诊费 60CHF，一次针刺治疗费 100~120CHF，艾灸、拔罐、电针、耳针、推拿等作为针刺附属疗法另行计费（每次 20~40CHF 不等），但是保险公司依地区限定单次治疗费不高于 160 或 170CHF（不含初诊费、处方费和药费）。诊所通常是每月 1 次给患者邮寄账单，一式两份，患者自留一份，另一份寄保险公司。无论保险公司是否及时报销，患者都必须于次月底前向诊所转账付款。因此了解患者投保公司的附加险方案和额度有助于避免因保险公司拒付而引起医患误解和纠纷。

在瑞士的中医针灸治疗师如果没有得到保险公司的认可，其诊疗患者的费用将不予报销。瑞士 61 家保险公司除极个别（如 EGK 和 Visana）外，治疗师不必一家家逐个申请资格认证，仅需在 3 个机构认证注册，即可得到所有保险公司的认可。这三家机构是 EMR（Erfahrungs Medizinischen Register，经验医学注册）、ASCA（Schweizerische Stiftung Fir Komplementrmedizin，瑞士补充医学基金会）和 NVS（NaturOrzte Vereinigung Schweiz，瑞士自然疗法协会），其注册认证分别得到 46 家、11 家和 16 家保险公司（集团）的认可。由此可见 EMR 认证最为重要，获得的认可最多但仍未能包括全部保险公司，如欲接诊所有保险公司的投保患者，仍需在 ASCA 和 NVS 注册认证。由于 EMR 和 ASCA 已经包含除 Mutuel Assurance Maladie SA 和 Wincare 之外所有保险公司，除一些大型中医针灸机构外，许多个体或小诊所治疗师仅有 EMR 和 ASCA 认证号。这三家机构对中医针灸治疗师的资格审查也相当严格，不仅要求提供毕业文凭、国内行医资质证明、工作经历证明，还要提供标注学时数和成绩的课程成绩单，来决定是否批准资格认证和注册，是否批准可以使用所有疗法。例如，由于早期中医高校非针灸推拿专业学生没有单独开设《推拿学》，而之后又没有进修过该课程，因此该治疗师的注册疗法中就不含"推拿"，保险公司将拒付该治疗师使用"推拿"治疗患者的费用。此外，每个治疗师每年还必须参加 40 小时以上的继续教育，否则来年注册将不予批准。医疗活动中，每个治疗师必须清楚自己在 EMR、ASCA 和 NVS 的注册疗法信息，不仅要知道"刮痧""刺血""皮内针"是否在保险公司认可疗法清单中，更要清楚诸如"穴位注射""穴位埋线""针刀"等疗法是否为中医针灸诊所被许可实施的诊疗项目。

二、葡萄牙

中医在葡萄牙的发展已由 20 世纪七八十年代在欧美国家掀起的"中医热"演变成"中医潮"[41]，这股热潮也促成了中医针灸在葡萄牙获立法。

（一）政策与法规

2003 年，葡萄牙国会通过了以针灸为代表的六种补充和替代医学疗法的立法草案。2013 年 7 月，葡萄牙国会正式通过了《补充和替代医学法案》，确立了中医针灸等六种疗法在葡萄牙的合法地位。该法案特意为葡萄牙补充和替代医学学校设立了过渡期，经葡萄牙教育部认可的补充和替代医学学校将具有颁发高等教育证书的资质，学生所修的学分将被纳入欧洲大学学分互认系统。[42]后来在 2014 年 9 月，葡萄牙国会再次对包含中医的替代疗法进行立法规范，经过多次讨价还价，把中国的中医分成草药师、针灸师和传统中医师三类进行细类别规范，并采用积分制来确认是否颁发执业资格。2018 年 2 月 9 日，传统中医药作为第七非常规疗法的实施细则全文被颁布。葡萄牙中医药立法基本全部完成，中医的教学、科研和临床进入发展的快车道。

葡萄牙针灸师及中医师的行业准入标准规定，需要持有以下证书中的至少一种才可具备职业资格：①2013 年已经取得针灸师或中医师执照，并通过卫生部的简历认证。②骨伤针刺专科获得葡萄牙针刺或中医专科学位。③欧洲正规大学针灸或中医学位，并获得葡萄牙认证。

2019 年补充法案解决了 2013 年后中医学习人员的执业资格的申请方法。2019 年 9 月，葡萄牙国会把包括中医针灸针内的疗法认定为公共医疗行为。

（二）实践与应用

在葡萄牙常用的针灸疗法有体针、电针、耳针和头针等。

（三）教育与研究

根据葡萄牙医务委员会的规定，针灸课程必须在大学教授，教师与讲师必须是医生或具有医学学位的学生。实际上，学员们并不会参加非常多的课程，便能够获得医疗针灸学位。2018 年，随着立法的规范，中医纳入高等教育系统，由本科学位开始，理工类大学可以申请开设专业，也规定了符合欧盟学分制的 240 分，由卫生部、高等教育署等进行管理。自此，只有参考国家高考通过考试才能申请学习中医和针灸，葡萄牙教育部和卫生部认可其文凭。葡萄牙作为欧盟成员国，今后的中医文凭将自动获得欧盟所有国家认可，为其他国家中医从业人员提供前往葡萄牙学习的机会，并可以参与欧盟学分系统，参与 ERASMOS 等学习合作模式。

申请葡萄牙的针灸学位，需要通过物理、化学、生物三门课程的葡萄牙国家水平考试。针灸学位学制四年，培训内容包括基础医学、临床技能、针灸原理、针灸实践、针灸学术研究、人际交流学、医学伦理、医学法规等。

ICMART 所统计的相关教育和培训标准如下表所示。

医疗针灸类型	理论课时	临床课时	熟练度测试	初级实践
中医	250	50	是	否
当代中医针灸	200	100	是	否

三、英国

作为西方文化的中心之一，英国政府对包括中医在内的各种补充医学一直采取比较宽容的政策，民众和新闻媒体对中医药也持正面态度。英国政府在 21 世纪初期持续推进中医的立法进程，但 2011 年时突然中止。目前针灸在英国作为一种疗法可以由有资质的医生、护士和理疗师等医疗人员使用。针灸执业和教育由行业协会自我规管。

（一）政策与法规

针灸于 17 世纪初进入欧洲，19 世纪初被正式介绍到英国，20 世纪 60 年代开始兴盛[43]。此后多个针灸协会相继成立，对针灸行业进行自我规管。

2002 年，英国卫生部设立针灸立法工作组（ARWG），开始推进对针灸的立法工作。英国卫生部曾于 2005 年表示将成立补充及替代医学管理委员会，为中医行业下设三个注册机构，分别负责中医、针灸和草药的注册，统一管理包括中医在内的各种补充医学疗法。按照原定计划，第一稿法律文本在 2006 年出台，2008 年完成全部立法程序。然而到了 2011 年，当时的卫生大臣突然改变决定，宣布"不再保护中医师头衔"，至今中医立法仍呈停滞状态。

因此，目前针灸在英国仍由行业协会进行自我规管。主要的协会包括负责针灸学位教育标准制定、评估和认证的"英国针灸认证委员会"（British Acupuncture Accreditation Board，BAAB)，负责中医针灸师的注册、认证和管理的

"英国针灸协会"（British Acupuncture Council，BACC），以及负责"西学中"针灸师注册、管理和培训的"英国医学针灸学会"（The British Medical Acupuncture Society）和"认证理疗师针灸协会"（Acupuncture Association of Chartered Physiotherapists，AACP）等。（资料由英国针灸协会提供）①

（二）实践与应用

在英国，有针灸资质的医护人员可以使用针刺、艾灸、拔罐、电针、指压及其他理疗方法。大多数英国针灸行业协会倡导的是"西医针灸"，即以西医理论为疾病诊断和治疗的基础，针灸仅作为可以选择的疗法之一。除以华人为主的协会外，倡导中医"整体观"和中西医理论并重的协会有英国针灸协会和英国针灸认证委员会。

截至 2017 年年底，英国针灸协会会员有 3000 多人，英国医学针灸学会会员有 1900 多人，认证理疗师针灸协会会员有 6000 多人。每年接受针灸治疗的英国患者约 230 万人次，针灸已成为英国最受欢迎的补充医学疗法。在英国国家卫生保健优化研究所②（The National Institute for Health Care Excellence，NICE）网站（www. nice. org. uk）检索显示，针灸被推荐用于治疗偏头痛和紧张性头痛。家庭医生提供的整体医疗服务中也可包含针灸服务，但总体来说针灸服务在英国公立医保——国家医疗服务体系（National Health Service，NHS）中涉及的很少。

（三）教育与研究

英国针灸认证委员会是专门认证针灸学位教育的组织，其认证标准遵循英国针灸协会的入会标准，即英国第六级学历等级荣誉学士学位③的教育标准。具体规定是学制不少于 3 年，共 3600 学时（或相同学时的非全日制教育），其中面授教学不少于 1200 学时，临床实践不少于 400 学时[44]。该标准高于世界卫生组织规定的 2500 学时。目前共有 12 所高等院校的针灸学位教育获得认证。

多数针灸行业协会开展针灸专业培训、继续教育和学术研讨。英国医学针灸学会开展的"西医针灸"教育培训标准如下表所示（数据由 ICMART

---

① 英国针灸协会网站详见附录。

② 英国国家卫生保健优化研究所是由英国卫生与社会保障部举办但独立运营的非政府部门公共机构（Non Departmental Public Body，NDPB），负责制定卫生和社会保障行业的指南、标准、从业人员行为准则等。

③ 编者按：英国的教育体系将学历分为入门级（Entry）到第八级（Level 8）共九个等级，其中第六级为大学本科学士等级。本科学位又按毕业成绩分为五等，前四等可以在学位证书上冠以"荣誉"称号（Bachelor's Degree with Honours），表明成绩优异。荣誉学士是硕士录取的最低标准。

提供）。

培训/课程类型	总学时	临床学时（包含在总学时中）
英国医学针灸学会基础课程	85	40
英国医学针灸学会针灸文凭课程	300	110
西医针灸短期硕士结业课程	600	40
西医针灸硕士文凭课程	1200	100
西医针灸理学硕士课程	1800	100

四、法国

（一）政策与法规

历届法国政府对于针灸在法国的发展给予了很多支持，针灸疗法一直是被法国政府认可的医疗方式之一。1985 年法国卫生部成立了针灸专门委员会，以此来规范和维护针灸行业的稳定持续发展[45]。法国卫生部于 1987 年开始实施针刺资格考试和证书制度，规定针刺从业人员要经过系统的中医学教育或培训。从此，针刺疗法被正式认可为医疗方法，但尚未被纳入全民医保体系。[46]

法国政府和民众对针灸的接受度比较高。法国规定只有通过继续教育获得针灸专业大学文凭的西医医疗人员才能使用针灸。但实际上非医生和个体开业者提供的针灸服务占比例更多，政府也没有过多干预。这可能与法国比较宽松和包容的社会文化有关，也可能出于政府削减高额医疗支出的实际需要。

进入 21 世纪后，中法两国增进文化交流，政府间中医药交流与合作不断深入，两国签订了政府间中医药合作协议，举行多次中法中医药合作委员会会议，中法中医药领域的交流合作迈上新台阶。

（二）实践与应用

除西医生外，法国还有很多非医生的中医执业者开展针灸服务，虽然与有关法律有冲突，但仍可以"传统针灸"等名义开展针灸服务，并在 ASA 等保险公司投保。据 2012 年成立的法国医生针灸师工会（Syndicat National des Médecins Acupuncteurs Français, SNMAF）提供的资料，截止到 2012 年年底，从事针灸活动的医务人员达 10000 人，其中有 4000 名医生、2000 名运动疗法技师从事中医推拿，也有很多的助产士从事针灸活动，200 名左右的兽医使用针灸给动物治病，另外有大约 7000 名非医务工作人员从事针灸。

因中医在法国未获得法律承认，因此许多私立中医教育机构和非医生针灸从业人员都避免使用"中国传统医学"这一敏感词汇，代之以"中国传统能量学"。

法国卫生部门不承认外国医学学历和执照，因此外国医师若受聘于医院、研究所或某位医生，虽也可办理行医执照，但不具有独立行医权。

由于法国的针灸诊所数量较多，且每年都会新增很多针灸诊所，因而同行竞争较激烈。其收费较整个欧洲来说比较低廉，针灸治疗收费从每次 20 欧元到 80 欧元不等。根据 2013 年欧盟统计显示，法国人均月收入为 2202 欧元，按 1 周进行 2 次最便宜的针灸治疗来算，每月需要支出至少 160 欧元，但法国国家医疗保险能报销大部分的针灸治疗费用，所以法国人只要花很少的钱便可以享受针灸治疗。

（三）教育与研究

法国的针灸教育在医生协会和大专院校的推动下有较为积极的发展，但对针灸科研的经费投入较少。

1990 年之前，法国的中医针灸教育主要由医生协会组织，颁发各自认可的证书。自 20 世纪 90 年代初期开始，法国多家国立医学院校和私人学校面向医护人员开展中医针灸短期培训或周末班，学制一年至四、五年不等[47]。巴黎、里昂、斯特拉斯堡、蒙博利耶、南特、波尔多、埃克斯、马赛等地的七个医学院设立了大学校际针灸文凭（Diplôme Interuniversitaire d'Acupuncture），成为大学层面较为权威的针灸文凭。2007 年，巴黎、南特、斯特拉斯堡、蒙博利耶、尼姆等地的医学院设立了针灸专科文凭（Capacité d'Acupuncture），进行统一的国家考试，取代了前述的大学校际针灸文凭。

法国私立中医学校起于 20 世纪 80 年代，至今有 30 多所规模不等的学校。这些私人学校大多引用中国中医学院的教材，邀请中国教授讲授并且组织学生到中国实习。为了解决私立学校毕业生的合法从业问题，法国全国中医联合会（Fédération Nationale de Médecine Traditionnelle Chinoise，F. N. M. T. C.）于 1998 年发起了中医针灸师文凭考试（Diplôme d´Acupuncture Traditionnelle Chinoise，DATC），2002 年又与其他几家法国最重要的针灸团体共同创建了法国中医联盟（Confédération Française de Médecine Traditionnelle Chinoise，C. F. M. T. C.），倡导新的全国中医师文凭考试（Diplôme National de Médecine Traditionnelle Chinoise，DNMTC）。

法国中医针灸相关的教育培训标准如下表所示。

医疗针灸类型	理论课时	临床课时	熟练度测试	初级实践
传统能量学	200	100	是	否
中医	500	500	是	是
耳穴疗法	30	30	否	否

五、德国

(一) 政策与法规

德国是一个尊重传统的国家，西医学和传统医药并存。中医被德国医学界称为"中国传统医学"，与其他传统医学一样被视为"非常规医学"。

德国法律规定，医生可以有权施行他自己认为合适的治疗方法，所以最初德国西医生无须经过特殊培训即可从事针灸。2003 年 5 月在科隆召开的第 106 届德国医师代表大会，一致通过了关于将针灸培训作为合法医师进修的条例，从而从法律上确定了针灸的合法性，并规定了针灸进修的具体要求。条例对教学内容、学习时间和考试形式均做了规定，完成所有课程并通过考试的医生将获得医学针灸师证书。2006 年，德国卫生部决定针灸治疗慢性腰脊椎和膝部关节等疼痛的医疗费可以从公立医疗保险中支出。

非医务人员如想以中医身份治病，必须在德国通过自然疗法医学考试（HP）。外籍人员只要在德合法居留，语言过关就可以参加考试，考试的内容主要以西医知识为主。

(二) 实践与应用

据统计，目前 35 万医生中有 4 万～5 万的医生提供针灸治疗，其中 20% 拥有私人诊所，这些医生仅有一半参加了 140 个小时的针灸学习，而经过 350 个小时培训的仅仅有 2000 多名。多数医生治疗以局部、阿是穴为主，只有少数医生结合辨证取穴进行治疗。德国目前平均每 5 个人中就有一位尝试过针灸疗法，针刺疗法的应用占中医疗法的 80%。

(三) 教育与研究

德国主要的针灸教育和培训标准如下表所示。

医疗针灸类型	理论课时	临床课时	熟练度测试	初级实践
辅修专业针灸	120 辅修/第二专业针灸	80	由针灸协会进行内部审核 由医疗室期末考核	是
毕业证 B 证	+150 （200+150）	包括实践/ 临床实践	由针灸协会期末考核	是
德国医疗针灸协会针灸硕士	200 + 230	包括实践/ 临床实践	内部审核	是
德国医疗针灸协会东亚医学硕士	+ 300 （200+230+300）	包括实践/ 临床实践	内部审核	是
中医认证医师 （Witten Herdecke 大学与医学学会）	1000	包括实践/ 临床实践	笔试、口试与实践考试	是
中医硕士课程 （慕尼黑）	6 个大学学期	包括实践/ 临床实践	审核与期末考核	是

六、荷兰

（一）政策与法规

荷兰市场监管环境相比其他欧盟国家较为宽松，近 10 年荷兰中医针灸发展相对快，荷兰政府将针灸和正骨、理疗、电疗、草药、推拿、指压、顺势疗法等一起列为"补充替代疗法"，并用法律予以制约。

荷兰对针灸从业人员实行注册制度，要求是有本科中医文凭并完成规定西医课程。针灸治疗已纳入国家医保，获保险公司认可的针灸行业协会会员提供的针灸服务费用可由医保报销。

（二）实践与应用

耳针、电针和以西医神经生理学为基础的节段针灸在荷兰较为常用。荷兰的中医从业人员近 3000 人，华人从业人员占 10% 左右，诊所有 2000 多家。荷兰中医及针灸诊所在保持中华传统特色的同时，通过提供接西医的诊疗条件，提高现代诊疗服务质量，将传统药剂改良为可口服的冲剂饮片，有效消除了荷兰患者的就诊和服药心理障碍，促进了中医诊疗服务的推广和普及。

时至今日，中医药在荷兰的普及已有 30 多年历史，针灸由于其简便易行、疗效显著的特点，也日益受到荷兰人的青睐。资料显示[48]，1990 年大约有 0.7% 的荷兰人愿意接受针灸治疗，到 2002 年则增加到 1.4%。在 2010 至 2012 年期间，荷兰约有 100 万人接受替代治疗，其中 25% 接受针灸治疗，是所有替代疗法中比例最高的。至 2011 年，荷兰大约有 300 名注册针灸师，即大约 0.5%的荷兰医生使用针灸疗法。针灸在荷兰不仅受到普通民众的欢迎，也日益获得官方的重视。在 2010 年第七届世界中医药大会期间，荷兰医师针灸师学会会长黄春丽女士得到荷兰女王的表彰，并荣获勋章，表明荷兰政府对中医药在当地的发展持支持态度。尽管目前针灸日益得到荷兰各阶层的接受，在某些中医私人诊所就诊的患者中原籍荷兰的人士比例高达 95%，但在荷兰的大型正规公立或私立医院中，尚没有针灸或者中医科的设立，针灸仅作为补充和替代医学的方式而存在。同时，因为针灸在荷兰未被列入基本医疗保险，所以在荷兰大部分针灸患者属于受过高等教育的高收入人群，且大多购买了医疗附加险。他们年龄一般在 30～65 岁，女性占的比例比男性高，约 2：1。

在荷兰，针灸治疗的病种较为广泛，主要包括各类痛症、失眠、面肌痉挛、瘫痪、震颤麻痹、抑郁症、风湿性疾病、各种劳损性疾病、不孕、性功能障碍、尿失禁、花粉过敏、倦怠综合征、皮肤疾病、婴幼儿的腹痛腹泻、慢性鼻炎、咳嗽、哮喘及某些心理疾病等，涉及内、外、妇、儿、骨伤等多科多系统。此外，针灸还被应用于戒烟、减肥等。另外，虽然中医科或针灸科在荷兰医院里没有被设立，但医生在诊疗过程中，有权利据患者要求提供针灸治疗，如在手术中使用针灸术进行麻醉、缓解各种痛症、协助孕妇生产等。这些针灸治疗手段可由本院医生实施，也可请其他医院的针灸师完成。

（三）教育与研究

在荷兰，针灸课程仅作为替代医学课程的一部分而没有得到足够重视。目前，在荷兰尚没有能提供针灸研究生课程的学校，没有正规公立的针灸教育机构。私立的针灸学校规模一般不大，其中比较正规的有青白中医药学院、神州中医大学及荷兰中医学院。这是目前主要的 3 所较为正规的中医私立学校。3所学校的入学条件基本相同：①必须完成普通高中教育。②学员须是医学类从业人员或物理治疗师等。3 所学校的毕业证书均被荷兰所有中医协会认可。

据 ICMART 统计，荷兰主要针灸课程和培训标准如下表所示。

医疗针灸类型	理论课时	临床课时	熟练度测试	初级实践
中医	366	366	是	否
耳穴针灸	108	108	是	否
Voll 电子针灸	108	108	是	否
节段针灸	108	108	是	否

七、西班牙

(一) 政策与法规

西班牙对中医尚未立法，但是西医生可以使用针灸疗法。2007 年加泰罗尼亚地区会议通过了一个关于对中医立法的预案，但提交到卫生部后受西医生的阻挠而搁置，至今未再重审。针灸服务未纳入西班牙公立医保，有几个医疗保险公司也包括针灸服务，但是投保人每月需要交的保费比较高。西班牙议会于 2009 年通过法案承认针灸是一种医疗行为，只有医学博士有资格在公立或私立医疗机构使用，针灸学位的颁发、法律的制定由医学协会理事会（Medical Association Council）负责。该法案于 2011 年正式生效。2018 年 11 月，一名罹患白血病的青年迷信自然疗法而延误治疗，不治身亡，西班牙政府为避免"潜在的弊端"，意图禁止包括针灸在内的诸多补充与替代疗法，但截至目前尚未采取措施。[①]

(二) 实践与应用

在西班牙西医生可使用针灸，也有很多中国中医师开设按摩中心。近些年来选择中医方式治疗的患者越来越多，成迅速上升的趋势。

(三) 教育与研究

西班牙的中医针灸教育培训主要面向西医师，巴塞罗那大学和利亚达大学设有硕士学位课程，学制为 500 学时。西班牙常见的中医针灸培训标准如下表所示。

医疗针灸类型	理论课时	临床课时	熟练度测试	初级实践
中医	300	150	是	
当代针灸	50	–	是	

八、丹麦

(一) 政策与法规

丹麦未对中医针灸立法，但西医生可以使用针灸，对中医药的管理与英国基本相似。

(二) 实践与应用

据调查，丹麦学过针灸的西医生有约 800 人，专业的针灸师不超过 200 人，

[①] 新闻内容原文链接详见附录。

而非医生的针灸师超过 500 人。丹麦医生一般是在其他治疗方法无效的情况下才选用针灸。另外，在丹麦取得医生资格的中国人、一般丹麦公民和有居留权的外国人，都可以开设门诊，区别在于有无处方权和收费标准不同。

（三）教育与研究

在丹麦，有数十所针灸学校，其中还包括哥本哈根大学针灸学院。还有很多仅在工作日晚上以及周末授课的针灸学校，有医师资格的人在这些学校里经过至少 3 个月培训、并通过考试拿到毕业证书后，便可以申请开设针灸诊所。这些针灸学校常常会使用中国国内针灸教材的英译本授课，在这些学校里我们常常能看到中国教师的身影，他们中的大多数曾经是中国正规中医院校的教师，受丹麦高福利的吸引前来工作，由于拥有丰富的针灸教学经验，这些老师们常常被邀请于不同的学校进行授课和讲座。

九、爱尔兰

（一）政策与法规

爱尔兰未对中医针灸立法，针灸由行业协会自我规管。协会所办学校毕业的学员可直接入会，入会必须通过考试。考试报名资格要求为爱尔兰本国正规中医培训学院学习 3 年以上、300 学时以上，或外国中医学历全日制 3 年以上。针灸疗法未纳入公立医保。

中成药受到迅速崛起又倒闭的中医连锁店负面影响，一度陷入信任危机，现在虽然仍可销售，但必须从欧洲进货，且不得含禁售成分。

（二）实践与应用

当地居民对于中医针灸有所了解，这得益于曾经铺遍爱尔兰各个大型购物中心的中医连锁店。理疗师也可应用针灸疗法，但大多选取阿是穴，对中医理论学习不够系统和深入。

（三）教育与研究

爱尔兰约有 5 家针灸培训学院，但因为经济危机而导致招生困难，学习针灸没有最低学历要求，但要有合法居留身份。

十、挪威

（一）政策与法规

挪威政府对中医药采取观望的态度，西医生可以使用针灸疗法，中药大多数以食品、营养品或食品添加剂的形式进入挪威。

（二）实践与应用

在挪威，常用的针灸疗法是基于西医理论基础的针灸技法，以及耳针、头针等。

（三）教育与研究

20 世纪 70 年代初，挪威首都奥斯陆一位西医生本特（音译）前往南京中医学院（现南京中医药大学）WHO 合作中心学习针灸，回国后开办了针灸学校，并与南京中医学院建立了长期协作关系[49]。20 世纪 90 年代挪威针灸学校经政府批准升格为挪威针灸（包括中医药内容）学院，成为一所中医药针灸高等学府，培养高层次中医药人才，既有本科生，也有硕士生、博士生。2008 年 7 月挪威针灸学院与南京中医药大学国际教育学院签订协议，正式建立了本科学位联合办学，南京中医药大学向挪威针灸学院提供针灸临床实习、中医文献科学研究等条件。中医针灸在挪威针灸学院是一个独立专业，授予本科学位。全日制学生学习三年（半脱产学生则需学习四年）。医护人员则不需要学习基础解剖和病理学（40/180 学分）课程。挪威主要的中医针灸课程标准如下表所示。

医疗针灸类型	理论与临床	熟练度测试	初级实践
医疗针灸	172+172	是	否
中医	3 年	是	否
耳穴针灸	24	否	是
头皮针	24+24	否	是
内部肌肉刺激	24	否	是

十一、瑞典

（一）政策与法规

瑞典未对中医针灸立法，西医生经短期 1～3 个月学习可以合法使用针灸治疗。其他私人诊所不允许治疗癌症、糖尿病、癫痫及八岁以下儿童。接受西医针灸治疗可享受医保。针灸服务未纳入全民医保体系。针灸行业在瑞典由瑞典针灸学术研究学会及本地针灸学会自我规管。个人申请开办私人诊所按瑞典当地法规进行申报。

（二）实践与应用

瑞典针灸学术研讨学会与本地针灸学会共有会员 300 余人。加入协会的要求是完成协会认可的学校教育并修满西医解剖课程 60 学分。

（三）教育与研究

2017 年，世界针联与瑞典针灸学术研究学会合作在斯德哥尔摩成立了"世界针联—瑞典中医针灸联合教育基地"和"世界针联瑞典国际针灸师水平考试委员会"。该基地依照世界卫生组织和世界针联制定的中医针灸相关标准和操作规范，遵循瑞典国家最新颁布的医疗卫生行业管理要求，书写患者病历和医疗处置，面向瑞典中医针灸从业者进行培训和考核。高质量的培训和考试提高了当地从业人员临床、科教水平，有助于推动中医针灸在瑞典得到法律承认，从而纳入医保。目前瑞典针灸学术研究学会正与律师团队一起积极准备答辩立法委员提出的相关问题，寻求进一步推动立法进程。

十二、比利时

（一）政策与法规

比利时至今对中医没有立法。中医在比利时一直面临着民间热、政府冷的局面。20 世纪 80 年代时政府曾经严格禁止使用中医针灸，90 年代起针灸立法的呼声逐渐增高，政府也推动过针灸立法进程，但由于政治动乱最终未获通过。

目前比利时政府默认西医生可以使用中医针灸，比利时医学针灸协会进行自我规管。针灸在比利时未纳入公立医保，私立医保覆盖面也很小。

在比利时从事医疗检查、诊断和治疗一直以来都是西医医生的权力，受到法律保护。1967 年 11 月 10 日颁布的皇家法令第 78 条（KB78）以法律的形式再次确定了医生的独特权力以及相关医疗人员的职业规范。而当中医，特别是针灸在比利时出现在公众视野时，医生针灸师与非针灸师的权力之争就产生了。在比利时从事中医或者针灸职业的大体可以分为 3 类人：西医医生、理疗师和其他人员。其他人员就是指既不是医生，也非理疗师的普通中医针灸爱好者，也包含来自中国大陆、香港或者台湾、毕业或者进修过中医针灸的华人。从 60 年代针灸在比利时开始兴起直到 90 年代末，有多位非西医医生人员从事针灸而被提起公诉，但法庭在对他们宣判有罪的同时，仅仅予以一定数额的罚款，判决生效之后并没有限制或者停止他们继续从事针灸临床，一定程度上相当于予以默许。

由于针灸在比利时享有良好的声誉，中医针灸师也越来越多，于是动员民众、游说政客、扩大呼声等系列活动如火如荼地进行。成立于 1982 年的比利时针灸协会（Belgian Federation of Acupuncture）联合了 EUFOM（European Federation for Oriental Medicine）等几个针灸专业协会，投入了巨大的财力、物力和精力，从 90 年代起不懈努力呼吁针灸立法。1999 年 4 月 29 日，时任比利时卫生部部长推动了针灸等互补/替代医学的立法草案的建立，并在国会通过。1999 年 11 月，比利时政府颁布了法规确保执法。但这届政府在这项法律草案还没有最后法律投票生效之前便轰然倒台。尽管如此，这项议案还是具有法律效应的，目前还在修改讨论和完善修改之中。该草案明文规定了针灸师的从业人员一定是下列专业的毕业生：医生、理疗师、助产师、护士和牙医等具备医学背景的人员，并参加规定学时的课程，经过针灸专业训练，在卫生部认可的专业协会进行认证和登记，接受针灸专业协会的资格检查。具体来讲，比利时政府部门目前基本明确如下操作程序。[50]

针灸师证由比利时卫生部在参照特别专家委员会的基础上发放；特别专家委员会由 7 位西医医生和 7 位非传统医生组成；特别专家委员会将制定取得证书的标准和每一个非传统医生的执业范围；特别专家委员会下的非传统医学专业中还要分设各个专业分会，并由 3 位西医医生和 6 位非传统医学医生组成；各个专业分会负责制定职业标准、注册、规范和收费标准，以及目前已经从事该职业，但尚不符合发证标准的过渡转化条件；所有非传统医学医生需要向患者的西医医生汇报治疗结果；无论是西医医生还是理疗师从事针灸专业时需要接受 1000 小时包括理论、临床实践和实习的针灸教育。

从上述针灸立法议程来看，这一法律草案的出台保护了比利时患者的健康合法权益，更重要的是可以从根本上保证针灸从业人员的质量。自从这个针灸立法的草案在国会通过之后，比利时从事针灸的非医学医生再也不用担心遇到法律诉讼和纠纷，即使医生针灸师或者医生针灸师协会因发现非西医医生从事针灸专业而提起诉讼，一般来讲法院也不会受理，针灸师的合法地位基本形成了。然而，如果这项法规最后得到通过，来自中国大陆的中医针灸毕业生将再也无缘比利时的中医针灸市场了，因为来自中国的文凭将不被承认。

从 1999 年 4 月 29 日至 2016 年，比利时互补替代医疗立法草案已经开始显效并执行，各个相关替代医学协会也已经严格按照行业标准对从业人员审核、注册、制定教育标准，已经将不符合入会标准的人员清理。但是，这个关于针灸以及其他 3 项互补替代医疗法律草案还没有真正形成法律。

（二）实践与应用

比利时常见的针灸疗法包括中医针灸、电针、耳针、头皮针和激光针等。比利时从事中医针灸人员在逐年增加，教育质量也在逐步提高，但中医针灸从业人员的专业水平仍然有限。目前，在比利时的针灸从业人员大约有近 600 人，其中非医生针灸师约有 400 多人，其余为西医医生。非医生针灸师中绝大多数为理疗师，其中也包括一些护士、助产士和牙医。来自大陆的西医和中医大多包括在非医生针灸师中，而且数量有限。

世界卫生组织 2001 年的数据表明[51]，在 1998 年中有 40% 的比利时民众至少一年中有一次接受替代医学治疗，其中排在首位的替代医学是顺势疗法，其次是针灸。而根据最新的发布于 2014 比利时官方的统计中心表明，在 2010—2012 年期间，比利时民众首选的替代医学便是针灸，约占总人数约 25%。针灸越来越被比利时民众所接受。

（三）教育与研究

比利时的中医针灸教育起步于 20 世纪 60 年代末，当时仅仅是面对西医医生开设的。虽然存在针灸学校，但是并不对非医生中医爱好者开放，而且无论规模还是生源都处于起步阶段，零星散在的几位针灸师所接受的教育大多是前往法国、英国、日本，以及香港、台湾完成的。1978 年精明中医学院建立，第一次将脏腑辨证、舌诊和脉诊等内容入教学计划，更加全面地向学院传授中医知识。这次教学改革和尝试给比利时的针灸教育注入了新的生机，更加符合中医本身的教育要求。2003 年，比利时精明中医学院合并至鲁瑟拉勒高等学院（Hogeschool Roeselare，归属鲁汶大学）。这一合并正式标志着中医针灸进入比利时高等教育体系，所发毕业文凭相当于硕士学历。随后，鲁瑟拉勒高等学院的针灸课程于 2010 年被并入布鲁日高等学院（Hogeschool Brugge，归属鲁汶大学），所颁发的文凭仍然被比利时教育部认可，相当于硕士学历。2012 年比利时各个大学的医学院院长举行圆桌会议，一致通过了取消针灸以及其他 3 项替代医学在比利时高等院校医疗系中的教育地位。比利时医学针灸协会针灸专业学历课程标准如下表所示。

医疗针灸类型	理论课时	临床课时	熟练度测试	初级实践
3 年制学历课程	每年 100 课时，三年共 300 课时	24	每年	是

十三、奥地利

奥地利位于中欧南部的内陆国，面积 83858 平方公里。东邻斯洛伐克和匈牙利，南接斯洛文尼亚和意大利，西连瑞士和列支敦士登，北与德国和捷克接壤。

在奥地利，针灸作为一种传统医学中的疼痛疗法，其合法地位于 1986 年被最高医学委员会认可。针灸学位证书由奥地利医学委员会颁发。奥地利认为针灸是被称作综合医学的传统医学的一部分，在特殊情况下会给予报销。根据卫生服务法，针灸是一种可以在医院使用的科学治疗方法。针灸治疗与处方中草药的费用，由国家健康保险制度和额外的私人保险公司支付。

十四、意大利

意大利地处欧洲南部，与法国、瑞士、奥地利和斯洛文尼亚接壤，国土面积约30.1万平方公里，全境4/5为山丘地带，大部分地区属亚热带地中海式气候。人口约6100万（2014年），居民多信奉天主教。

（一）政策与法规

目前在意大利，中医药与其他传统医学被归为替代医学进行管理。意大利民众和西医医生对中医药的认可正在逐年上升。意大利卫生部门只认可西医从业资格，仅具备中医从业资格的从业人员无法独立行医，从事中医医疗服务必须在具备西医从业资格人员的监督和指导下进行，西医对有关服务承担责任。另外，中医服务也未纳入意大利医疗保险体系，只能通过私人医疗诊疗机构提供相关产品和服务，消费者所有花费只能个人承担。

在意大利从事针灸治疗和研究的人员均为意大利本国医师。对于中医诊疗技术（针灸与推拿按摩），目前只有托斯卡纳、伦巴第和艾米莉亚大区区政府规定可以作为西医治疗的补充治疗手段。对患者实施针灸等需要医生开具证明，部分费用可纳入医疗保险费报销。

目前在意大利只有针灸得到许可。从1990年开始，意大利允许地方卫生局的诊所内和公共医疗体系或与地方卫生局有协议的私营医疗机构内开展针灸服务。

2013年2月7日，意大利政府与20个地区卫生行政部门就顺势疗法、针灸、中草药领域的医生培训和执业标准及形式正式达成协议。它由20个区域根据当地的优先事项将其转化为区域法律。

（二）实践与应用

近年来，中医药产品和服务收到当地越来越多普通民众和医学界认可，尤其是针灸和推拿。意大利当地也建立了多家针灸中医研究、交流、培训和推广机构，主要有意大利针灸联合会，1987年成立，代表意大利境内18家针灸医学协会，医生会员2000多名，与意大利卫生部、高等卫生研究院、教育部、国家医疗服务体系、地方卫生局以及欧洲议会等机构建立了联系。其他民间团体还有意大利针灸协会、意大利中华医药学会、意大利针灸中心学校联盟等。

在意大利，中医针灸发展迅速，中医针灸诊所遍布各地，目前全意大利有20多家针灸（中医）学院（校），托斯卡尼大区有60多家针灸（中医）门诊，有600多名中医针灸师，其中20%以针灸为主业，每年治疗患者200万人次。另外军医系统也逐步接受中医，如罗马军医院于2005年12月19日正式开设了针灸科。据意大利针灸联合会的统计显示，在意大利行医开展针灸治疗的西医医生为6728名，分布在全国各个大区。近30年来，意大利已经有上万人次接受过中医针灸治疗。

（三）教育与研究

由于民众越来越认可中医药，在意大利使用针灸、推拿等中医疗法的意大利医生也越来越多，带来就业的曙光，因此有不少地方学校和私营学校，甚至大学也开设了中医药科目。面对各校层次不齐的中医药教学大纲，意大利卫生部和教育大学研究部希望能统一和规范中医药教学。在中国科技部、国家中医药管理局等单位的支持下，2005 年 4 月 20 日意大利卫生部、教育大学研究部两部联合颁布关于意大利中医药硕士教学的规定，首次正式以政府法令的形式批准罗马大学和米兰大学开设中医硕士班。该硕士班于 2006 年上半年正式开课。

意大利针灸学校于 1993 年由针灸研究医学家协会和甘肃大学等机构联合成立，组织每四年一次的课程，根据欧盟非常规医药指导方针和意大利针灸联盟的计划进行每年不少于 112 小时的教学。第一和第二年主要是基础理论的学习，第三年进行不同的临床实践，第四年进行针灸穴位分析、中药、饮食、按摩和体位技术的学习。

意大利针灸中心学校联盟于 2001 年在罗马成立，目的在于促进传统和现代中医的研究交流等，促进开放的临床研究，促进医学工作者和非医务人员的文化、科学和培训的合作。联盟创建单位有：佛罗伦萨针灸学校、针灸研究医学家协会、佩鲁甲城针灸学校。

意大利针灸协会 1997 年开设了针灸教学课程，学期为三年，同时开设有卫生部授权的其他继续教育课程。意大利医学艺术学院开展的继续教育把中医、针灸作为继续教育的选修课内容并计算学分，2001 年 12 月该院举办了首届欧洲-中国传统医学大会。利马窦学校组织四年一次的针灸课程，对象主要面向意大利西医医学和外科学的毕业生。针灸教学的科目是根据世界卫生组织、高等卫生院和欧盟的有关规定来设置的，包括中医学院和意大利针灸协会的规定，并得到这些单位的许可。利马窦学校在意大利卫生部门注册为在医生持续教育范围内的培训组织单位。

自 2000 年起，意大利卫生部已先后与我国科技部、卫生部、质检总局、药监局、中医药局签署了部级合作协议。意大利卫生部每年拿出 80 万欧元给分布在全国的 15 个公立研究机构和 17 个私立研究机构，用于支持他们与中国的大学和科研院所的医学合作，其中用于中医药的合作是以"与西医联系的传统医学和医药"的名义展开的。除卫生部下属的这些研究单位外，还有很多研究机构、大学和私营公司对中医中药开展研究。

表 20　西欧地区针灸政策概况

序号	国家	立法级别	法律名称	法律文号	颁布或通过时间	立法内容	管理部门	保险覆盖	立法特点
1	瑞士	国家政策			1999 年			能得到私人医疗保险公司的报销	国家的医学联合会均认为针灸是一种辅助的医疗方法。瑞士政府 2015 年出台了联邦职业考试计划，对包括中医针灸在内的四种医学通过考试可以拥有联邦认可的文凭，但称技师
2	葡萄牙	国家级	《补充和替代医学法案》		2013 年 7 月				确立了中医针灸等六种疗法在葡萄牙的合法地位。其他五种疗法分别为顺势疗法、整骨疗法、自然疗法、植物疗法和整脊疗法
					2014 年 9 月				葡萄牙国会再次对包含中医的替代疗法进行立法规范

续表

序号	国家	立法级别	法律名称	法律文号	颁布或通过时间	立法内容	管理部门	保险覆盖	立法特点
3	英国	国家政策			2008年	2008年6月16日，在由英国卫生部立法工作小组提交给英国政府的"针灸、草药、中医"立法建议中，针灸不再作为中医师或草药医师的附属，而是以独立的"名号"出现在提案中		英国是一个全民公费医疗国家，凡是到卫生保健体系（National System，简称NHS）指定医疗机构，医院诊病都不需要支付任何费用。针灸目前尚未纳入英国政府NHS。若在私立医院和诊所，只要加入英国政府私立医疗保险（需要支付费用），针灸的费用亦给予报销	英国规定西医可以使用针灸在内的传统医学疗法，有政府和医学会位教育和认的针灸学历课程
4	法国	国家政策	卫生法		1987年			部分地区的针灸治疗费用可以得到国家医疗保险的报销，还能得到私人医疗保险公司的报销	1952年，法国国医学科学院在答复卫生部时指出，针灸是包括诊断与治疗的整体的医疗行为，只有医师才有针刺疗法的医学权利。国家均认为针灸是一种辅助的医疗方法，对于非医务人员从事中医药针灸，这个行业没有规范管理

续表

序号	国家	立法级别	法律名称	法律文号	颁布或通过时间	立法内容	管理部门	保险覆盖	立法特点
5	德国	国家政策	《关于将针灸培训作为合法医师进修的条例》		2006年7月4日		德国卫生部,调控方面由德国政府和医学联合会共同承担	批准采用中医针灸治疗慢性腰椎和膝部关节等疼痛的医疗费可以从医疗保险中支出。部分地区的针灸治疗费用可以得到国家医疗保险的报销,还能得到私人医疗保险公司的报销	针灸被德国认为是一种特殊的治疗手段,在法律1976年德国颁布了替代医药的国家政策和法律法规。1978年德国制定了传统医学补充与替代医药的国家计划,并成立了传统医药/补充与替代医药的专家委员会
6	荷兰	国家政策				补充医学	荷兰没有专门的传统医药管理机构	能得到私人医保险公司的报销,一般采用欧盟有关条例	在法律层面,包括针灸、草药,推拿在内的各种中医药疗法和顺势疗法,指压疗法等一样,在荷兰被列入补充医学范畴
7	西班牙	国家政策						西班牙有几个医疗保险公司也包括针灸服务,但是投保人每月需要支付的保费比较高	西医可以使用针灸在内的传统医学疗法

续表

序号	国家	立法级别	法律名称	法律文号	颁布或通过时间	立法内容	管理部门	保险覆盖	立法特点
8	丹麦	国家政策							西医可以使用针灸在内的传统医学疗法
9	瑞典	国家政策							瑞典卫生部门只承认针灸止痛，不承认中医
10	比利时	国家级	《互补/替代医学立法草案》		1999 年 4 月 29 日国会通过草案	补充替代医学		私立医保覆盖面较小	该草案明文规定了针灸师的从业人员一定是下列专业的毕业生：医生、理疗师、助产师、护士和牙医等具备医学背景的人员，并参加规定针灸专业的课程，经过针灸专业训练，在卫生部会进行认可的专业登记，接受针灸专业协会的资格检查
11	奥地利	国家政策			2004 年 3 月（2005 年生效）		卫生部起草，议会通过，女皇签署		设草药和针灸两大注册部分。针灸已获得官方的认可

续表

序号	国家	立法级别	法律名称	颁布或通过时间	立法内容	管理部门	保险覆盖	立法特点
12	意大利	国家政策					部分地区的针灸治疗费用可以得到国家医疗保险的报销,还能得到私人医疗保险公司的报销	国家的医学联合会均认为针灸疗法是一种辅助的医疗方法。西医及西医师可使用针灸

表 21　西欧地区针灸现状 SWOT 分析

地区	针灸优势（S）	针灸劣势（W）	机遇（O）	威胁（T）
西欧	1. 医学目的调整和医学模式的转变,社会更关注预防和健康,这与中医针灸的核心价值理念相一致,代表着未来医学的发展方向和目标 2. 中医针灸对常见病、多发病、慢性病及疑难杂症有独特的疗效、毒副作用小 3. 中医针灸具有"简、验、廉",治未病和康复的特色 4. 中医针灸应用较为广泛,在全世界 183 个国家或地区均有使用	1. 中医针灸科研能力薄弱,尚未建立科技创新体系 2. 中医针灸面临传统与创新的问题,如中医治疗缺少临床证据,中医人员继续教育及能力提升,高水平人才缺乏等问题 3. 中医人员存在行业自律问题,诊疗水平参差不齐,中医人员鱼龙混杂 4. 语言问题突出。懂专业的中医人员往往不精通外语,而懂语言的往往不懂专业的准确翻译和讲解中医治疗方法和疗程 5. 中医针灸的国际传播缺乏系统性和组织性,多为零散的医师个体进行传播,难以形成较大规模,在海外力量较为薄弱,争取立法时往往遭到困难	1. 西欧大部分国家已立法或正在推进立法,将中医学（针灸）纳入补充与替代医学 2. 近年来已有越来越多的西欧国家民众应用中医针灸防治疾病,对中医针灸养生保健需求较大 3. 政府间中医针灸合作不断得到加强 4. "一带一路"倡议的实施,西欧国家经济发展与我国有较强的互补性,中医针灸成为商贸活动的重要内容 5. 近代以来,西欧及北美华人华侨较多,民间交流与合作活跃	1. 由于西欧国家有关于中医的规定较严,而且对中医针灸也进行限制,由于准人标准和法律规定,中国中医执业医师在欧美国家获取行医资格中面临语言、认证等一系列难题 2. 中医针灸的科学内涵及原理的作用在重大疾病治疗中的作用尚未得到现代医学界的认同 3. 在发达国家,现代医学的主流地位难以撼动,中医针灸面临现代医学的市场竞争

表 22 西欧地区针灸发展战略分析

地区	SO 战略	ST 战略	WO 战略	WT 战略
西欧	1. 政府间合作:加强与西欧各国政府间合作,自上而下推动中医医疗资质证书和中医学历的认可和承认 2. 疗效体验:加强高水平中医医疗合作,选派高水平的中医人员在中医中心进行部服务,展示中医针灸的疗效 3. 教育本土化:加强对当地中医医疗人员的培训和培养,通过多种途径和渠道,对当地医疗技术人员进行培训和教学,推广中医治疗技术	1. 标准铺路:制定针灸行业标准,提高中医针灸人员素质 2. 文化引领:加大对中医针灸文化服务产品的出口,并通过影视作品、学术讲座、义诊座等多种形式推广中医理念和中医文化	1. 科技搭台:推动中医针灸在防治疾病中的合作 2. 文化辐射:加强中医中心建设,在体验中医针灸治疗的同时,传播中医针灸文化 3. 教育本土化:加强中医针灸历教育合作,积极培养本土化中医针灸人才	1. 高层引领:加强传统医药,中医针灸学术交流,举办中医区域性中医针灸学术会议 2. 文化传播:加大对中医针灸文化服务产品的出口,并通过影视作品、学术讲座、义诊等多种形式推广中医理念和中医文化

第六章　美洲地区

第一节　北美地区

北美洲的针灸在已经发展十分成熟，美国和加拿大都分别对针灸进行了立法。而针灸在拉丁美洲从 150 年前传入古巴，继而延续至今已传到拉美的多数国家与地区，随着各国之间交流增多和拉美经济的不断发展，针灸在这些国家和地区有了一定改善，但还存在许多不足，针灸高等教育并不完善，临床应用针灸的疾病谱比较局限，语言、文化、对外交流等方面存在的障碍，给针灸的发展和普及带来了诸多不便。巴西、古巴、墨西哥、阿根廷、巴拿马、委内瑞拉等国家资料比较丰富，针灸发展具有一定规模，但是在不同方面还存在诸如政策、教育、医院、交流等各个环节的问题。今后拉美针灸事业的发展需要在如下方面加强努力：①政策上的改进并制定推动针灸发展的法规、法律。②重视针灸的规范教育。③增加西班牙语版本的针灸书籍和刊物。④加强网络建设，提高针灸信息的流通。⑤改进与中国政府及其民间文化的交流。⑥发展针灸交流学会和针灸协会，充分发挥其职能与作用。⑦积极开展针灸镇痛、针刺麻醉和针灸戒毒，以带动针灸的临床发展。⑧落实中医药国际科技合作规划纲要精神，促进拉美针灸发展。希望通过拉美各国和中国的共同努力与相互合作，能够促进针灸在拉丁美洲的繁荣和完善，加快"针灸国际化"的发展步伐。

一、美国

美国是一个移民国家，兼收并蓄世界各国文化，包括医术。与其他国家相比，针灸传入美国的时间比较晚。20 世纪 70 年代初，一个记者、两位科学家、四名医师以及尼克松访华团掀起了美国针灸发展热潮，一场持续多年的"针灸热"成为中医药在美国发展的拐点。

（一）政策与法规

在过去的40多年中，美国针灸教育经历了20世纪70年代的起步期，80年代的增长期，90年代的快速发展期和21世纪后的平台期。1993～2001年是美国针灸立法的快速发展期。无论从针灸行医人数还是学校分布上看，加州、纽约州和佛罗里达都是最活跃的地区，其中以加州为首。这些学校大都是民间社团或私人举办，在校生最多达500多人，最少仅几十人，学生来源主要是华裔，也有相当数量是非华裔。美国针灸中医教育进入主流教育尚属刚刚起步。

美国是世界上最早对针灸进行立法规管的国家之一。针灸的立法与规范管理是其进入各国主流医疗体系的基础。尤其进入21世纪以来，越来越多的国家和地区开始了立法行动或者开始考虑立法。研究和利用各个国家现行的法律法规及传统医药管理制度，争取进行针灸立法或努力影响立法，在其既定的立法模式与构架下，使中医针灸能够合法地进入各个国家已渐成现实。

美国属于联邦制国家，联邦法律是美国的最高法律，也是美国的主法。众议院一直有议员为让国会尽快通过《联邦针灸法案》（the Federal Acupuncture Coverage Act）而努力。来自纽约的众议院议员 Maurice Hinchey 自1993年开始国会推进此项立案，旨在提请联邦政府将执业针灸师及西医针灸师提供的针灸治疗费用纳入医疗保险。2011年 Maurice Hinchey 再次提出"2011年联邦针灸福利法案"，希望联邦医疗计划以及联邦雇员健康福利计划都必须提供针灸医疗服务，并将中医纳入美国主流医疗体制中，但是该法案仍未获通过。这已是十余年间来该议案第十次被提出。现在该法案已修订至 H. R. 1328 版本，依然在国会的讨论和修正中。到2018年为止，美国已有多位议员共提出48项针灸立法法案，截至目前，联邦法律却仍未通过针灸立法法案。

但联邦法规对针灸所使用的针具予以了认可。之前，针灸所使用的针具一直是作为试验器材在美国使用，这种情况在1996年发生了改观。美国食品药品监督管理局在《联邦法规》第21标题第880.5580部分中认为针灸所使用的针具属于医疗器械，对针灸用针的医疗器械地位给予了承认。这在某种程度上可以理解为美国联邦政府对针灸合法性的认可。

为使针灸在美国获得合法地位，以华人为首的各方均作出了不懈努力。2015年至今，结合针灸简便廉验的特性，全美中医药学会连同多位美国国会议员提出近30条法案推动针灸合法化以解决药物成瘾及慢性疼痛问题，如 Judy Chou 所倡导的 Acupuncture for Our Heroes Act 等。尽管未获得通过，但这些积极努力在美国社会造成了一定程度的影响，使更多人认识到了针灸的疗效。

2016 年，美国劳工部更新的《标准职业分类法案》（Standard Occupational Code）中新增针灸师这一分类，使针灸师成为联邦认可的职业。

2018 年 2 月，美国退伍军人事务部（Veterans Health Administration）发布的正式文件中，第一次从美国联邦政府层面认可了针灸师这一职业，并分配了职业代码（图 9）。

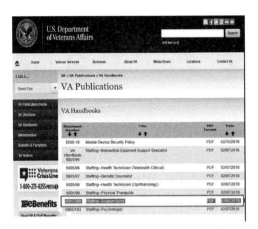

图 9 美国退伍军人事务部认可针灸师这一职业

作为联邦制国家，美国的联邦和各州都享有立法权，换言之，美国各州在遵循宪法的基础上拥有较大的自主权，并具有立法权。相对于联邦立法的缓慢推进，各州对针灸的立法规管步伐则快速的多。以下部分所说的针灸立法，指的是各州针灸立法，立法法案指的也是各州针灸立法法案。

美国共有个 50 个州和 1 个特区，截至目前，已有 47 个州明确颁布针灸实践法，对针灸进行了立法规管。50 个州中，尚有南达科塔州、俄克拉荷马州和阿拉巴马州未对针灸进行立法规管。阿拉巴马州虽未专门对针灸进行立法规管，也不存在针灸师头衔或称呼，但是当地的西医医师在患者同意的前提下可以使用针灸治疗疾病，也依据联邦法规承认针灸器械的合法性。美国从 1976 年至今陆续有几十个州对针灸立法，促成联邦政府 2009 年通过联邦针灸法案，给予注册针灸师"医生"的地位。各州针灸立法时间如下表 23：

表 23 美国各州针灸立法时间表

立法时间	立法地区
1973	内华达州,俄勒冈州
1974	夏威夷州,蒙大拿州

续表

立法时间	立法地区
1975	路易斯安那州
1976	加利福尼亚州
1978	新墨西哥州,罗德岛州
1981	佛罗里达州
1983	新泽西州,南卡罗来纳州,犹他州
1982	马里兰州
1985	佛蒙特州,华盛顿州
1986	马萨诸塞州,宾夕法尼亚州
1987	缅因州
1989	科罗拉多州,华盛顿特区,威斯康星州
1990	阿拉斯加州
1991	纽约州
1993	爱荷华州,北卡罗来纳州,德克萨斯州,弗吉尼亚州
1994	明尼苏达州
1995	康涅狄格州
1996~1997	亚利桑那州,伊利诺宜州,新罕布什尔州,田纳西州,西弗吉尼亚州
1997~2006	印第安纳州,堪萨斯州,俄克拉荷马州,内布拉斯加州,密苏里州,密西根州,肯塔基州,伊利诺伊州,爱达荷州,乔治亚州,阿肯色州
2010	南达科他州
2016	堪萨斯州
2017	怀俄明州

联邦法律仅承认针灸用针的合法地位,尚未承认针灸的合法地位。各州法律在遵照联邦法律的基础上,均承认针灸用针的合法性,大多数州都对针灸进行了立法规管,并形成了相应的法案,仅有少数几个州尚未对针灸进行立法规管。

2018年5月16日,众议院筹款委员会全票通过了一个涉及针灸进入美国联邦医保(Medicare)的法案 H. R. 5776,这个法案要求联邦医保于2020年开始支付替代医学治疗费,包括针治疗费。该法案后来合并到 H. R. 6110 法案中,于6月19日在众议院表决全票通过。后来 H. R. 6110 和多项同类法案合并成 H. R. 6(支持患者和社区法案)联邦法案,该法案支持建立多个以针灸为治疗手段之一的试验中心。9月28日,H. R. 6 联邦法案在美国国会众议院以绝对多数票通过(393∶8),这让针灸进入美国联邦医保出现了一点曙光。

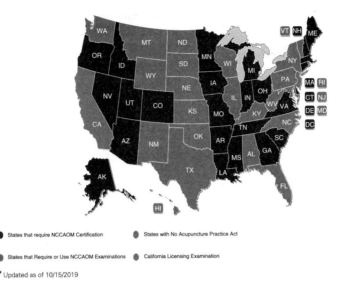

* Updated as of 10/15/2019

图 10　2019 年度 NCCAOM 美国国家针对针灸执照的认证或考试的使用情况

（二）实践与应用

针灸行业的热度在美国持续快速增长。2015 年统计数据显示，[52] 美国持有执照的针灸师人数超过 3.4 万，其中超过半数均分布于以下三地：加利福尼亚（32.39%）、纽约（11.89%）及佛罗里达（7.06%）。除此之外，针灸师数量较多（超过 1000 人）的州还有科罗拉多、华盛顿、俄勒冈、德克萨斯、马萨诸塞、马里兰。上述九个州的针灸师总数占美国全部针灸师的 72.36%。同比 2009 年，全美针灸师数量增长 23.30%；同比 2004 年，增长 52.09%；平均年增长 1266 人。

接受针灸治疗的患者数量也在日益上升。2007 年美国全国健康调查（National Health Interview Survey）指出，超过六分之一（140 万）的美国人民使用过针灸，比 2004 年增加 60 万人。近年来，得益于美国基本医疗福利（Essential Healthcare Benefit）与平价医疗法案（Affordable Care Act）的实施，越来越多的美国人能够接受针灸治疗。

美国各州的针灸师称谓不尽相同，体现了地位的相对不平等。在内华达与新墨西哥，针灸师的头衔为"东方医学博士（Doctor of Oriental Medicine）"；在罗德岛和犹他，针灸师被称为"针灸技师（Acupuncture Physician）"；在加利福尼亚，为低收入患者治疗的针灸师被归为"初级卫生技师"。余下的大多数州中，取得执照的针灸从业者统称为"合法针灸师（Licensed Acupuncturists，

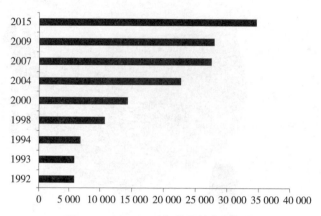

图 11　1992~2015 年美国针灸师数量

LAc）"；也有些保险公司以此种头衔指代已经取得了针灸师证书、但仅提供针灸或东方医学证书的针灸师。在路易斯安那，"针灸师（Acupuncturist）"的称谓最初指代通过短期训练习得针灸的西医医生，而在其他州，这类人群多被称为"医疗针灸师（Medical Acupuncturists）"或"针灸理疗师（Physician Acupuncturists）"，持证的传统针灸师则被称为"针灸助理（Acupuncture Assistants）"。如今的规定有所改变，前者被称为"针灸理疗师（Physician Acupuncturists）"，后者称为"合法针灸师（Licensed Acupuncturists）"。

（三）教育与培训

20 世纪 70 年代，针灸教育开始在美国有所发展，其后规模不断扩大。美国国家高教部于 1982 年正式承认针灸的地位，并授权美国针灸和东方医学院委员会（Council of Colleges of Acupuncture and Oriental Medicine）监督管理全美范围内的东方医学、中医、针灸学院。

美国针灸及东方医学审核委员会（Accreditation Commission for Acupuncture and Oriental Medicine，ACAOM）是受美国教育部认可的独立机构，负责制定针灸及东方医学的办学标准，并审核针灸和东方医学的学校与教学项目。截至 2018 年，ACAOM 认证的各类针灸学校共有 90 所，其中现存 62 所，既往 28 所。现有学校中，32 所开设了针灸硕士学位（Masters - Acu），15 所开设了针灸博士学位（Postdrad Doctorate & Professional Doctorate）。

ACAOM 规定，针灸本科教育项目的学制至少为三年，并包含至少 1905 课时，其中 705 小时用于东方医学理论、诊断、针灸治疗技巧等的学习，660 小时用于临床实践，450 小时用于临床生物医学的学习，90 小时用于交流讨论、医学伦理和管理学的学习。

美国的针灸硕士学制三年，最低要求学时为 1905 小时；同时，美国东方医学硕士也包括针灸的学习，其学制为四年，最低要求学时 2625 小时。近年来，学时还有逐渐上升的趋势，一些针灸硕士项目的学时甚至超过 3000 小时，体现了美国对于针灸人才的培养精益求精。

2002 年，美国开设首个"针灸与东方医学博士（Doctorate in Acupuncture and Oriental Medicine）"项目，开创了美国针灸博士教育的先河。而今，根据 ACAOM 的规定，针灸及东方医学博士项目需在四年时间内囊括至少 1200 小时的训练。

在美国，还有 20 多个从事针灸治疗和研究的医疗中心，40 多个中医针灸学会或基金会，研究项目 200 多项，所治疾病数十种，还有近 10 家中医、针灸杂志。每年在美国不同地区还召开国际性中医药或针灸学术会议，交流研究成果。

2018 年 6 月 12 日，世界针联"一带一路"中医针灸联合传承教育基地落户美国纽约。将该基地打造成美国优秀中医针灸前辈们的保护基地，美国高层次针灸人才的培养基地，以及传统针灸与创新针灸的研究推广基地（图 12）。

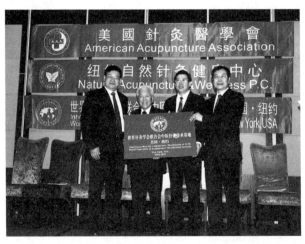

图 12　从左到右：世界针联主席刘保延、美国纽约传承基地代表性
传承人洪伯荣、基地负责人陈德成、世界针联秘书长麻颖

二、加拿大

（一）政策与法规

加拿大已有五个省通过了针灸/中医法案。1973 年，魁北克省政府颁布的

《医疗法》，即规定了西医师针灸操作的执业规定，成为加拿大第一个为针灸立法的省份，1985 年亦颁布了非西医师的针灸执业法规，而后至 1994 年单独颁布《针灸法》，明确针灸的执业规定。继魁北克省之后，阿尔伯塔省政府于 1988 年颁布《针灸法规》。不列颠哥伦比亚省政府于 1996 年颁布《针灸师法规》，继阿尔伯塔省之后不列颠哥伦比亚省成为加拿大第 3 个针灸立法的省份；2000 年不列颠哥伦比亚省政府颁布《中医师及针灸师法规》，明确为中医立法，开创了加拿大中医立法之先河，是第 1 个中医立法的省份。安大略省政府于 2006 年颁布《传统中医法规》，安大略省成为加拿大第 4 个为针灸立法和第 2 个中医立法的省份。纽芬兰省（2012 年 9 月）为第 5 个针灸立法的省份。只有不列颠哥伦比亚和安大略这两个大省是针灸和中医同时立法，其余三个省只是针灸立法。

加拿大人口为 35,158,300 人，全国有 13 个省。不列颠哥伦比亚省人口为 4,582,000 万，温哥华人口为 2,313,328 万；安大略省人口为 13,538,000 人，多伦多人口为 2,615,060 人；这两个最大省人口占全国总人数的 51.54%，即现有 18,120,000 人已享有针灸和针灸立法的益处。如加上阿尔伯塔 4,025,100 人、魁北克省 8,155,300 人和纽芬兰省 526,700 人，全国享有针灸立法的人数占总人口数的 88%。其余的省份也在争取相继立法之中。针灸没有立法的省，有的只允许西医，或针灸师在西医的监督下，方可针灸行医。另一些省则在西医诊断后转诊给针灸师，但针灸师不可独立操作，必须有人监督下，方可给患者针灸治疗。已立法的省是允许针灸独立行医的。

从 1973～2014 有 5 个省立法，全国几个主要大省均已针灸立法，涵盖人数已占全国的 88%，从针灸/中医立法的涵盖数量上看，已经普及。这种普及推动了针灸/中医教学、临床和科研的发展。

立法保障促进了教育的发展，它为加拿大针灸中医教育事业的存在和发展提供了保障。针灸中医合法行医需持执照、证书并完成注册，其中执照是最常见的行医授权形式。在加拿大，医疗行业行医的授权在各省政府而非联邦政府。

（二）教育与研究

最常用的医疗针灸类型。

1. 经典传统中医针灸—以中国传统哲学（阴/阳、五行、器官系统、气血、津液、器官时刻表等）为基础。

2. 神经解剖针灸—以中枢、自主神经、交感神经、对交感神经系统、皮肤神经根为基础。

3. 身体、心灵与精神针灸—以重要的精力平衡为基础，以重新调整身体能量为核心疗法。

4. 微系统针灸—以各种微系统为基础，如（耳、头皮、鼻、手和脚）。其中最受欢迎的是耳穴针灸、头皮针灸与手部针灸。

2013 年 10 月 18 日始，加拿大全国中医师与针灸师注册统一考试（Pan～Canada Examination）代替了以往的各省考试。通过考试的考生可以在已立法的省中医师针灸师管理局注册行医，并可以在已立法的五个省流动行医。各省中管局监督现存的针灸师中医师法律执行情况和调查患者投诉。加拿大对于已有西医执照的医师（MD）从事针灸的规定不是很严格，只需要学习 200～300 小时的指定的专门针灸课程，就可获"针灸许可"，而且用不着参加统一考试；但不可称为"注册针灸师"（R. Ac）。保险公司一般只给有"注册针灸师"（R. Ac）头衔执业者报销针灸费用。

加拿大魁北克省、阿尔伯塔省、不列颠哥伦比亚省、安大略省和纽芬兰省先后中医针灸立法。以 1999 年 7 月为限，之前的中医行医者不用考试，只要拿出学历证明或师带徒的证明，同时每年有一定数量的病例支持就直接发执照（祖先法）。而 1999 年 7 月以后来执业的中医们则要有学历证明（可以是中国等其他国家的），通过考试才能获得执照。执照分中医师（可以开中药和做针灸）学历要五年、中药师（只能开中药）、针灸师（只能做针灸），后两个学历各要学习 3 年才能考试。考试分三部分：安全课（有英语，汉语不同试卷）、笔试题和操作考试（有英文、中文简体和繁体等不同试卷）。只有三项考试都通过了，才能拿到执照。这里的针灸已经纳入政府的保险计划，但是只针对低收入者，而且每年只有 230 加元，还是同物理治疗师、脊柱治疗师共用的。

立法规管后，科研也会被提到日程上来。政府基金、企业赞助及自筹资金进行科研，将是未来中医针灸科研的发展之路，其科研成果必将推动安省中医针灸的大发展。目前，安省中医针灸诊所大多数都是"个体户"。立法规管后，随着病患增加和病种的扩大，尤其是可以和其他医疗专业平等的合作，中医针灸联合诊所将会涌现。在联合诊所中，中医针灸师将与其他专业（如注册按摩师、物理治疗师等）合作。从"个体户"到"联合诊所"应是加拿大中医针灸临床未来发展方向，当然，这一发展进程取决于多种因素。

三、墨西哥

墨西哥是拉美经济大国，世界最开放的经济体之一，同 45 个国家签署了自贸协定。主要出口原油、工业制成品、农产品等，主要进口食品、医药制品等。主要经济部门（石油行业、制造业、出口加工业、纺织服装业等）均面向美国市场。

（一）政策与法规

墨西哥传统医学对于维护人民的健康具有十分重要的意义，所以墨西哥宪法和卫生法都承认传统医学的地位，并要把它纳入到卫生体系中去。墨西哥没有专门针对中医药的立法。墨西哥卫生秘书处和针灸协会从 1990 年起对针灸的疗效进行分析和评价，目的是要将针灸作为全国卫生体系的一种补充疗法。2002 年，历经 4 年的研究和准备，正式出台一部人体针灸实践的标准，对针灸实践的指导方针做出明确规定。该标准全称为"NOM-172-SSAI-1998，提供保健服务；医疗辅助活动；人体针灸及相关方法实践的操作标准"。至此，中医针灸于 2002 年 5 月 8 日在墨西哥取得合法地位，由此成为中医药在国外发展取得的突破性进展的标志之一。

（二）教育与研究

墨西哥政府对传统医学发展十分重视，中医药在墨西哥的发展呈现出良好的势头。1980 年，墨西哥国立工学院开始举行一系列关于针灸讲座，由此促成了墨西哥针灸学穴位的设立，墨西哥也因此成为唯一在官方教育中特别重视针灸的拉美国家。

四、巴哈马群岛

巴哈马现行的《卫生职业法》中，对中医针灸加以规定，允许中医针灸医生依法行医。[53]

五、古巴

（一）政策与法规

古巴是社会主义国家，实行全民医疗保健制度，面对高昂的医疗卫生支出与不高的投入产出比，对经济实用、安全有效的传统医药有迫切需要。中古两国在传统及自然医学领域的互学互鉴、源远流长，早在 170 多年前首批华人抵达古巴的时候，就带来了中国的传统文化和传统医学，并在以后的时光里慢慢融入古巴当地文化和民众的医疗健康生活中去。

1962 年针灸正式进入古巴医疗卫生体系,在古巴针灸与古巴中草药同被视为绿色医学。1985 年,传统中医被纳入古巴国家医科教学的课程体系,为当地的传统与自然医学体系培养本土化中医药人才。2004 年,古巴全国 169 座城镇都已设立传统中医培训中心。仅 2018 年,在古巴接受针灸治疗的达到 9,831,920 人次。针灸治疗哮喘、高血压和不孕不育等病症,在古巴治疗具有很好的疗效。

近年来,两国在医疗卫生领域更是保持着密切的交流与合作。针灸疗法作为一种既具有防治作用,又很经济的医疗方法,在古巴受到人们群众的欢迎,并被纳入国家医疗保健系统。

传统中医疗法得以在古巴纳入国家医疗保健系统,当地的初级保健系统即家庭医生体系功不可没。这套体系下,患者可以先在家庭医生那里治疗,也可以前往设有康复中心的地方门诊,在医生建议下选择更多疗法。一些医院和研究所也有专科医生用传统中医疗法为患者提供治疗。伴随中医针灸按摩等传统技艺在古巴"生根发芽",近年来,当地的传统与自然医学也渐得要领。古巴一些制药企业和保健中心也陆续研发出近 150 种药物和保健产品,其中一些已经注册并获得了国家专利。2002 年,中药在古巴获准以治疗药品形式注册。

(二)活动与实践

2019 年 4 月,世界针联"一带一路"中医药针灸风采行古巴站系列活动成功举办。古巴国家药品和医疗器械监管局局长拉斐尔·佩雷斯·克里斯提阿,古巴卫生部全国卫生科学理事会会长佩德罗·威里斯·马尔蒂涅斯,古巴卫生部传统自然医学司司长胡安·佩德罗·德尔卡多,古巴哈瓦那市副市长梅西阿斯·菲利克斯·路易斯,中国驻古巴共和国特命全权大使陈曦,中国国家中医药管理局国际合作司副司长吴振斗,世界针灸学会联合会刘保延主席,中国医药保健品公司副总裁王宏新等出席了会议开幕式并致辞。中古两国的医学专家紧密围绕"国际针灸临床科研进展、国际疾病分类 ICD-11、针灸的生物能与自然医学"等主题,做了学术报告并展开了深入的交流和讨论。会议期间,还举办了人类非物质文化遗产"中医针灸展",受到了与会嘉宾和专家学者的广泛关注。特别是"中医针灸展"包含了"针灸历史、经络腧穴、针灸技术和国内外发展"等方面内容,让更多当地民众了解针灸、相信针灸、使用针灸、宣传针灸。中央电视台驻古巴共和国记者站全面报道了本次风采行系列活动,为中医针灸在古巴乃至中美洲的传播与发展产生了十分积极的社会影响。

本次活动进一步增强了中医药针灸在拉美国家的影响力，促进了中国同拉美国家在传统医学、经济文化、健康产业等各领域合作。中医针灸风采行第一次走进中美洲，为古巴医药卫生界乃至拉美地区掀起新一轮中医药针灸热潮。

第二节　南美地区

一、巴西

20 世纪 80 年代初，受世界性的"针灸热"影响，中医针灸疗法开始风行于巴西。自 1981 年，祖传中医王钰医师到南美举办针灸师培训班及针灸研究班开始，中医针灸疗法才真正在巴西逐渐开展起来。

（一）政策与法规

1989 年，巴西里约热内卢的州政府组织成立了里约热内卢卫生局民间传统医疗机构。该机构专门负责把汉方、中草药、自然饮食、导引等以中医针灸疗法及各种民间疗法为基础的医学传入州内的国立、州立和市立医院里，并进行普及指导。同时该州政府还表示，今后对用针灸为市民进行治疗的活动将给予协助。这对中医针灸疗法在巴西的合法化，起到了促进作用。1990 年，巴西卫生部部长提出了把针灸纳入公共卫生体系内的计划。

在 1992 年，圣保罗医学委员会在委员会内设立了针灸部，以指导西医医生从事针灸，而且还通过了只准许西医医生从事针灸的决议，以达到控制这一专业的目的。该委员会排斥在国外受过教育的针灸师，因此开业针灸师只限于巴西医学院的毕业生。因此，尽管当时中医针灸疗法已在巴西开展了十余年，但一直未取得合法地位。1996 年 8 月，巴西联邦医学委员会，经过 10 年的观察和思考，终于承认了中医针灸的合法性，承认中医针灸至少在减少疼痛和消食方面是有效的。2006 年巴西卫生部颁布了 971 号法案，把针灸、草药疗法首次列入全国统一医疗系统。

巴西的基金管理者在发现医疗保健系统中过度医疗和医疗费用过快增长这一主要问题后，积极研究通过针灸来帮助解决这些问题。在巴西有调查表明，医生懂得补充医学可以使患者降低费用而延长寿命，因此在巴西有 20% 的初级医疗机构提供结合医学疗法，包括针灸和其他疗法。这是由于在诊疗过程中加入了非线性思维和整体观，避免了线性思维与还原论的影响，降低了医源性的干预与医疗费用，使患者受益、患者的满意度增加。

（二）实践与应用

虽然中医针灸疗法在巴西获得合法地位的时间比较晚，但自从中医针灸疗法传入巴西开始，就受到了巴西人民的欢迎和信赖。巴西医疗卫生当局对中医针灸疗法的态度也是宽容的。因此，中医针灸疗法在巴西得到了不断发展。目前，全巴西约有1万多名针灸师，仅圣保罗就有2500名。圣保罗市卫生局开设了一所传统疗法医院，主要采取针灸、推拿、理疗等疗法。该市还计划在全市600家小医院开设针灸科。现在，巴西除有私人开业的中医针灸诊所外，一部分医院也设置了针灸科。针灸被用于治疗各种疼痛、关节炎、面神经麻痹、血小板减少、精神紊乱症等多种疾病，并取得了良好的效果。在巴西12所大学的附属医院和37个公共卫生站中，每月有8000人接受针灸治疗。在圣保罗市公务员医院针灸科，每天就诊的患者络绎不绝。

在1991～2011年这10年间，巴西针灸的研究论文在世界排名第十二位，在"金砖国家"的排名仅次于中国。针灸在巴西的公共卫生和私人保健体系中担当着重要角色，20%的初级卫生保健中心提供结合医学的服务，目前有针灸诊所481个，住院医师项目中有10个针灸医生的项目，大约500名针灸医师，还有超过1万人的针灸师。随着针灸临床与基础研究的发展，不断促进巴西人在医疗保健活动中接受了针灸，在20世纪80年代巴西把针灸纳入公共保健保险系统，1995年将针灸列为一种医学专业，2003年将针灸列为住院医师培训项目（住院医师培训包括中医培训和生物医学培训以及医学实践，其中中医培训包括了传统中国针刺、西方针刺、灸法、阴阳理论、中医证候等），2006年将针灸列入国家政策等。

为了逐步提高巴西的针灸学术水平，巴西针灸界在该国医疗卫生当局的支持下，成立了巴西中西医学协会、圣保罗针灸协会等学术组织，开展针灸学术交流活动。例如，举办各种针灸学术讨论会，组织会员参加南美地区的针灸学术会议等，并创办了针灸杂志。1996年10月，首届拉美针灸学会联合大会在巴西南部城市弗洛里亚诺波利斯举行，来自拉美各国的近200名代表出席了会议。会议期间，代表们宣读了近40份学术报告，就中医针灸疗法和养生康复学进行了广泛学术讨论。这次学术交流，对促进传统中医在拉美的发展起到了有益的作用。

二、阿根廷

阿根廷与世界上大部分的国家一样，其法律的制订均立足于保护本国专业人员，医师资格的认定更是如此。阿根廷国立医学院的教学质量一向要求甚高，"入学容易，毕业难"，同时，医学研究人员亦曾多次荣获"诺贝尔医学奖"。因此，其西医对于非本科毕业生，多予歧视，对民间的自然疗法，更是经常在传播媒体上予以丑化、歪曲，再加上制药厂商等利益团体从中作梗，当然更不允许以中医为主的各项自然疗法纳入其社会医疗保险体系。在此情况下，中医要想向下扎根、向上开花结果，实非易事。

（一）政策与法规

2000 年 2 月，为维护从事中医针灸等自然疗法者的合法权益，组成了阿根廷针灸暨自然疗法协会。该协会的成立标志着不具有西医身份的针灸师及其他自然疗法从业者开始团结起来，并经由法律途径寻求合法的保护及应有的地位。同年 11 月 7 日，阿根廷政府第 29.520 号新闻公报刊载，卫生部于 10 月 18 日以第 932000 号决议，批准"慢性痛症可使用针刺疗法"。同年 12 月 25 日，布宜诺斯艾利斯省的医师公会以 C.5. 第 459/00 号决议规定"唯有西医可以执行针刺疗法"。

上述公报与决议至 2001 年 3 月经《阿根廷针灸杂志》披露后，才为外界知悉。同年 6 月 5 日，卫生部"专业暨法规之监督与注册登记处"处长安东尼亚可在接受《地铁公众报》（Publimetro）记者访问时指称：该部正在执行一项规定唯有西医可以从事针刺疗法的决议。至此，未具西医身份的针灸从业者决定促请"针灸暨自然疗法协会"聘请律师为保护同道权益而抗争，并于 2001 年 6 月 19 日，由协会会长苏阿资（Mario Schwarz）署名上书法院控告卫生部在无法令的基础上，任由其官员随意向大众媒体散播不利于未具西医身份针灸从业者的言论，致使他们的工作权益受到严重影响。2001 年 6 月 29 日，受理该案的首都法官古葛理耶米诺（Osvaldo Guglielmino）认为：迄今尚无正式法令规定谁可以或不可以从事针刺，故驳回协会的申诉，但指出"有才能的"针刺工作者可以继续从事"针刺疗法"，直到有法令明文禁止时，才可以针对事实，诉请法律保护。

基此，协会乃正式函请卫生部于制订针灸法令时，应公开化、透明化，并停止对未具西医身份的针灸从业者的歧视行为。但阿根廷政府第 29.733 号新闻公报刊载，卫生部仍于 2001 年 9 月 7 日以第 997/2001 号决议，批准"针灸系医疗行为，唯有《西医暨牙医医师法》所批准工作之专业人员才可以执行此一业务"。为此，阿根廷中医公会在世界针联的支持下，于 2001 年 10 月 10 日，亦循法律途径向法院抗议卫生部未经征询即剥夺未具西医身份者学习与执行针灸工作之权益，并要求法官裁决卫生部之决议无效，建议制定公平合理的法令，来规定针灸的合法地位。2002 年科尔多瓦医师理事会承认针灸是一种医疗行为，登记过的医生能够在科尔多瓦市内使用针灸，呼吁科尔多瓦市对针灸立法；拉潘帕市医疗理事会也承认针灸是一种可以由医生使用的医疗行为。2003 年，丘布特市遵从国家 No. 997/01 - MSN 决议，承认针灸是一种医疗行为；雷西斯滕西亚 - 查科医疗协会遵从国家 No. 997/01 - MSN 决议，并要求查科地方卫生部也颁布针灸法案。阿根廷只有 Santa Fé 地区将针灸纳入公立医保，其余为商业医保。①

（二）教育与研究

世界针联自 1997 年在阿根廷举行国际针灸专业人员水平考试，除提高了各参试者中医针灸学术水平外，也带动了当地中医针灸界的学术研究活动与读书风气，并进一步取得了对中医针灸地位的共识，确认了中医独特的理论体系和卓著的临床疗效。

目前，正在推动的针灸立法计划将中医的针灸转化为西医专科的一项专业技术，不但拒绝与此地未具西医身份的中医针灸工作者建立一条正式的学术交流渠道，同时欲规定唯有西医才有权学习针灸和从事针灸临床，由此看来，针灸的发展，将建立在以西医诊治思维逻辑的基础上，而中医基础理论与诊治原则的运用，则将名存实亡。此举，对曾在针灸发源地（中国）或在承认针灸的国家（如：日本、韩国、美国、加拿大、古巴、法国等）接受过针灸教育或通过专业考试的从业者已产生了负面的影响。许多在此曾付出过多年岁月从事中医针灸临床、教学与科研的从业者，或移居他国，或弃医从商，或隐匿行医。

当地针灸学会现阶段争取的目标，是将中医针灸完整地纳入针灸立法的范围内，要求阿根廷有关部门允许中医针灸从教育到临床，能建立独自的体系，在学术上能与西医针灸争鸣抗衡，在临床上能与之合作共存。同时，对未具西医身份的中医针灸者，应有一套合理的考核审查程序，将之正式纳入法律所规定的工作范围内，并接受相关法令的监督与保护。长期以来，在阿根廷执业的针灸师大多为西医学院毕业从医后接受过短期针灸培训者，多数未接受过中医学院的系统教育，针灸医疗水平普遍不高。从而在很大程度上限制了中医针灸在阿根廷的发展。

2018 年 5 月 19 至 20 日，世界针联"一带一路"中医药针灸风采行暨首届

---

① 阿根廷相关法律原文链接详见附录。

世界中医针灸论坛暨传统医药产业交流大会走进南美阿根廷首都布宜诺斯艾利斯，吸引了来自 18 个国家和地区的 500 多名中医药针灸专家和中医药企业代表参会。同期召开的传统医药产业论坛及传统医药产业座谈会交流气氛热烈，来自不同国家的企业家和阿根廷总统府代表参加。会上，云南省商务厅带领的云南代表团召开了产品发布会，并与阿根廷进口商会举行了签约仪式。本次风采行活动为弘扬中医药针灸知识和文化，创造中阿两国医疗服务和产业对接机会，和进一步增强中阿两国医药领域的互通交流夯实民意基础。

三、厄瓜多尔

厄瓜多尔地处南美洲西北部，东北与哥伦比亚毗邻，东南与秘鲁接壤，西濒太平洋。赤道横穿国境北部，国名在西班牙语中即"赤道"之意。1532 年沦为西班牙殖民地，1809 年 8 月 10 日宣布独立。1830 年大哥伦比亚解体后，宣布成立厄瓜多尔共和国。1980 年 2 月，厄瓜多尔正式与中国建交。当时中国政府为开展与拉美国家的交流，每年为厄瓜多尔提供数名免费留学名额，其中就有 3～4 名学习中医针灸的名额。他们先在北京师范大学学习 1 年汉语，随后到上海中医药大学系统学习中医 3～5 年，考试合格取得中医大学学历。这批人学成后回到厄瓜多尔开设诊所，开展针灸临床工作，是最早将中医针灸传入该国的人。

虽然针灸传入厄瓜多尔只有短短的 20 多年时间，但由于长时间的医疗援助，当地民众对针灸已经有一定的认识，知道一些针灸治疗的病种，并认可针灸的疗效，愿意并主动寻求针灸治疗。大量患者的需求，客观上促进了针灸的发展，从事针灸临床的工作者开始增多，主要是在国家医院设立的针灸科。

目前，针灸在很多国家的地位和经济效益都要低于西医，被归于"补充医学"或"替代医学"，但在厄瓜多尔针灸却拥有和西医同等的地位，社会效益和经济效益都不错。随着厄瓜多尔政府对针灸进行立法规范，两国政府合作和民间交流加强，针灸人才培养系统化和正规化，相信针灸在厄瓜多尔会有更为广阔的发展前景。

四、智利

1992 年智利政府在卫生部内设立了"管理传统医学及其他替代医学机构"对传统医学进行管理。该机构的任务是对于已经证明有效的综合疗法，要制定规范标准；与注册办公室共同研究相关标准，管理卫生医疗领域的医学专家与医务人员；贯彻与推广标准与法律文件。[54]

智利针灸的立法较早，并成立了专门的针灸管理委员会，委员会制定了针灸从业的标准，并通过考试来考核从业人员，想在智利合法地从事针灸必须经过一定学时的学习，达到考试报名条件才能参加考试，通过考试后才能获得针灸执照。而智利的西医只需要通过圣地亚哥大学的西学中班为期一年的学习，结业后就可以直接获得针灸从业资格。

五、哥伦比亚

哥伦比亚政府 1998 年通过了对传统医药生产、制作、加工的法律手续。卫生部也立法公布了中医针灸（包括电针疗法）、按摩可作为医疗的辅助手段之一，从法律上明确了针灸、按摩的地位。

六、委内瑞拉

委内瑞拉政府 2001 年 2 月 2 日正式将包括中医在内的传统疗法作为"补充疗法"合法化，同时组建全国补充疗法委员会，作为国家卫生部的下属机构，负责本行业的管理、培训、科研等项工作。

七、秘鲁

秘鲁政府近年来发布过若干关于准许实施传统医药并支持其发展的法律法规。

表24　美洲地区针灸政策概况

国家	立法级别	法律名称	法律文号	颁布或通过时间	立法内容	管理部门	保险覆盖	立法特点
1 美国	地区级	各州针灸法规	详见正文表格	1973～2006年	联邦法律仅承认针灸用有针灸的合法地位,尚未承认各地合法针灸的合法地位。各州法律在遵照联邦法律的基础上,均承认针灸用有针灸的合法性,大多数州都对针灸进行了立法规管,并形成了相应的法案		部分针灸可以报销	已有44个州和哥伦比亚特区在不同的时间段通过了针灸立法,以州立法的形式对针灸进行规制和管理
2 加拿大	国家级	《联邦针灸法案》		2009年	加拿大单诗省中医针灸管理局 安省中医师及针灸师管理局等		保险公司一般只给有"注册针灸师"(R.Ac)头衔执业者报销针灸费用	加拿大魁北克省,文伯伦比亚省,不列颠哥伦比亚省,安大略省先后为中医立法。针灸中医合法行医需持执照,证书和注册,医疗行业行医的授权在各省政府而非联邦政府 只有单诗省是针灸和中医两个大省同时立法,其余三个省只是针灸立法
	地区级	1.魁北克省《医疗法》; 2.《非西医医师的针灸执业法规》(魁北克省); 3.《针灸法》(魁北克省); 4.艾伯塔省《针灸法规》; 5.《加拿大单诗省针灸师法规》; 6.《中医师及针灸师法规》(单诗省); 7.《传统中医法规》(安大略省); 8.《针灸法规》(纽芬兰省)		1.1973 2.1985 3.1994 4.1988 5.1996 6.2000 7.2006 8.2012				

续表

国家		立法级别	法律名称	法律文号	颁布或通过时间	立法内容	管理部门	保险覆盖	立法特点
4	墨西哥	国家级			2002年				分别于2002年和2003年通过立法承认了针灸和中医药的合法性
5	巴西	国家级			1996年8月		巴西联邦医学委员会	20世纪80年代巴西把针灸纳入公共保健保险系统	圣保罗医学委员会设立了针灸部,以指导该国的西医医生从事针灸,而且还通过了只准许西医医生从事针灸的决议。1996年8月,巴西联邦医学委员会承认了中医针灸的合法性
6	阿根廷	国家级	RESOLUCION N° 932/2000	29250		2000年11月7日	Ministerio de Salud 国家卫生管理局		把针灸学列为治疗尖锐疼痛的选择以及使用条约
			RESOLUCION N° 459/2000			2000年	布宜诺斯医学院Medical College	阿根廷只有Santa Fé地区将针灸	只有西医可以使用针灸
			RESOLUCION N° 997/2001	29733		2000年11月7日	Ministerio de Salud 国家卫生管理局	纳入公立医保,其余为商业医保。	只有西医和牙医可以使用针灸
			RESOLUCION N° 859/2008			2008	Ministerio de Salud 国家卫生管理局		准许复健师及物理治疗法师使用针灸

现今的阿根廷只把针灸看成治疗疼痛及在复健时能刺激肌肉的科学,除了布宜诺斯艾利斯还有7个省份通过针灸立法,其余16个省尚未对针灸立法。

续表

	国家	立法级别	法律名称	法律文号	颁布或通过时间	立法内容	管理部门	保险覆盖	立法特点
7	厄瓜多尔	国家级							在厄瓜多尔针灸拥有和西医同等的地位
8	智利	国家级					智利针灸管理委员会		智利通过针灸立法。

表 25 美洲地区针灸现状 SWOT 分析

地区	针灸优势（S）	针灸劣势（W）	机遇（O）	威胁（T）
美洲	1. 医学目的调整和医学模式的转变，尚社会更关注预防和健康，这与中医针灸的核心价值理念相一致，代表着未来医学的发展方向和目标 2. 中医针灸对常见病、多发病、慢性病及疑难杂症有独特的疗效，毒副作用小 3. 中医针灸具有"简、便、验、廉"治未病和康复的特色 4. 中医针灸应用较为广泛，在全世界183个国家或地区均有使用	1. 中医针灸科研能力薄弱，尚未建立科技创新体系 2. 中医针灸面临传统与创新的同题，如中医治疗缺少临床证据，中医人员继续教育及能力提升，高水平人才缺乏等问题 3. 中医人员存在行业自律问题，中医人员诊疗水平参差不齐、鱼龙混杂 4. 语言同题突出。懂专业的中医人员往往不精通外语，而懂语言的往往又到专业知识的制约，无法准确翻译和讲解中医治疗方法过程 5. 中医针灸的国际传播缺乏系统性和组织性，多为零散的医师个体行为，难以形成较大规模，在海外力量较为薄弱，立法时容易遭到困难	1. 北美大部分国家已立法或正在推进立法，将中医针灸（针灸）纳入补充与替代医学 2. 近年来已有越来越多的北美国家民众应用中医针灸防治疾病，对中医养生保健需求较大 3. 欧洲同中医针灸合作不断得到加强 4. "一带一路"倡议我国有较强的经济发展与针灸可能成为商贸活动的重要内容 5. 近代以来，西欧及北美华人华侨较多，民间交流与合作活跃 6. 拉丁美洲部分国家已将中医针灸纳入补充与替代医学 7. 中国与拉丁美洲政府间中医针灸合作不断得到加强 8. 在拉丁美洲国家开设的孔子学院成为开展中医针灸文化的重要窗口	1. 由于西欧国家有关行医的规定较严而且对中医针灸也进行限制由，由于准入标准和法律规定，中国中医执业医师在欧美国家获取医资格中面临学历、语言、认证等一系列难题 2. 中医针灸的科学内涵及原创思维，在重大疾病防治中的作用尚未得到现代医学界的认同 3. 在发达国家，现代医学为主流医学，中医针灸面临现代医学位难以撼动，中医针灸在欧美的市场竞争 4. 中国中医执业医师在拉丁美洲国家面临学历、语言、认证等一系列难题 5. 南美洲由于经济欠发达，养生保健需求不大，民众对中医针灸认可度低 6. 中医针灸学的理论体系尚未得到拉丁美洲国家民众的认同

表 26　美洲地区针灸发展战略分析

地区	SO 战略	ST 战略	WO 战略	WT 战略
美洲	1. 政府间合作：推动中医医疗资质证书和中医学历的认可和承认 2. 疗效体验：选派高水平的针灸师在中医中心进行诊部服务，展示中医针灸的疗效，普及中医针灸知识 3. 人才培养：加强对当地中医医疗人员进行培训和培养，对当地医疗技术人员进行培训和教学，推广中医治疗技术 4. 对外援助：派遣高素质的中医医疗队，长期培养高素质的中医生在海外从事工作	1. 标准铺路：从政府层面提高我国中医针灸标准，逐渐与国际接轨，改善药品质量，推动中国药品市场标准得到了美洲国家承认 2. 示范带动：选派高水平的中医人员在中医中心进行诊部服务，展示中医针灸的疗效，普及中医针灸知识，定期为专业人士普通百姓举办中医理论知识培训班	1. 政府间合作：加强政府同中医针灸交流与合作，重点加强中医针灸标准制定，提高中医针灸质量和中医人员素质 2. 示范带动，疗效体验：加强中医中心建设，在体验中医治疗的同时，传播中医针灸文化 3. 对外援助：加强中医针灸机构"走出去"度，鼓励中医针灸机构"走出去"	1. 学术交流：加强传统医药，中医针灸学术交流，举办中医针性中医针灸学术会议 2. 文化辐射：加大对中医针灸文化服务产品的出口，并通过影视作品，学术讲座，义诊等多种形式推广中医理念和中医文化

第七章　非洲地区

　　传统医学是非洲传统文化的一个重要组成部分，民间有应用传统医学的历史，很多非洲民众的医疗卫生保健依赖传统医学。埃及、尼日利亚制定了传统医学/补充与替代医药的法律法规，成立了传统医学/补充与替代医药的专家委员会。苏丹在国家药品委员会下属建立了药用植物与传统医学部，卫生部下属成立了药用植物与传统医学司，国家卫生研究院承担着传统医学和草药的科研工作，草药产品被作为处方药、自我医治用药和饮食补充剂受到管制。突尼斯是悠久文明和多元文化的融合之地，中国对突尼斯的医疗支援已经有40年的历史，突尼斯人对中医非常信任，中医药在突尼斯的传播内容主要是针灸。

　　近年来，中国在非洲国家开展艾滋病、疟疾等传染病和其他疾病的防治，10年内先后共派出中医援外技术人员400余名，分赴坦桑尼亚、科摩罗、印度尼西亚等40多个国家。援外医疗队员采用针灸、推拿以及中西医结合诊疗方法诊治了不少疑难重症，挽救了许多垂危患者的生命，使当地民众感受到了中医药的神奇疗效，得到了受援国政府的充分肯定。中国在中医医疗领域的援助为受援国发展医疗卫生事业、改善医疗卫生条件、提高医疗技术水平作出了积极贡献。

　　非洲国家众多，各国发展不均衡。南非率先对中医针灸立法，纳米比亚紧随其后。在中国派遣过医疗队的阿尔及利亚、坦桑尼亚、突尼斯、埃塞俄比亚、马达加斯加、赞比亚等国，针灸发展基础较好。未曾派遣医疗队的肯尼亚、埃及、加纳等国针灸也有较好的发展。

一、南非

　　南非共和国（The Republic of South Africa）位于非洲大陆最南端，有应用草药治病的悠久历史，针灸在南非更是深受百姓欢迎。南非是除中国以外，世界上较早以明确的立法形式对中医针灸进行管理的国家。南非约 80% 的居民为黑人，相比有着良好教育和医疗保险、生活富裕的白人，他们常常无法负担高昂的医药费，转而选择了物美价廉的中医治疗。特别是随着健康理念和医疗模式的转变，中医针灸越发显出其独特优势，这也是南非成为最早承认中医针灸合法国家之一的原因。

（一）政策与法规

中医药在南非发展的合法化和制度化大致可归纳为以下几个阶段：

1. 南非对多种传统医学进行统一规范管理。1982 年颁布的《联合卫生服务职业法令》（修正案），包含了对草药医学、整脊疗法、顺势疗法、整骨疗法和物理疗法的管理规定。

2. 为了将中医针灸纳入主流医疗体系并规范管理。南非政府于 2001 年 2 月正式颁布了"南非联合健康专业委员会管理条例"，将中医及针灸列入 10 个可从事的医学专业之一，确立了中医及针灸行医的法律地位。

3. 2002 年 2～8 月间，南非政府对市场上的各种草药制品进行申报登记。

4. 2003 年中医针灸医师在南非合法化。使中医进入了法制化发展的轨道，中草药临床应用及贸易也进入了快速发展期。

5. 南非卫生部综合卫生健康专业委员会于 2004 年 8 月举行了针灸师和中医师的永久注册考试。考试通过者给予永久注册，并给予行医号。南非中医针灸学会的中医师就参与了对中医申清注册医师的再培训，并受南非卫生委员会委托作为考官参与注册工作，可为中国中医师进入南非提供咨询的便利。

6. 中医医疗于 2011 年正式纳入南非医疗体系。[55]

（二）实践与应用

近年来，中医在南非获得越来越多的认可。目前南非已有中医和针灸从业人员 300 多人。随着欧美中医药的广泛发展，南非针灸从业人员增加，影响扩大，先后成立了几个针灸学会。南非中医针灸学会、南非中西医结合学会、南非西医针灸学会、南部非洲中医药学会是当地比较有影响的中医药团体。[56] 南非国家中医药针灸协会是世界针灸学会联合会的团体会员。

传统医学是非洲传统文化的一个重要组成部分，民间有应用传统医学的历史，很多非洲民众的医疗卫生保健依赖传统医学。针灸在南非已经明确立法，南非是针灸发展得最好、立法最早的国家之一，这有赖于当地传统医学的文化沉淀，也倚仗于中国自 1963 年以来向非洲派出的援非医疗队对其产生的影响，更得益于针灸扎实的临床效益。而针灸在南非的进一步发展尚需进一步与中国合作，加强标准化建设，结合西医，融入主流医学并纳入医保等过程。

根据一位南非卫生部联合医疗委员会注册官提示，南非对于包括中医药公司、中医诊所等在内的医疗机构，在办公场所的规格方面有着较为严格的要求。同时南非政府也会提供一定的支持与协助。南非在医疗宣传方面有着严格的法规，允许和支持中医医师通过名片、报纸、网络和社交媒体宣传针灸，但有所限制，禁止宣传误导性信息和推销医疗。从业人员可以从相关网站上咨询和查阅执业指导、医疗宣传等职业道德规范的相关信息。

二、纳米比亚

纳米比亚共和国位于非洲西南部，北与安哥拉、赞比亚为邻，东、南毗邻博茨瓦纳和南非，西濒大西洋，首都为温得和克。1990 年 3 月 21 日纳米比亚宣布独立，第 2 天即与中国建交。中国政府应纳米比亚政府要求，于 1996 年开始派遣医疗队，主要是中医针灸、推拿医师和医生助理。[57] 同大多数非洲国家类似，纳米比亚早期针灸发展主要依靠中国派去的医疗援助队推动。后受南非中医立法进程影响，纳米比亚也寻求对中医和针灸立法。

2004 年 7 月 13 日，纳米比亚议会审议通过了《联合医疗职业法案》（Allied Health Professions Act 7 of 2004），明确了中医师和针灸师是一种医疗职业。法案要求成立联合医疗职业委员会（Allied Health Professions Council），由卫生部代表、各卫生职业代表、教育界、法律界以及非医生代表等组成，负责根据本法案制定各医疗职业的注册标准、最低教育标准、医疗行为和道德相关法规，并负责对医疗人员的注册和管理等工作。

2019 年 9 月 18 日，基于 2004 年法案的《关于注册为中医师和针灸师、中医师和针灸师实习生的最低学习要求、执业范围和附加资格的规定》和《关于针灸师执业范围的规定》出台。注册为中医师和针灸师需满足的条件有：有中医针灸专业学士学位或不少于五年全日制同等学力，且学习课程涵盖中医、针灸、中药、以及现代医学相关科目；在符合条件的机构完成不少于 12 个月的临床实习；且临床实习期间接受了关于针灸理论、临床、科研以及中医科研方法等方面的训练。持有南非等其他国家中医针灸执业资格者也可申请纳米比亚中医师和针灸师资格，需证明其英语能力。中医师和针灸师可按照中医和针灸治则选择疗法，包括针刺、穴位按压、针刀、阿是穴针刺、耳针、正骨、埋线、刮痧、拔罐、美容针刺、电针、埋针、功法、生活方式管理、磁疗、医学针刺、灸法、穴位注射、头针、太极和推拿。

纳米比亚的医疗机构包括国立医院和私立医院两种性质。国立医院对全民实行免费医疗服务，私立医院实行收费制度，有保险者由保险公司支付。纳米比亚的医疗保险系统包括由财政部主导的公共服务雇员医疗援助计划（Public Service Employee Medical Aid Scheme，PSEMAS）和纳米比亚医疗援助基金协会（Namibian Association of Medical Aid Funds，NAMAF）的商业保险系统等。中医针灸服务项目已全面纳入 NAMAF 商业医疗保险系统。

三、突尼斯

突尼斯是世界上少数几个集中了沙漠、海滩、山林和古文明的国家之一。突尼斯气候温和，属于典型的地中海气候，早晚温差较大，是关节炎的高发地区。其人民多为穆斯林，饮食喜甜，加上遗传有"地中海骨盆"，所以其女性多偏胖，且糖尿病、高血压的发病率很高。从 1973 年的第一批中国援突尼斯医疗队起，针灸便正式传入突尼斯。由于针灸与突尼斯本土医学的相通性，容易被突尼斯人民所接受，且一经传入，在临床上便取得了非常好的疗效，特别是针对风湿病、肥胖症等当地多发病方面，疗效显著。

由于针灸进入突尼斯的时间短，突尼斯政府的相关法律不承认中国的中医药大学的毕业证书，中药不允许在突尼斯销售，导致了中医中药在突尼斯发展非常艰难。突尼斯政府只承认针灸可以作为一种治疗手段进入临床，突尼斯政府对针灸临床活动没有相应的法律法规，对这些从业的针灸人员也缺乏相应的考核制度。

（一）政策与法规

突尼斯的医疗保险 C. N. A. M（Caisse Nationnale Assurance Maladie）已经将公立医院的针灸治疗费用纳入医保范围，但是私人诊所的针灸治疗费用尚且未能纳入医保。

（二）实践与应用

针灸不但在风湿病方面疗效显著，而且在其他方面也取得了不错的效果，如偏头痛、神经紧张、抑郁症、不寐、面瘫、脑血管意外、美尼尔氏综合征、肩周炎、坐骨神经痛。这些患者大部分都是对针灸有一定的认识而主动寻求针灸治疗的，也有一部分是西医疗效不好的疾病而由当地医生介绍来的。

现在突尼斯有由中国政府援助建立的 Marsa 医院针灸中心，是阿拉伯世界和非洲大陆的第一个针灸中心。共有中国针灸医生 4 名，突尼斯籍针灸医生 1 名，其中 1 名中国针灸专家兼任针灸教学工作。这里针灸治疗的病种非常全面，除了常见的颈肩腰腿疼、风湿性关节炎、中风后遗症等常见病以外，还涉及针灸减肥、戒烟、神经系统疾病（如不寐、抑郁症、偏头痛、神经紧张、面瘫）、遗尿、过敏性皮炎、过敏性哮喘、肌纤维痛、不孕症、月经不调以及胃肠病等，使用的方法主要有针刺、电针、拔火罐、红外线灯照射、艾灸、推拿、头针、耳穴按压、三棱针放血、梅花针等。费用方面有两种情况：如果没有医疗保险卡，属于自费，每人每次收取挂号费 15 第纳尔（相当于人民币 60元）。如果有医疗保险卡，每人每次收取挂号费 2 元，不足部分由突尼斯政府的医疗保险基金支付。[58]

针灸在突尼斯很受欢迎，有很好的群众基础，当地人民群众非常相信针灸，认为针灸非常神奇，可以治百病，甚至到了依赖的地步。而且针灸在突尼斯治疗的病种非常广泛，临床发展潜力很大。但针灸在突尼斯的发展也存在许多问题：诸如法律不认可，管理不规范，没有正规的中医中药教育机构和针灸临床水平低。

四、阿尔及利亚

阿尔及利亚于 1963 年解放独立后与中国正式建交。应阿尔及利亚政府的请求，自 1963 年起正式向阿尔及利亚派遣中国医疗队，这也是中国政府向非洲派出的第一支医疗队。针灸在阿尔及利亚的发展绝大部分取决于中国援非医疗队的支持，尚未开展针灸的正规教育及正式立法，这与该国本身的医疗体制有关，希望今后增进两国在卫生领域的密切合作与经验交流，从而推动中国针灸在阿尔及利亚的立法和标准化进程。阿尔及利亚商业医保覆盖了包括顺势疗法、针灸、正骨疗法和理疗在内的补充替代医学的门诊治疗费用。

（一）实践与应用

针灸在阿拉伯语中被称为"依布拉丝医尼"，意思是"中国的针刺"。随着 20 世纪 80 年代世界"针灸热"的兴起，中国针灸也越来越受到非洲国家的重视。90 年代中期，阿尔及利亚卫生部正式批准针灸可以作为一种辅助疗法在阿尔及利亚医院门诊使用。而针灸分队是在援阿医疗队中唯一一支以中医类针灸专业学科组建的医疗分队，在中国援外医疗队中也鲜见。目前，该针灸分队共有 7 名队员，7 名均为针灸专业医生。分别肩负着穆斯塔法医院（Mustapha）、本-阿克隆专科医院（Ben-Aknoun）和总统府卫生所处的针灸医疗工作。业余时间还承担着中国在阿同胞的针灸治疗及部分特殊患者的出诊工作。平均每天接诊患者达 100 余人次，最多到 150 余人次。

（二）交流与传播

目前援阿医疗队由湖北省卫生和计划生育委员会对口选派，每期 2 年，已派遣 23 批次 3080 名医疗队员到阿尔及利亚援外工作。专业包括妇产、普外、骨外、麻醉、眼科、耳鼻喉科、针灸等，共接诊患者 2500 多万人次。针灸分队则是 1997 年第二次援外医疗队复派时，应阿尔及利亚政府的要求在首都阿尔及尔新增加的。针灸作为中国传统医学的特色治疗技术，在阿尔及利亚深受当地民众的欢迎。

2013 年，应阿尔及利亚卫生部要求，在卫生部职业教育培训司的组织安排下，援阿针灸分队在首都本·阿克隆专科医院举办了为期两天的中国针灸知识讲座培训班。来自全国各地的多学科 30 余名医务人员饶有兴趣地参加了学习和培训。专家们分别作了中国针灸概要、针灸的适应证及基本操作方法和针灸治疗常见病介绍等培训授课工作。并安排学员现场观摩，与他们进行直接交流，回答他们提出的问题。学员还与阿方患者交流，了解其接受针灸治疗的亲身感受。表现出对中国传统针灸的极大热情。根据 2014 年 5 月中阿两国签署的《关于中国派遣医疗队赴阿尔及利亚工作的议定书》中有关内容，2015 年在除首都外的其他两个省援阿医疗分队增派针灸医生，开设针灸门诊，阿方将选定一所医院设立中医针灸治疗中心及共建对口合作医院，开展诊断、治疗，并对阿方医生及医疗辅助人员进行中医针灸培训工作。

五、埃及

埃及横跨亚、非两大洲，其北邻地中海，东濒红海，隔海与沙特阿拉伯相望，南接苏丹、西连利比亚，为欧、亚、非三大洲的海上交通要冲。古埃及传统医学起源于西元前 33 世纪，一直延续到西元前 525 年波斯帝国入侵为止。古埃及医学是同时代中最先进的医学体系之一，其内容包括非侵入性的外科手术、骨折处理，以及药典等。古埃及医学影响到后来的古希腊医学、波斯医学等，但其多数内容已经失传。

（一）政策与法规

埃及以西医为主导，传统医学为阿拉伯医学体系。埃及政府目前尚未有正式中医针灸法规出台，政府对于针灸医疗管理尚处于放任自流的阶段，或者说，正处于观望阶段。各大报纸、杂志，自由评说针灸，可谓百花齐放，百家争鸣，但总体以肯定为主；政府则不评说、不提倡、不限制。鉴于针灸诊所有日益增多之势，埃及卫生部门近来着手强调审批手续，要求持有学习证明、结业证书，限定卫生条件等，实际上已有对针灸医疗进行管理之意。但因针灸行医无须较大房屋、过多仪器设备，加之诊所开设主要在社会小区或居民集中之处，卫生防疫等部门无从知晓究竟谁开了此类诊所，并且此类针灸诊所主要用耳压减肥或耳压镇痛，对于老百姓而言也显得简便经济，故私下得到民众的支持，有一定针灸治疗市场。[57]

针灸目前尚未纳入埃及政府卫生保健体系，政府和保险公司不能为患者承担针灸费用。

（二）实践与应用

现今埃及从事针灸临床者，主要有 3 种形式：其一，国家医院的针灸门诊，即由埃及政府邀请并由中国政府派出中国针灸专家所在的门诊。在埃及只此一家，即金字塔医院。此医院规模较大，医疗设备较新，科室设置较全，管理较为正规。中国大夫的针灸门诊附在该院的理疗科中，每周 6 天工作制，每天工作 8 小时，周五休息（此为伊斯兰国家公休日）。除临床以外，还有培训埃及针灸医学生的任务。其二，个体营业者的针灸门诊。现在埃及有了一些个体营业的针灸小门诊，一般有 2～3 张诊疗床，每周开诊 3～4 个晚上。这些开业者，部分原是中国大夫在埃培训的学生结业后自主开诊，他们共在开罗及其他城市开设了近 10 个小诊所；大部分是从中国留学归国者开设的门诊，少数是私授班结业生所设门诊。其三，个别中国游医私下开设的针灸门诊或附属在埃及人诊所中治疗。在埃及开罗及其他城市，有零星的国人附在当地医院、私人诊所或直接私下开设针灸门诊。埃及政府过去不批准外国人独立在埃办医院或开诊所，去年政策有所改变，允许外国人开办一定规模的专科医院，但目前尚未批准开办中医类诊所或医院。

埃及对针灸尚未立法，但由于其民众对针灸治疗较为热情，埃及政府有着手对针灸进行管理的征兆。在埃及行医的针灸师水平参差不齐，大有鱼目混珠者，这类针灸师应引起相关部门的重视，以免影响针灸在埃及的声誉。

六、尼日利亚

尼日利亚，全称尼日利亚联邦共和国，位于非洲西岸几内亚湾的顶点，邻国包括西边的贝宁，北边的尼日尔，东北方与乍得接壤一小段国界，正东则是喀麦隆。尼日利亚在 20 世纪初沦为英国殖民地，1960 年宣布独立并成为英联邦成员国，1963 年成立尼日利亚联邦共和国。近年来，尼日利亚政局基本保持稳定，社会发展平稳，现已发展成为非洲第一人口大国和非洲第一大经济体。

（一）政策与法规

尼日利亚建国初期，西医成为常规医学。此后，政府愈发重视传统医学的应用和发展，开始对传统医学立法。针灸在尼日利亚几乎没有发展，这方面的记录较少。尼日利亚没有针灸立法，对传统医学的立法也处在起步阶段。

1978 年，尼日利亚政府成立了传统医学、补充与替代医学的专家委员会。1993 年，政府颁布了关于传统医学、补充与替代医药的法律和法规，1999 年进行了修订。1997 年卫生部下属成立了传统医学、补充与替代医学国家办公室。

2007 年，尼日利亚政府颁布传统医学政策（Traditional Medicine Policy for Nigeria 2007），依照世卫组织传统医学战略，对本国传统医学从业者的立法和管理，行为规范，促进传统医学教育培训、科研和产业发展，制定保证传统医学安全性、有效性和医疗质量的标准，保护传统医学知识产权，促进传统医学与常规医学结合，以及传统医学领域国际合作等方面提出目标和战略。其中，传统医学的定义沿用了世卫组织提出的定义，并未具体指明是尼日利亚本国或其他国家的传统医学。

（二）实践与应用

没有文字记录表明针灸在尼日利亚存在医疗活动。但当地华人可能有传播中医针灸的活动，或者尼日利亚人可能通过其他途径对中医针灸有所了解。

（三）教育与研究

2014 年，尼日利亚约贝州卫生部下属的约贝州传统医学委员会成员扎瓦博士（Muhammad Ibrahim Jawa）在约贝州政府资助下前来世界针联下属北京世针传统医学培训中心参加针灸初级班的学习，为期 4 周。他表示在尼日利亚几乎没有人知道中医针灸，回国后愿意向国人推广这种疗法。他还希望在尼日利亚成立针灸学会并加入世界针联。回国后，扎瓦博士果然筹建针灸学会，但只有十几人参加。

尼日利亚传统医学的立法尚在起步阶段，针灸在那里几乎没有影响。与中医在大部分国家"以针带药"的发展模式不同，中药率先打开尼日利亚市场。天士力国际（尼日利亚）分公司于 2005 年成立，其产品在尼日利亚很畅销。2013 年起，该公司每年举办中医药知识培训班，活动得到中国文化部中国文化中心的支持。随着针灸国际交流活动的拓展以及中医针灸在世界范围内影响的扩大，部分尼日利亚人民已经对中医针灸产生兴趣。未来中尼两国间中医药政府间合作和更加频繁的民间交流应该成为推动针灸在尼日利亚发展的主要力量。

七、马达加斯加

马达加斯加位于印度洋西南部，1960 年 6 月 26 日宣布独立，为世界第 4 大岛国。马达加斯加是世界最不发达国家之一，1972 年 11 月 6 日，马达加斯加与中国建立外交关系，多年来一直与中国保持着良好的外交关系。马达加斯加共有近 10 家大型医疗机构，小型医院全国有几十家（许多医院只有 1 名医生）。针灸在马达加斯加的发展仍然大部分依靠援非医疗队。临床经验丰富的针灸师可以直接申请行医执照，目前已经成立了马达加斯加针灸中心，中心除了接待患者，也培训当地学生。马达加斯加相较于其他非洲国家来看，由于连续派遣中国针灸大夫前往，针灸的发展较好。虽然尚未立法，但已经建立了针灸协会及培训学校，使针灸在本国的传扬更加规范化。

针灸疗法从 1975 年中国派遣医疗队援助马达加斯加时即开始为当地人民服务了，在数批医疗队针灸大夫的大力宣传和亲自努力下，广大患者对此疗法深信不疑，特别是对很多疾病取得了很好的疗效，因此又被当地老百姓称为"神针"，所以在中国医疗队援助的 4 所医院里，都建有针灸科，当地医院都给针灸科配备比较大的房间，有 10～20 张床可供针灸师使用，各针灸科都有 1～4 名护理人员配合针灸师进行治疗，其中马义奇镇医院针灸科还有一名在中国专门学习过针灸的医师，他可单独对患者进行治疗。由于马达加斯加经济落后，医疗条件差，特别是当地医院无大型理化检测设备及相应的化验手段，又缺医少药，因此简、便、效、廉的针灸疗法在这里得到了得天独厚的运用，深受当地老百姓的欢迎。在 2005 年 12 月举行的纪念援马医疗队 30 周年大会上，针灸疗法作为一种独特的疗法进行了大会交流，马达加斯加卫生部官员也要求中国政府在针灸疗法等传统医学方面多给予援助。这些情况都说明针灸疗法在马达加斯加已经是根深蒂固了。

中国不仅与马达加斯加有着传统友谊，两国在医疗卫生领域也有卓有成效的合作，2005 年 4 月，马达加斯加卫生部长理查德部长还曾访问中国中医科学院。双方就植物药开发、中医抗疟等进行了深入交流。[58]

八、加纳

加纳是非洲西部的一个国家，位于非洲西部。因盛产黄金，独立前称"黄金海岸"。中国未向加纳派遣医疗队，2007 年卫生部副部长、国家中医药管理局局长王国强会见了来访的加纳卫生部部长，双方表示在针灸医疗、教育等领域合作。2010 年 8 月，李大宁副局长率团访问加纳，与加纳卫生部签署了中医药（针灸）合作协议。2010 年 12 月，有中国政府援建的中国—加纳友好医院竣工并交付使用，加纳副总统马哈马、中国驻加纳大使龚建忠以及当地政府官员、部落酋长、社区代表等 1000 多人出席医院交接仪式。这座拥有 100 多个床位的医院将使附近数万居民享受高质量医疗服务，还可以把针灸、加纳传统疗法和现代疗法相结合，开展相关研究，造福加纳人民。

加纳政府为加强对传统医药的管理，于 2000 年成立了加纳传统医药管理局。制度实施了"药品的注册条例""药品的广告条例"等法律法规。政府对传统医学立法规定：药品必须在加纳食品药品管理局注册，方可生产和交易；注册时严格区分药品和食品；注册后取得生产进口许可证，可按药品的广告条例做广告；诊所开业必须取得加纳卫生部开业执照。

九、埃塞俄比亚

埃塞俄比亚联邦民主共和国位于红海西南的东非高原上，阿姆哈拉语为联邦工作语言，通用英语。首都亚的斯亚贝巴市。该国具有 3000 年文明史，是非洲地区唯一没有殖民历史的国家。全国分为包括首都亚的斯亚贝巴市和商业城市迪雷达瓦在内的 2 个自治行政区，以及 9 个民族州。

（一）交流与传播

中国政府于 1974 年向埃塞派遣医疗队，医生主要来自河南省，医疗队工作的地点在首都亚的斯亚贝巴和纳兹瑞特阿达玛医院，纳兹瑞特是埃塞第二大城市。李静曾报道在埃塞援助期间，对 200 例艾滋病患者在常规治疗基础上加用针灸治疗，一定程度上缓解了患者的痛苦。

2003 年，时任国家中医药管理局副局长房书亭与埃塞卫生部签署了《中华人民共和国国家中医药管理局与埃塞俄比亚联邦民主共和国传统医药领域合作谅解备忘录》。埃塞多次派员参加由商务部组织、北京中医医院、西苑医院等举办对发展中国家传统医学研修班。

2005 年 8 月，中国政府首届援助非洲志愿者服务队就派往埃塞，首批 12 志愿者中有 2 名针灸医生，在阿达玛医院工作。医疗所需的一次性针具、耳针和手套都来自中国，医院有中国医疗队剩下的艾灸、电针仪等用具。志愿者采用针刺、艾灸、按摩、耳针、电针、火针、拔罐、放血等多种方法为患者诊治，就诊的患者有两三岁的小孩儿，也有 80 多岁的老人，有挂着金链子的富人，也有光着脚来的穷人，有纳兹瑞特当地的人，也有从 800 公里外专门赶来治病的人，病种也多种多样，有脑血管病、截瘫、类风湿关节炎、肩周炎、桡神经损伤、面瘫等，经过治疗绝大多数患者都取得了良好的效果。2006 年中国又向埃塞派出了志愿者服务队，埃塞是中国派出志愿医生最多的国家。

（二）药品管理法规

埃塞俄比亚对药品的管理依照欧美标准。埃塞俄比亚卫生部医药管理控制局是该国药品管理机构。该局规定凡未经批准进入市场的药品均视为"新药"，不允许在市场销售、使用。中药进入该国市场，首先必须先申请新药注册。该国卫生部医药管理控制局主要依据《英国药典》及《美国药典》标准对所申报的进口新药进行检验。对制剂类新药的审批一般需要 3 年时间，获准后可通过当地代理进口。

十、赞比亚

赞比亚共和国（The Republic of Zambia）位于非洲中南部，中国与赞比亚建立外交关系。赞比亚常见疾病有疟疾、艾滋病、肺结核、腹泻、霍乱、痢疾、性病、麻疹、伤寒和麻风病等。据政府公布的数字，艾滋病感染率为 21% 左右，但实际感染率可能远远超于此数据。

赞比亚医疗设备简陋，药品匮乏。医疗保险不成熟。医院的条件通常较差，缺医少药。自 1978 年起，中国一直向赞比亚派遣医疗队，医疗队成员主要来自河南省，医疗队员分散于赞比亚各个城市。90 年代以来，中国人在赞开设了许多针灸、中医个体诊所，但规模不大。1990 年，中国派遣第 7 批援助赞比亚医疗队赴非洲，[59] 在当地缺医少药的情况下，采用针灸及推拿按摩为当地人治疗。在中国驻赞使馆支持下，1993 年 12 月，在首都卢萨卡的库杜路 204 号建立了针灸诊所，到 2000 年时，诊所占地 6 亩，有病床 60 多张。2000 年至 2002 年，中国空军总医院派遣针灸大夫在赞比亚用针灸治疗疟疾取得了较好的疗效，使用针灸治疗 HIV 携带者腹泻，有效缓解了患者症状。现在在赞比亚首都卢萨卡，已经存在一定数量的针灸诊所，针灸为很多患者解除了病痛。

十一、厄立特里亚

厄立特里亚（以下简称厄特）是北非高原上一个贫穷落后的小国，原为埃塞俄比亚的一个自治省，1993 年才独立建国。由于多年的民族战争，经济发展缓慢，人民生活艰苦，医疗卫生条件非常落后。针灸在厄特目前还停留在临床治疗阶段，目前病种还较少，没有完整的临床统计资料，没有疗效的总结。厄特官方和民间也没有针灸方面的学术组织，政府也未出台相应的政策允许针灸在私人诊所应用，暂时只是准许在公立医院里应用，且必须在中国医生的指导下进行。随着中国针灸医生继续在这里工作以及该国派出的学习针灸技术的人员不断增多，相信不久的将来针灸技术一定会在这个国度里生根、开花、结果。

（一）交流与传播

针灸在厄特的影响最早可追溯到 20 世纪 70 年代，当时厄特是埃塞俄比亚的一个省，中国 1974 年开始向埃塞俄比亚派遣医疗队，每队都配有针灸医生，那时的医疗队只在埃塞的首都亚里斯亚贝巴附近开展工作，针灸的触角并未伸到厄特这个偏僻的省份，只有少数官员、商人或在首都求学的人才对中国针灸有所耳闻，极少数人也曾接受过针灸治疗。后来由于民族矛盾，自治省与埃官方发生了民族战争，厄特这边的许多人都被遣送回来，战争造成隔阂，也使针灸治疗的延伸受到了阻滞。但是医药是没有国界的，中国针灸在少数人心中已经有了印象，他们知道这来自东方的小小银针可以治病、驱除疼痛，有人甚至把它称为"神针"，个别医生试着悄悄地在民间应用，但治疗范围非常小，只是用来止痛。

1997 年中国政府首次向厄特派出了医疗队，第一批来了 3 位针灸大夫，这才开创了针灸治病的新时期。由于中国针灸医生的到来，该国卫生部在首都开设了一个理疗中心，针灸治疗在这里很快开展起来。首先是在政府官员及士兵中间进行。由于针灸的疗效可靠，很快在当地传开了，要求治疗的患者越来越多，中国医生迅速地扩大了治疗手段，针法、灸法、拔罐、推拿、按摩、穴位注射等都应用起来，治疗的病种也由当初的以疼痛为主扩展为内、外、妇、儿、五官、神经等多科，如面瘫、半身瘫痪、腰腿疼、肩周炎、胃肠病、哮喘、妇女月经不调、痛经、小儿痴呆、麻疹、斜视等等，甚至应用到减肥上。针灸治疗床增加了 10 张，并引进了中国的针灸治疗仪、牵引床等。

（二）教育与研究

2000 年，一位厄立特里亚黑人医生到中国学习了推拿技术。2003 年 1 月第 3 批医疗队来到这里，该国卫生部为了进一步扩大针灸的影响，满足许多患者的需求，决定在远离首都的西北部安塞巴区的凯伦医院设立一个针灸治疗点。通过中国 3 批医疗队的积极工作，针灸在厄特的治疗已初具规模，加上该国的 8 名黑人医生，现在针灸在厄特已经有了 3 个治疗点，每年治疗的患者在万人以上。另外，在民间，曾有一位私营企业家想邀请中国针灸医生留下来为其开办私人针灸诊所，后因各种原因未能实现。随着中国针灸在这里的影响不断扩大，越来越多的当地医生愿意到中国来学习针灸技术，也许不久的将来，他们自己的针灸培训班会开办起来，培养出更多的针灸技术人员。随着中厄双方经济贸易往来的不断增加，中资机构的人员将会不断增多（目前在厄特的中国人只有 200 多人），私人中医诊所也许会在这里出现。

十二、肯尼亚

肯尼亚（The Republic of Kenya）位于非洲东部，赤道横贯中部，东非大裂谷纵贯南北。东邻索马里，南接坦桑尼亚，西连乌干达，北与埃塞俄比亚、苏丹交界，东南濒临印度洋，海岸线长 536 公里。境内多高原，平均海拔 1500米。中部的基里尼亚加峰（肯尼亚山）海拔 5199 米，山顶有积雪，为非洲第二高峰。首都是内罗毕，全国人口 4100 万，面积 58.26 万平方千米。

中国政府未曾向肯尼亚派遣医疗队。2010 年 11 月，在肯尼亚首都内罗毕召开的联合国教科文组织保护非物质文化遗产政府间委员会第五次会议 16 日审议通过中国针灸、京剧列入人类非物质文化遗产代表作名录。2011 年 10 月，由中国教育部主办，天津中医药大学承办，肯尼亚内罗毕大学协办的"非洲西医师针灸高级研修班"开班典礼在内罗毕大学卫生科学学院举行。来自肯尼亚、加纳、尼日利亚等 6 国的学员参加研修班。本次研修班为期两周，学习内容涵盖中国传统文化、中医基础理论、针灸基础知识、常见病治疗及临床操作、针灸现代研究进展等。天津中医药大学、内罗毕大学孔子学院选派优秀教师讲授课程。研修班学员们对中国优秀传统文化、中医药文化表现出浓厚兴趣和极大热情，纷纷表示希望有机会能够进一步深入系统地学习中医针灸知识，为中医药事业在非洲的蓬勃发展做出贡献。

十三、坦桑尼亚

坦桑尼亚联合共和国由坦噶尼喀和桑给巴尔联合组建，位于非洲东部、赤道以南，东濒印度洋，是古人类发源地之一。目前，针灸等传统医学虽然在坦桑尚未立法，但中国政府已经与其签署了中医药方面的合作协议，并定期派遣针灸大夫援助。

1964 年 8 月，中国援非医疗队抵达坦桑尼亚，从此开始了迄今已持续 50多年的爱心传递。医生主要来自山东，主要在坦桑首都达累斯萨拉姆市莫希比利医院，中国针灸大夫曾为坦桑尼亚前总统姆卡帕治疗关节炎，令他病情大为好转。1980 至 1982 年，中国针灸大夫在坦桑采用针灸治疗坦桑尼亚头痛患者 78 例，痊愈 37 例，绝大部分患者都取得了较好的疗效。郭宪启于 1991 年至 1994 年在坦桑工作期间，采用针灸和穴位注射药物治疗非洲恶性疟疾 48 例，取得了良好效果。

中国在坦桑的医生除了医疗队之外，还有执行治疗艾滋病项目的中医医师。坦桑尼亚总统尼雷尔 20 世纪 80 年代来华访问，希望中国政府派中医药专家援坦帮助治疗艾滋病。1987 年在邓小平同志的亲自关怀下，国家中医药管理局与坦桑尼亚卫生部签署协议《关于开展中医药试治艾滋病的双边协议》，由中国中医科学院与坦桑莫西比利国立医院合作承担。围绕这一项目，双方政府部门有关领导过有多次互访。自 2003 年开始，国家中医药管理局及中国中医科学院相继派遣针灸大夫前往坦桑工作。他们也在莫西比利医院开展了中医、针灸疗法。

十四、毛里求斯

毛里求斯共和国为非洲东部一岛国，位于印度洋西南方，距马达加斯加约 800 公里，与非洲大陆相距 2200 公里。面积 2040 平方公里，2018 年人口 126.8 万。作为火山岛国，毛里求斯四周被珊瑚礁环绕，岛上地貌千姿百态，沿海是狭窄平原，中部是高原山地，有多座山脉和孤立的山峰。整个国土由毛里求斯岛和其他小群岛组成，经历荷兰、法国和英国等国殖民统治后，于 1968 年 3 月 12 日脱离英国殖民获得独立，岛上亦有不少华人。

毛里求斯是非洲经济发展较好的国家之一，在世界经济论坛 2017～2018 年"全球竞争力排名"中，毛位居第 45 位，在非洲国家中位列第一。旅游业为毛重要创汇产业，产值占毛 GDP 的 7.8% 左右，政府重视旅游与传统医药相结合的健康旅游业发展。奉行中立、不结盟和全方位外交政策，坚持外交为经济建设服务，主张与所有国家发展友好关系，积极参与地区合作和南南合作，重视发展同东部和南部非洲国家、毛人口来源国和印度洋沿岸国家关系。近年来，毛在本地区积极发挥"小岛大国"作用，推动非洲区域一体化。

（一）政策与管理

1. 暂时没有专门的中医药立法，认可国内的从业经历，归属传统草药及自然疗法。

2. 毛里求斯对传统医药（中药、印度草药）未作明确法律规定，允许中医在毛里求斯开业，中药进入毛里求斯无需上税。

3. 毛岛实行国立医疗全民免费，医疗保障水平在非洲地区排名前列，找中医治疗的整体情况大概和其他国外一样，多是痛症及各种西医疗效不佳的疑难杂症。

4. 中医医疗保险覆盖情况：只有极少数的公司保险项目承保针灸治疗。

5. 具有中成药保健品、中药饮片、针灸针进口和销售规定等。按食品补充剂及传统自然疗法本草目录许可。含动物、虫类中药难以通过审批，如乌鸡白凤丸很难通过审批。

（二）实践与应用

由于毛国印裔占比 40% 多，印医在毛里求斯传统医学中有着重要的影响，中医的发展及基础相对薄弱些：

1. 中医专业人员在老一辈的中医去世后，新一代近十多年每年大概有几十个政府奖学金名额，早期有些华商选择北京中医药大学及南京中医药大学，基本以针推专业为主，但回毛岛基本没有从业，原因主要是针灸医院接收不多，临床经验少治疗效果不显，消费水平不高导致收费不高。能去中国读中医的华裔家庭在毛岛一般都有小生意，不愿自己从事推拿，取得政府奖学金的选择从事西医工作的人比较多。

2. 现在暂时没有中医药学校。毛里求斯大学有传统医学，但无专业中医师资条件。

3. 据了解目前在政府注册从事诊治且开展中医全科的只有"中国传统针推协会"，华人私立医院"都市医院"有时会有一两位中医师从事针推，由于毛岛消费水平不高，所以难以请到合适的中医从业人员。

4. 中医药科研状况：纯中医极少，毛大有草药、自然疗法门类。

5. 中医药用品供应商：主要经营的没有，兼营的大概 5 家。中草药相对较全的 2 家。

（三）交流与传播

随着近年来中非友好关系稳步推进，以及毛里求斯在推动区域一体化中的自身诉求，毛里求斯政府十分欢迎中医针灸进入毛里求斯。毛里求斯外交、地区一体化和国际贸易部部长西塔纳·卢切米纳赖杜曾在不同场合多次强调，中毛中医药合作基础良好，中医针灸深受当地民众欢迎，未来毛方将继续推动中医针灸全面融入当地医疗体系，以中医针灸带动当地健康旅游产业发展，并大力支持中医针灸通过毛里求斯进入非洲市场。

2017 年 4 月，应毛里求斯卫生部邀请，世界针灸学会联合会"一带一路"中医针灸风采行走进毛里求斯，世界针联组织中国针灸专家拜访毛里求斯总统、毛里求斯卫生部、国立维多利亚医院（Victoria Hospital）、毛里求斯大学和当地著名华人机构仁和会馆。其间，世界针灸学会联合会、中国中医科学院与毛里求斯卫生部签订《中医针灸领域合作协议》，三方将在针灸学术交流、教育培训和特色中心建设等方面展开合作。三方协议得到总统阿米娜·古里布·法基姆（Ameenah Gurib-Fakim）的高度赞赏，她表示希望与中国建立起传统医药领域的合作，共同开发非洲丰富的传统医药资源，造福民众健康。

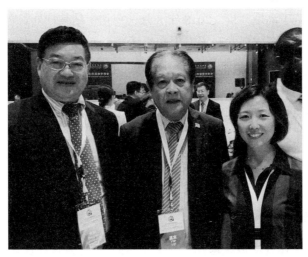

图 13　毛里求斯驻华大使李淼光（中）、世界针联主席刘保延（左）、世界针联常务副秘书长杨宇洋（右）

世界针联中国针灸专家还在国立维多利亚医院与该院主管医疗副院长 Joomaye 医生、医务处和人力资源处负责人 Bundhun 女士等几十位西医医生进行了座谈交流，并举办了一场别开生面的中医文化普及针灸学术报告会。维多利亚医院是毛里求斯最大的一所公立医院，有规范的西医科室门诊配置，以及 600 张病床，拥有医护人员 200 人左右，2015 年曾派了一位康复医生赴中国学习针灸，回国后在临床康复医疗中运用，带动医院渴望全面深入地了解中医针灸。此次座谈会围绕如何培训中医针灸人才和开展针灸实用技术等主题探讨。院长希望双方共同努力，争取在毛里求斯卫生部的支持下，采取选送当地有医学背景的学员到中国学习或邀请中国专家赴毛里求斯举办培训班等形式，帮助毛里求斯培养一批中医针灸人才。

同时，世界针联中医针灸专家团代表团还在毛里求斯大学孔子学院开放日上举办中医针灸讲座，并在毛里求斯著名华人仁和会馆为当地侨胞进行健康咨询及义诊活动，引起热烈反响。

此后，世界针联、中国中医科学院与毛里求斯卫生部展开更为密切的合作。2017 年 5 月，毛里求斯外交、地区一体化及国际贸易部长西塔纳·卢切米纳赖杜回访中国，与世界针联主席刘保延和中国中医科学院副院长杨龙会等会面。2017 年 6 月，应毛里求斯政府邀请，在驻毛里求斯大使馆的协助下，世界针联委派两名推拿教师赴毛里求斯对当地推拿从业者进行培训，并为当地民众提供服务。驻毛里求斯大使馆李立大使及赵江平参赞等专程看望了两位老师，并对培训工作给予高度评价。2018 年 8 月，卢切米纳赖杜外长再次访问中国中医科学院，代表毛里求斯共和国卫生和生活质量部与世界针联、中国中医科学院签订《中医药领域合作协议》的补充协议，细化三方在学术交流、人员往来、针灸培训和考试等方面的合作，推动协议落地。协议要求三方每年合作举办一次学术活动和至少一次中医针灸培训，在毛里求斯推动世界针联国际针灸师水平考试，并努力推进在毛里求斯建立中医针灸中心。2019 年，三方将共同在毛里求斯开展学术会议和针灸培训项目。

毛政府及当地一些医生和健康从业者对中医针推专病技能培训充满期待。

十五、津巴布韦

津巴布韦政府重视传统医药的积极作用，专门为传统医药行医者制定了《传统医药行医法》。但由于科研水平、资金投入等限制，还没有形成完整的传统医药教学、科研、行医、用药体系。

表 27　非洲地区针灸政策概况

	国家	立法级别	法律名称	法律文号	颁布或通过时间	立法内容	管理部门	保险覆盖	立法特点
1	突尼斯	国家级				传统医学		突尼斯的医疗保险 C. N. A. M （ Caisse Nationale AssuranceMala-die）已经将公立医院的针灸治疗费用纳入医保范围，但是私人医所的针灸治疗费用尚且未能纳入医保	突尼斯政府只承认针灸可以作为一种治疗手段进入临床，突尼斯政府对针灸临床活动没有相应的法律法规，对这些从业法的针灸人员也缺乏相应的考核制度
2	南非	国家级	《南非联合健康专业委员会管理条例》	Act No. 7 of 2004 （Govern-ment Gazette 3247）	2001 年 2 月	确立了中医及针灸行医的法律地位	The Allied Health Professions Council Of South Africa（联合卫生委员会）		将中医及针灸列入 10 个可从事的医学专业之一
5	纳米比亚	国家级	《联合医疗职业法案》		2004 年 7 月	确立了中医及针灸行医的法律地位	联合医疗职业委员会	纳米比亚医疗援助基金协会的商业保险覆盖	明确了中医师和针灸师是一种医疗职业
4	阿尔及利亚	国家级			90 年代中期	补充替代医学		全民医保	卫生部正式批准针灸可以作为一种辅助疗法在阿尔及利亚医院门诊使用

表 28　非洲地区针灸现状 SWOT 分析

地区	针灸优势（S）	针灸劣势（W）	机遇（O）	威胁（T）
非洲	1. 医学目的调整和医学模式的转变，社会更关注预防和健康，这与中医针灸的核心价值理念相一致，代表着未来医学的发展方向和目标 2. 中医针灸对常见病、多发病、慢性病及疑难杂症有独特的疗效，治未病和康复作用小，毒副作用小 3. 中医针灸具有"简、便、验、廉"，治未病和康复的特色 4. 中医针灸应用较为广泛，在全世界 183 个国家或地区均有使用	1. 中医针灸科研能力薄弱，尚未建立科技创新体系 2. 中医针灸面临传统与创新的问题，如中医治疗缺少临床证据，中医人员继续教育及能力提升，高水平人才缺乏等问题 3. 中医人员存在行业自律问题，诊部水平参差不齐，中医人员鱼龙混杂 4. 语言问题突出。懂专业的中医人员在任受到专业知识的制约，无法通外语，而懂语言的准确翻译和讲解中医治疗方法和过程 5. 中医针灸的国际传播缺乏系统性和组织性，多为零散的医师个体治疗，难以形成较大规模，在海外力量较为薄弱，争取立法时容易遭到困难	1. 中国与南非政府间中医中医合作不断得到加强 2. 非洲经济不发达，而针灸具有简便廉验的特点，为针灸行医提供较好的条件 3. 我国多次派遣援非医疗队，其中包括中医针灸师，获得普遍好评	1. 中国中医执业医师在非洲国家获取中医资格中面临学历、语言、认证等一系列难题 2. 除南非、纳米比亚外，其他非洲国家未明确中医针灸的法律地位 3. 中医针灸理论体系尚未得到非洲大多数国家民众的认同

表 29　非洲地区针灸发展战略分析

地区	SO 战略	ST 战略	WO 战略	WT 战略
非洲	1. 标准铺路：从政府层面提高我国中医针灸标准，逐渐与国际接轨，改善针灸服务质量，推动中国标准得到非洲国家承认 2. 对外援助：派遣中医医疗队，长期培养高素质的中医医生在海外从事中医工作	1. 政府间合作：加强政府间中医针灸交流与合作，重点加强中医针灸标准制定，提高中医针灸服务质量和中医人员素质 2. 建设中医中心：加强中医中心建设，在体验中医治疗的同时，传播中医针灸文化 3. 对外援助：加强对非洲中医援外力度，鼓励中医医生在海外从事工作	1. 学术交流：加强传统医药、中医针灸学术交流，中医针灸区域性中医针灸学术会议，举办中医针灸和中医学术会议 2. 文化辐射：加大对中医针灸文化服务产品的出口，并通过影视作品、学术讲座、义诊等多种形式推广中医理念和中医文化	1. 政府间合作：推动中医医疗资质证书和中医学历的认可和承认 2. 示范带动，疗效体验：选派高水平的中医人员在中医中心进行诊部服务，展示中医针灸的疗效，普及中医药知识，定期为专业人士普通百姓举办中医理论知识培训班 3. 对外援助：派遣中医理论以及中医针灸医队

第八章　大洋洲地区

针灸在澳大利亚、新西兰及巴布亚新几内亚发展良好，三国均承认了针灸的合法地位。在新西兰，针灸师还可享受政府补贴。

一、澳大利亚

中医针灸传入澳大利亚始于 19 世纪淘金热时期，大量华人的涌入把中医药带入澳大利亚。1911 年，带有英文标签和说明的中药开始在澳大利亚出现。近年来，随着大量亚洲移民的引进及国际上"中医热"的出现，澳大利亚中医针灸诊所如雨后春笋般涌现。中医，特别是针灸已经被澳大利亚主流社会接受。目前澳大利亚大约有近 5000 名中医师或针灸师，绝大多数患者为当地人。据统计，2011 年澳大利亚人在自然疗法的花费是 43 亿澳元，而中医是其中增长最为迅速的行业。

澳大利亚政府及民众对中医的认同度很高，2005 年度的全国调查有 69% 的澳大利亚人使用补充替代医学，中医占有很大比例。澳大利亚有多所大学设有中医学专业，如墨尔本皇家理工大学、维多利亚大学、悉尼科技大学和西悉尼大学，以及一些其他提供中医课程学习的私人院校等。

（一）政策与法规

1. 立法进程

澳大利亚是第一个对中医实行全国性注册的西方国家，使中医正式迈入了国家主流医疗卫生体系，改变了澳大利亚中医教育和实践的面貌，成为澳大利亚中医事业发展过程中的一个里程碑。

2000 年 5 月，维多利亚州（首府为墨尔本）通过中医注册法案（Chinese Medicine Registration Act 2000），成为西方世界首个单独为中医立法的州。同年 12 月，维多利亚州政府成立中医注册管理委员会（Chinese Medicine Registration

Board of Victoria，CMRB）主管中医事务。从此，中医在维州的发展走上正轨，这不仅在澳大利亚中医发展史上写下了浓墨重彩的一笔，也极大地推动新南威尔士州（首府为悉尼）和西澳大利亚州等其他各州启动对中医立法的工作。[60]

与此同时，澳大利亚整个医疗行业的注册制度也正在酝酿一场改革。2010年7月以前，澳大利亚与很多西方国家一样，医疗从业人员的注册工作由各州主持负责。在一个州已经注册的医师要想到其他州行医，必须在该州再次注册，这给对医疗人员的监管工作带来一定的混乱和问题，制定覆盖所有司法管辖区的全国性法案的呼声越来越高。2008年，为规范对医疗卫生行业的管理，保护社会大众卫生权益和维护公众安全利益，经各州及领地政府同意，澳大利亚联邦政府决定，自2010年7月1日起对医疗卫生行业实行统一的全国性注册，即"全国医疗行业注册认证计划"（The National Registration and Accreditation Scheme for the health professions，NRAS）。首批纳入计划的有脊椎按摩师、口腔医师、全科医师、护士/助产士、验光师、整脊治疗师、药剂师、理疗师、儿科医生和心理医生等10个医疗行业，中医并不在其中。

然而此时，为中医立法已然赢得共识，借着"全国医疗行业注册认证计划"的推行实施，中医跳过了"各州立法"的过程，直接进入全国性立法阶段。2009年5月澳大利亚卫生部长会议决定，从2012年7月1日起，再有包括中医在内的4个医疗行业加入"全国医疗行业注册认证计划"（另外3个行业是土著人和托雷斯海峡岛民医疗从业者，辐射医疗从业者和职业治疗师），中医行业包括针灸师、中医师和中药配药师3个职业。

在计划框架内，澳大利亚还成立医疗卫生监管机构（Australian Health Practitioner Regulation Agency，AHPRA，网址 www.ahpra.gov.au）和14个医疗行业委员会，由各委员会制定本行业注册法规和执行"计划"规定工作，医疗卫生监管机构给予支持和协助。

目前为止，澳大利亚的针灸不在公立医疗保险范围内，患者需要自费，但存在许多商业医保。

2. 中医委员会和中医注册标准

澳大利亚中医委员会（Chinese Medicine Board of Australia，CMBA，网址 www.chinesemedicineboard.gov.au）是在"全国医疗行业注册认证计划"下成立的中医行业管理机构，负责制定中医行业注册标准，执行中医从业者的注册、评核、处罚和管理，评估中医专业课程，审查教学大纲，处理有关投诉，及对有毒中药进行管理等。该委员会由澳大利亚卫生部长任命的9名委员组成，任期 3 年。下设政策、规划和交流委员会、注册和报告委员会及评审委员会共 3 个小组委员会。

2012 年 1 月 16 日，全国中医注册标准正式公布，包括《继续职业发展注册标准》《英语技能注册标准》和《中医传承注册和一般注册资格标准》等六份文件。

2012 年 6 月 30 日及之前已经在维多利亚省中医局注册的中医从业者可在 7 月 1 日后自动转为国家注册，其他人则须按照新标准注册。在申请表中，中医师、针灸师及中药配药师分开注册，并有一般注册（general registration）和特别注册（specific registration）2 种形式。关于一般注册，现行标准要求的资格主要有以下几点：①完成 CMBA 认可的中医、针灸或相等程度的课程。②通过 CMBA 举行或认可的资格考试。③英语语言能力证明。④至少连续五年从事相关医疗工作的证明。而对于不符合一般注册资格要求的还可以考虑申请特别注册，它要求：①在 CMBA 认可高校中承担教学、指导学生实习或研究工作者。②外国中医或针灸师与维州注册中医或针灸师在限定时间内交换开业者。③CMBA 认为符合特别需要的，如该申请人在中医针灸方面有特殊才能或某些偏远地区稀缺中医针灸师，也可申请特别注册。

值得注意的是，为了保证在海外接受中医教育或已在澳行医但没有认可的资格学历的中医从业者能在澳大利亚申请注册时受到公平对待，中医委员会特别制定了《传承注册条例（Grandparenting provisions）》，在 2015 年 6 月 30 日到期之前给予上述人员一定优惠政策，主要涉及学历和英语语言能力两个方面。

学历方面，澳大利亚承认数十所国外大学的本科及以上中医类学历，其中有几所美国、加拿大和英国等西方国家院校，其余均是中国的中医药院校。

英语语言能力方面，目前规定除在几个英语国家完成 5 年以上全日制中、高等相关专业课程的申请者外，其他人须提供英语语言能力证明，即两年内参加的下列任一考试，所有科目必须在同一次考试中完成，并达到相应成绩。①雅思（IELTS）学术类考试总分不低于 7 分，并且所有单科成绩不低于 6.5 分。②职业英语考试（OET）所有单科成绩不低于 B；③托福（TOEFL）（含口语）考试总分不低于 237 分且写作不低于 4.5 分。2015 年 6 月 30 日及之前申请注册的人员可适用"传承注册条例"，如果无法提供上述英语语言能力证明，在符合其他注册要求的前提下准予"有条件注册"，条件是该医师的医疗实践必须由相关语言专业翻译人员全程协助。

（二）实践与应用

迄今为止已有近 5000 名中医师或针灸师在中医委员会注册，其中有近一半同时注册中医师和针灸师。可以看出，中医注册标准的出台对澳大利亚的中医从业者提出了更高要求，促使相关医疗人员不断提高自己，对中医在澳大利亚的规范和健康发展无疑起到了积极的促进作用。另一方面，标准的实施对中国的中医针灸医师赴澳行医也建立了越来越高的标准。

澳大利亚作为一个移民国家，一直倡导文化社会多元化，华人华侨作为澳洲社会重要的一分子，在商业、政治、科技各个领域均取得了很大成就。中医针灸作为中华文化的代表，在澳大利亚历经近百年的发展，逐渐壮大并深深扎根在这片异国土壤。中医针灸之所以能在澳大利亚兴盛无疑基于其卓越的疗效，但也得益于澳大利亚中医行业的规范发展。作为国内的针灸医生，在墨尔本行医最大的感受就是正规，中医在这里完全摆脱了我们想象中江湖郎中的地位，与在国内行医时的感觉相比，并没有明显的心理落差。已经有越来越多的西医家庭医生通过学习中医针灸后注册针灸执业。同时由于澳洲政府对于药物的严格管理，使得澳洲的中药材质量很好，也有相当多数的患者更接受中药浓缩粉剂治疗。但是我们还是可以看到还有许多地方需要进一步努力改进，例如：有毒中草药及一些侵害性较大的针灸治疗方法，如火针、水针、小针刀的合法规范使用；中医取得合法地位后如何与当地西医在医疗、教育、科研方面进行沟通互补；中医药进入澳大利亚全民医疗保障系统等。

（三）教育与研究

1. 学历教育

澳大利亚中医/针灸医师需要经过规定时间的教育培训。据 CMBA 规定，本科阶段针灸项目课程内容需包括理论学习、临床实践、西医学、职业伦理、法律法规、医政管理，学时 2500～3500 小时。

澳大利亚的私立针灸学院最早成立于 20 世纪 70 年代，位于悉尼、布里斯班、墨尔本三地。维多利亚大学（Victoria University）（于 1992 年）和皇家墨尔本理工大学（RMIT University）（于 1994 年）最早提供针灸及中医药学学位。之后私立学院：'奋进'自然健康学院（Endeavour College of Natural Health）、南方自然疗法学院（Southern School of Natural Therapies）、悉尼中医学院（Sydney Institute of Traditional Chinese Medicine），公立大学：悉尼理工大学（University of Technology Sydney）、西悉尼大学（University of Western Sydney）均设置中医本科或研究生学位课程。其中四所大学学位包括硕士、博士研究。

在针灸本科录取条件方面，不同学府要求不尽相同，但基本都需申请者具备语言能力、高中学历或海外同等学历，某些高校还要求急救证书等特殊证明。各专业课程内容大体相似，普遍分为以下几方面。

（1）中医类：中医基础理论，中医诊断学，中药学，方剂学，经络腧穴学等。

（2）西医类：解剖学，生理学，病理学等。

（3）通识类：中医发展史，汉语中医术语等。

尽管澳大利亚有数所高校提供针灸本科学历教育，但受 CMBA 认证的针灸硕士学历教育仅在两所学校开设——皇家墨尔本理工大学和西悉尼大学。前者录取，需申请者具备健康科学专业学历，适合已具备工作经验的医疗从业人员；后者录取，没有医学背景者也可申请。[61]

2. 继续教育

为降低应届毕业生离职率，AACMA 于 2015 年出资创建毕业首年免费一对一师徒指导项目，为毕业第一年的申请医师会员免费安排资深医师辅导执业相关问题，成为西方国家首个中医职业指导项目，为推动中医、针灸从业人员的增长做出了有益尝试。[62]

中医师继续教育在澳大利亚有严格的规定，各行业协会每年有规律地为会员提供低学费继续教育学分培训，如学术年会，专题讲座，专业学习资料等。业内专题讲座如经协会认可，也可记入学分。中医师注册每年需提供高于 20 个继续教育学分，其中 4 分要求为专业法律法规内容。

在澳大利亚，西医针灸治疗早已进入全民医疗保障系统。根据澳大利亚医学委员会（The National Medical Board of Australia）规定，执业西医医生在进行医疗针灸之前必须取得由医疗针灸联合咨询委员会（The Joint Consultative Committee on Medical Acupuncture① 授予的认证。该认证要求参加认证课程（由 JCCMA 认可），包括 100 小时的讲座和研讨会、30 小时的导师指导，并通过 FAMAC（澳大利亚针灸学院研究员）考试的第 1 部分。培训涵盖针灸的所有方面，即中医诊疗、激光、神经生理学、安全性等。FAMAC 的第 2 部分考试要在通过第 1 部分考试满两年才能参加，这一阶段需要参加 250 小时的讲座和研讨会，并对所选择的针灸课题进行文献综述。第 1 部分和第 2 部分都有书面考试。另外第 1 部分还有临床检测，第 2 部分则有口头测试。澳大利亚医疗针灸继续教育培训标准如下表所示。

---

① JCCMA 是一个针灸行业委员会，由来自三所医科院校的共六名成员组成。2012 年被澳大利亚医学委员会授权认证海外针灸课程。

医疗针灸类型	理论课时	临床课时	熟练度测试	初级实践
所有类型	100	30	是	否
研究员阶段	250	30	是	否

澳大利亚西医执业针灸培训前提如下。

（1）已经在公认大学本科及/或研究生三年学习中获得生物医学理论基础知识、病理生理和治疗方面知识。

（2）在本科或研究生阶段接受过监督式临床培训，并接受过至少两年的监督式医院培训与至少三年由适当专科学院设立的国家认证考试专业培训。

（3）在各州医疗委员会注册。需要每年更新一次，且完成必修继续专业发展和质保最低学分要求，通过大学审核。

只有在符合这些标准后，医生才能开始进行基础医疗针灸训练。

所有执行医疗针灸或按照医疗保健条目 193、195、197 和 199 提供收费服务的注册执业医师均需要通过 JCCMA 认证，并参加持续专业教育且达到学习要求，只有这样保持其在澳大利亚的医疗保健服务资格。

JCCMA 已经开发了以下认证和医疗针灸持续专业发展的要求。该计划旨在鼓励同行互动、病例讨论、针灸治疗关键评估，并同时将最新研究考虑在内，而避免闭门造车地进行针灸实践。

获得医疗针灸认证资格的医师必须满足以下条件：成功完成了 JCCMA 开展的医学针灸认证培训课程，包括至少 100 小时的正式教学与 30 小时的面对面教学，指定的导师必须是 AMAC 研究员或具有相同针灸经验和专业知识的认证医师；已经成功完成了 AMAC 研究员考试的第一部分；参与公认的医学继续教育计划，以便在每个三年度保持其医疗针灸资格；公认的医学继续教育计划包括澳洲皇家全科医学院（RACGP, Royal Australian College of General Practitioners）质量保证与职业继续教育（Continuing Professional Development）计划或澳大利亚农村与偏远地区医学院（ACRRM）个人发展计划（Personal development plan）。

二、新西兰

自 1990 年新西兰国家意外事故保险委员会 ACC 立法针灸师注册以来，中医针灸在新西兰发展迅速。现有 ACC 注册传统针灸师约 400 余人，西医、物理理疗师从事西医针灸治疗医师约 500 余人。中医药虽然没有立法，但是，300 余位传统针灸师同时以中草药开方治疗，并在不同的中医药学会注册。新西兰同澳大利亚有协议共同进行中草药产品的进口管理。新西兰政府在 2007 年通过对针灸立法管理。新西兰的中医药及针灸的教育发展的也很迅速。现有一个大学，三个私立学院开设针灸、中医的课程。

（一）政策与法规

针灸于 1990 年经新西兰政府立法，ACC 正式将针灸纳入国家健保。意外事故所造成的损伤和痛症等均可得到医保报销。ACC 注册的针灸师可以享受政府的诊疗费补贴。另外，银行、警察和教育系统，以及几家大的保险公司都将针灸列为医疗保险范围。目前，新西兰卫生部正考虑参照澳大利亚做法，将中医师作为一种医疗人员进行全国注册管理。2007 年，新西兰卫生部正式立法将针灸纳入全国医疗保健系统。

（二）实践与应用

新西兰针灸学会为了让会员们更好地遵守各国的各种法律，为了取得政府的承认及广大人民的信赖，制定了针灸师工作准则及道德规范。明确规定了对针灸针具的消毒灭菌程序和要求，对一些特殊疾病和特殊情况的处理方法以及一些有关法律方面应注意的问题。如规定对于艾滋病和癌症，针灸师们不要坚持认为自己可治愈这两种病，应该了解与治疗有关的一些特殊危险。准则规定，不能在私人诊所为艾滋病患者和乙型肝炎患者治疗。另外，尽管事实上有资格的针灸师为孕妇治疗是安全、有益的，但一般来说不主张为孕妇施针。尽管孕妇分娩与早产的发生可能是由于患者或治疗医生的高度紧张造成的，但是在这种情况下，针灸很可能被当作替罪羊而处于被动防御的境地。有些穴位是不能用于孕妇的，针灸师们必须记住这些穴位。此外，在处理紧急情况时要慎用针刺疗法。准则中还规定了一些不合适进行针刺的情况，其中包括一些短期使用抗生素即可较迅速且有效治愈的疾病，如地方性传染病、骨折或外伤。在这些情况下，为了患者的最大利益，应将患者转诊给开业医生或另一位治疗师。对于婴儿，传统观点认为，7 岁以下儿童不宜使用针刺疗法，除非针灸师是一位有 7 年以上临床经验的针灸师。一名针灸师如果除针灸外还开草药处方，施行按摩技术或从事替他疗法，那么这些做法是不受新西兰针灸学会承认的。

三、巴布亚新几内亚

巴布亚新几内亚政府对中医药无明确的政策管理与法规。但中医医生可在获得该国医学会的许可后行医。

表30 大洋洲地区针灸政策概况

	国家	立法级别	法律名称	法律文号	颁布或通过时间	立法内容	管理部门	保险覆盖	立法特点
1	澳大利亚	国家级	全国注册认证和方案		2000年	2000年5月澳大利亚维多利亚州通过了中医立法,承认中医是合法的医生,而且与西医在法律上平等,并成立中医管理局;2012年2月澳洲中医立法正式在全国实行	澳大利亚中医委员会	存在许多商业医保	借着"全国医疗行业注册认证计划"的推行实施,中医跳过了"各州立法"的过程,直接进入全国全国性立法阶段
2	新西兰	国家级	事故赔偿法案		1990年			The Accident Compensation Corporation (ACC)国家意外事故保险委员会是政府唯一执行上述法律的机构。针灸师通过ACC注册后,其ACC患者必须由西医转诊,治疗费用可以得到政府的全额报销,针灸师可以得到政府每小时65美金的补贴	新西兰政府自1990年通过Accident Compensation Act正式认可传统针灸是一种有效的治疗方法,可用于治疗意外伤和事故造成的损伤和痛症。2007年,新西兰卫生部正式立法将针灸纳入全国医疗保健系统
3	巴布亚新几内亚	国家级							中医生可在获得该国医学会的许可后行医

表 31　大洋洲地区针灸现状 SWOT 分析

地区	针灸优势(S)	针灸劣势(W)	机遇(O)	威胁(T)
大洋洲	1. 医学目的调整和医学模式的转变，社会更关注预防和健康，这与中医针灸的核心价值理念相一致，代表着未来医学的发展方向和目标 2. 中医针灸对常见病、多发病，慢性病及疑难杂症有独特的疗效，毒副作用小 3. 中医针灸具有"简、便、验、廉"，治未病和康复的特色 4. 中医针灸应用较为广泛，在全世界 183 个国家或地区均有使用	1. 中医针灸科科研能力薄弱，尚未建立科技创新体系 2. 中医针灸面临传统与创新的问题，如中医治疗缺少临床证据，中医人员继续教育及能力提升，高水平人才缺乏等问题 3. 中医人员存在行业自律问题，诊部水平参差不齐，中医人员鱼龙混杂 4. 语言问题突出。懂专业的中医人员往往不精通外语，而懂语言的往往在在受到专业知识的制约，无法准确翻译和讲解中医治疗方法和过程 5. 中医针灸的国际传播缺乏系统性和组织性，多为零散的医师个体和难以形成较大规模，在海外力量较为薄弱，争取立法时容易遭到困难	1. 澳大利亚成立了中医针灸管理部门。新西兰承担中医针灸合法地位，认可中国的中医执业医师资格 2. 随着人们生活水平的提高，澳洲民众应用中医针灸防治疾病，对中医针灸养生保健需求较大 3. 政府间中医针灸合作不断得到加强 4. 民间交流与合作活跃，尤其是中医针灸教育合作更加频繁	1. 非主流市场定位。中医针灸只能作为辅助疗法，而不能作为主流医学解决重大难题和病痛，中医针灸在澳市场发展的潜力远未能发挥，在澳洲未得到广泛认可 2. 患者需全部自费购买中医针灸，政府和私人保险公司没有资助，造成消费者负担较重，一定程度上限制了中医针灸在当地的发展 3. 文化理念的挑战。中医针灸在西方人看来显得古老原始，不易被部分澳洲人民接受

表 32 大洋洲地区针灸发展战略分析

地区	SO 战略	ST 战略	WO 战略	WT 战略
大洋洲	1. 政府间合作:加强与澳洲国家政府同合作,全方位推进中医医疗、保健、教育、科研,产业合作,推动中医医疗资质证书和中医学历的认可和承认 2. 科技搭台:加强重大疾病防治研究,提高中医针灸防治水平 3. 拓展新业态:做大中医治未病,拓展养生保健市场 4. 跨国公司:可通过收购,并购当地公司,或利用当地公司已经建立的市场销售渠道、营销经验、产品资质把中医针灸推向国际主流传统药品市场	1. 消除政策障碍:允许国民每年可以在注册中医师及针灸师那里享有不超过 5 次的诊疗医保报销额度,这对于患者选择中医师"有权利选择医生"的"患者选择权"是一种公平保障 2. 标准铺路:加强政府层面沟通和政策协调,推动与澳洲国家双边达成互认协议。尽早研究简化审批程序,做到高效实际	1. 标准铺路:加强政府间中医针灸交流与合作,重点加强中医针灸标准制定,提高中医针灸质量和中医人员素质 2. 教育本土化:加强中医针灸学历教育培养本土化中医针灸人才 3. 跨国公司:鼓励中医针灸保健企业和中医针灸企业"走出去"	1. 文化辐射:加强中医针灸知识及文化的传播 2. 科技搭台:加大在国际针灸研究方面的投入,特别是加强对西方存有争议的针灸安全性,有效性的研究

结　语

"针灸是中医中的精华之精华"。针灸在世界的传播最早，辐射国家最广，这都不是以人的意志为转移的，而是客观存在的。针灸科学研究的不断深入，使得两千多年前由古代先贤所发明创立的中医针灸又焕发出新的青春活力，其所承载的科学内涵、健康理念再次重新被人们所认识，针灸已经开始被纳入主流医学体系。这使针灸立法工作获得了强大的助力。

截至 2019 年 2 月，国际针灸传播工作又有了新的进步和变化，我国政府与世界卫生组织及美国等国家相继对针灸做出了强调和推动。2017 年 1 月，国家主席习近平向世界卫生组织赠送了针灸铜人雕塑，吸引了世界目光；2019 年全国两会上，20 多位两会委员再次提案，呼吁将针灸学提升为一级学科。印度卫生和家庭福利部 2019 年 2 月颁布命令，承认针灸为独立的医疗系统，并将制定具体的管理细则。美国总统特朗普签署了支持患者和社区的法案；此外，美军正在大量应用针灸。英国王妃梅根也一直是针灸的推崇者，因为针灸治好了她的偏头痛，婚后，哈里王子在其影响下也开始接受针灸治疗。在 2019 年 5 月 20 日至 28 日的第 72 届世界卫生大会上，《国际疾病分类》第十一次修订本（ICD-11）正式发布，该分类系统首次收录了传统医学；此次大会致力于推动世界各国采取实际行动落实全民健康覆盖，中医针灸作为我国传统医学的一部分，必将助力全民健康覆盖。针灸正以其独特的魅力在世界舞台绽放光彩。

作为一种复合性的法律现象，对国际针灸立法的法律解读宜采取多元化、多维度的分析视角，探究针灸立法的价值取向、理念基础、制度进路和规范设计的具体方法。唯此，才有助于中医针灸的主导者和推动者们得心应手地穿越于各个国家纷繁的"规则丛林"，把握针灸立法的历史脉络和制度"命门"。当前，65 个国家承认针灸合法地位，39 个国家将针灸纳入医保体系，31 个国家和地区鼓励或者默许针灸的使用，并且一些发达国家针灸立法已经具有相当的水准和完备程度。

但是，立法的推动是把双刃剑。立法之目的有单纯支持中医针灸，抑或是限制针灸发展，其或是以法律工具做"名义上支持"而行中医针灸的域外化改造之实。例如，在部分西欧国家和地区，长期存在着反对补充与替代医学的声音，而近期西班牙的异议事件的"声浪"影响较大，需要积极关注事态发展，积极研究，以便对针灸域外传播和服务提供早期预警。美国、沙特阿拉伯等国家以西医理论指导针灸治疗，只承认针灸技术而不承认针灸理论，允许西医医生使用针灸疗法，而针灸师更大程度上接近"技师"的定位，存在"去中医化"的潜在倾向。更为复杂的是，部分国家如朝鲜、韩国、蒙古将本国传统医学与西医置于完全平等的法律地位，将针灸纳入本国传统医疗体系，回避"中国传统医学"，使用"东医""韩医"等名称，在针灸方面存在"去中国化"的明显动因，对中医针灸的优势地位和市场前景构成潜在威胁和不公平竞争。凡此种种挑战，是否与该国针灸法制环境存在某种关联，是一个亟待破解的学术命题。这就要求我们密切结合文本规范做出具体、辩证的研究和分析。既要对中医针灸保持文化自信，更需要以极为审慎的态度，认真梳理和评估针灸域外发展中的风险因素，以便更深入把握中医针灸传播国家所处的法治、社会和文化环境，知己知彼，见微知著。

总之，各国针灸立法有着不同的立法背景和进化路径。我们认为，应当以发挥优势、克服弱点、抓住机遇、化解威胁为策略，再以国际文化传播规律与针灸自身发展相结合，尽快健全完善发展中国针灸的国内政策和法治环境，为中医针灸国际化提供系统化的制度保障。

继续推动针灸的发展并带动中医和中国文化走向世界，是值得研究探讨的重要研究课题、为中医药走出去开拓国际市场提供可资借鉴的方法与路径。世界针联将继续团结国内外各组织机构，联通针灸专家学者，发挥会员网络平台优势，在临床、科研、教育、服务、产业以及文化推广等方面，进一步促进国际针灸繁荣，将继续推动中医针灸更好地融入世界各国医学体系，不断提高中医药在世界卫生保健工作中的地位和作用。

针灸的发展、普遍化、全球化已经展现在我们眼前，她带着千年历史给予的睿智，千万案例可证的临床疗效，以及自然无副作用的优势在世界医学上争得一席。祝愿中华古老文明的代表——中医针灸为联合国千年发展目标，为构建人类卫生健康命运共同体做出更大的贡献。

参考文献

[1] 贾蓝羽, 李桂平, 李晶, 等. 杜元灏学术思想初探 [J]. 中华中医药杂志, 2017, 32 (04): 1718-1720.

[2] 彭愉康 (Pang Peter). 针灸在香港的历史、现状、发展展望及香港社会人口与针灸使用的关系的 Logistic 回归分析 [D]. 南京中医药大学, 2014.

[3] 潘丽佳, 崔瑞, 詹碧玉, 等. 台湾针灸标准化现状 [J]. 中国针灸, 2012, 32(09): 842-844.

[4] 苏芮, 陈岩, 孙鹏, 等. 西太平洋地区 TC249 的 4 个 P 成员国传统医药立法现状 [J]. 中国中医药信息杂志, 2014, 21(11): 4-7.

[5] 仲海亮, 贾谦. 朝鲜医疗卫生体系考察报告 [J]. 中国中医药信息杂志, 2006(02): 89-90.

[6] 李倩, 王卫, 陈泽林, 等. 泰国针灸教育与发展 [J]. 天津中医药, 2014, 31(10): 631-633.

[7] 孟宪军, 朱安宁, 廖秀莲, 等. 针灸在新加坡的现状与发展 [J]. 中国针灸, 2013, 33 (10): 925-929.

[8] 张家玄, 侯丽, 蔡高茂. 马来西亚传统与辅助医药 30 年回顾与展望 [J]. 世界中医药, 2018, 13(04): 1020-1024.

[9] 钟尚烨, 石学敏. 马来西亚针灸现状 [J]. 中华针灸电子杂志, 2016, 5(01): 27-30.

[10] 李之怡. 浅谈印尼兼读制研究生的针灸教学 [J]. 继续医学教育, 2013, 27(01): 54-56.

[11] 周伟民, 胡冬裴. 中医学对越南传统医学的影响——兼论越南传统医学的医家医著现状 [J]. 海外中医. 2013(2): 53-56.

[12] 王尚勇, 孔丹妹. 中医药在世界各国和地区的现状(上) [J]. 亚太传统医学. 2006, 8: 5-23.

[13] 唐厚梅. 针灸文莱写传奇 [J]. 21 世纪, 2009, No.14508: 20-21.

[14] 张阳光. "中国神医"在文莱 [J]. 华人时刊, 2007, No.23603: 70-73.

[15] Health on the March 2013-2014 West Bengal. State Bureau of Health Intelligence, Directorate of Health Services, Government of West Bengal.

[16] Brig. M. Shuaib. Acupuncture Treatment of Drug Dependence in Pakistan [J]. The American Journal of Chinese Medicine, 1976, 4(4).

［17］Sushil Dahal，胡玮璇，王子旭，等．略谈针灸在尼泊尔的发展［J］．天津中医药，2014，31(06)：376-378.

［18］孙一莲．沙特阿拉伯的针灸［J］．国外医学(中医中药分册)，1996，02：53.

［19］牛博真．阿曼苏丹国中医与针灸发展概况［J］．中国中医药信息杂志，2015，v.22；No.24803：13-15.

［20］白兴华．伊朗的针灸历史［J］．中国针灸，2015，v.35；No.32510：1049-1052.

［21］景宽，刘春．科威特针灸应用概况［J］．中国针灸，2011，v.31；No.26902：159-161.

［22］刘欣路．中国在第三世界国家的医疗外交——以中国赴也门医疗队为例［A］．北京外国语大学阿拉伯语系．当代阿拉伯研究(第3辑)［C］．北京外国语大学阿拉伯语系，2007：6.

［23］杨德利，刘家瑛，王雪苔．苏联针灸医学概况［J］．中医杂志，1992(2)：49-51.

［24］姚小强．吉尔吉斯斯坦共和国的针灸现状［A］．甘肃省针灸学会．甘肃省针灸学会2016年度学术年会暨针灸推拿科研思路设计培训班郑氏针法的临床应用培训班论文集［C］．甘肃省针灸学会，2016：3.

［25］哈萨克斯坦针灸教育的发展［J］．国外医学(中医中药分册)，1998(1)：53.

［26］罗根海．中国针灸在乌克兰［J］．天津中医学院学报，1994，4：40.

［27］中医药在乌克兰［N］．世界报，2008-10-15016.

［28］中医药在捷克［N］．世界报，2008-08-27017.

［29］Bendova L. Traditional Chinese Medicine in Czech Practice, in：Krizova et al：Alternative medicine as a problem, Karolinum 2004, ISBN 80-246-0754-9 pp 75-85.

［30］Krizova E. Alternative Medicine as a Problem, Charles University Prague Karolinum brochure 2004, ISBN 80-246-0754-9.

［31］Kudynova K. Growing interest in Chinese Medicine, experiences of Patients and Doctors, Charles University Prague Faculty of Philosophy Sociology specialty student graduation work. 2005.

［32］Kopalova P. Chinese Medicine in Czech Environment reflected by Czech Patients, Charles University Prague Faculty of Humanist Studies, student graduation work Sociology study 2009.

［33］Ludmila BENDOVA，温涛．在捷克共和国对中西医结合方面所取得的成效［A］．中国科学技术协会、天津市人民政府．第十三届中国科协年会第4分会场-中医药发展国际论坛论文集［C］．中国科学技术协会、天津市人民政府，2011：2.

［34］陈友平，赵国荣．中医药在捷克［J］．湖南中医学院学报，2005，01：64.

［35］驻波兰经商参处．波兰中医药服务贸易发展情况［J］．服务外包，2015，No.01307：72-73.

［36］乔玉山．加大对外交流 促进祖国医学发展——考察俄罗斯、波兰、匈牙利中医药纪实［J］．中医药导报，2011，v.17；No.18410：106-108.

［37］于福年．中东欧16国中医药概况与发展战略思考［J］．中医药导报，2016，22（23）：1-5.

［38］巴拉蜡·佳浓斯，吴滨江，朱民．匈牙利中医针灸发展和传播的研究［J］．中医药导报，2017，23（06）：1-3+7.

［39］Swiss Confederation. Funf Methoden der Komplementarmedizin werden unter bestimmten Bedingungen wahrend sechs Jahren provisorisch vergutet（Five CAM methods eligible for reimbursement under specific conditions for a provisinal period of six years）［EB/OL］．（2011-12-01）［2013-05-23］.

［40］陈松．国际针灸教育体系研究概况［A］．中国针灸学会．2017世界针灸学术大会暨2017中国针灸学会年会论文集［C］．中国针灸学会，2017：2.

［41］中医药在葡萄牙［N］．世界报，2008-10-08016.

［42］孟宪军，黄俊，朱安宁．针灸在葡萄牙的现状和发展［J］．中国针灸，2013，8：747-751.

［43］陈增力，吴俊宏．针灸在英国的现状和发展［J］．中国针灸，2009，29（7）：555-557.

［44］British Acupuncture Accreditation Board. Accreditation Handbook 2010 edition（Revised July 2016）．［EB/OL］［2018-01-10］.

［45］管悦．简述近40年针灸在欧洲的发展情况［J］．江苏中医药，2016，48（11）：69-72.

［46］陈博．法国：注册针灸师突破万人［J］．亚太传统医药，2015，v.11；No.14622：3.

［47］朱勉生，阿达理，鞠丽雅．中医药在法国的发展史、现状、前景［J］．世界中医药，2018，13（04）：1013-1019+1024.

［48］朱安宁，孟宪军，黄俊，等．针灸在荷兰的现状与发展［J］．中国针灸，2016，36（10）：1095-1099.

［49］赵熔，陈德华．让针灸在挪威生根开花［N］．中国中医药报，2010-01-27（02）.

［50］孙培林．比利时中医的历史发展和现状（一）［J］．中医药导报，2016，22（06）：1-6.

［51］Legal Status of Traditional Medicine and Complementary/Alternative Medicine：A Worldwide Review, World Health Organization, 2001：96.

［52］Arthur, Yin, Fan. Distribution of licensed acupuncturists and educational institutions in the United States in early 2015［J］．结合医学学报：英文版，2018.

［53］刘保延，邓良月．《世界针灸国际针灸应用调查与分析》［M］．北京．北京科学技术出版社，2014：174-75.

［54］肖诗鹰，刘铜华．《中医药进入国际市场的政策法规壁垒与对策》［M］．北京．中国医药科技出版社．2013：97.

［55］黄建银．中医药在非洲［N］．中国中医药报，2012-04-25003.

［56］袁振仪，雷玉娥．中医药教育是中医在南非发展的基石［J］．山西中医学院学报，2012，v.1303：161-162.

[57] 中医药服务贸易-对外合作重点国别及建议研究报告，商务部服务贸易和商贸物业公司，中国中医科学院中医药信息研究所，2015，9.

[58] 辛俭强，霍娜. 埃及掀起中国针灸旋风 [J]. 中国气功科学，1999，11：43.

[59] 李先杰，李凌. 走进赞比亚总统府的河南医生 [J]. 中州统战，2003，01：29-31.

[60] 澳大利亚中医立法的历程和意义 [J]. 世界中西医结合杂志，2011，06：539.

[61] Zhen Zheng;. Acupuncture in Australia: regulation, education, practice, and. research [J], 2014, 3(3): 103-110.

[62] Xu, H. Expanding the possibilities of Chinese Medicine in Australian contemporary healthcare Australian Acupuncture and Chinese Medicine's role and vision of the future. 12th World Congress of Chinese Medicine, Sept 24-26, 2015 Barcelona, Spain.

附录 部分国家法律法规资源链接

1. 欧洲各国及澳洲关于补充与替代医学法律相关信息来源网站：http：//cam-regulation. org/en

2. 欧洲各国家关于针灸相关法律信息来源网站：http：//www. camdoc. eu/Survey/Results_ AC. html

3. 斯洛文尼亚政府公报网站：https：//www. uradni-list. si/glasilo-uradni-list-rs

4. 阿拉伯联合酋长国商业保险样本：https：//www. damanhealth. ae/Website/corporate/pdf/ products/PM-E-0031-CaSDNE-V1R3-P_ Plan%20Summary%20Care%20Silver%20DNE- 01Apr17. pdf

5. 阿根廷针灸法律内容网站：http：//saacupuntura. com. ar/resoluciones-oficiales/

6. 西班牙 2018 年案例新闻网站：https：//www. theguardian. com/world/2018/nov/14/spain- plans-ban-alternative-medicine-health-centres

7. 澳大利亚中医法规相关网站：Chinese Medicine Board of Australia（CMBA）. Registration Standards［EB/OL］.［2014-08-20］. http：//www. chinesemedicineboard. gov. au/Registra- tion-Standards. aspx

8. 澳门卫生局. 统计年刊.［EB/OL］［2018-06-22］http：//www. ssm. gov. mo/portal/

9. 印度传统医学部网站：http：//www. ayush. gov. in/

10. 孟加拉国针灸法规相关网站：National Encyclopedia of Bangladesh. Acupuncture［EB/OL］. ［2018-5-10］.

    http：//en. banglapedia. org/index. php？ title＝Acupuncture；

    Acupuncture，Pain & Paralysis in Bangladesh［EB/OL］.［2018-5-10］.

    http：//www. healthcarebd. com/acupuncture-pain-paralysis-in-bangladesh/

11. 以色列中医协会网站：http：//www. tcmisrael. org. il/

12. 新华网. 针灸推拿中药，中医在阿富汗大受欢迎［EB/OL］.（2015-11-22）.［2016-01-10］.

    http：//news. xinhuanet. com/overseas/2015-11/22/c_ 128455215. htm

13. 新华网. Feature：Afghan physician eyes Chinese partnership to legalize traditional medicine ［EB/OL］.（2017-09-11）.［2018-03-21］.

    http：//www. xinhuanet. com/english/2017-09/11/c_ 136600768. htm

14. 捷克针灸法规相关网站：Jiri Bilek. New legal TCM regulation in Czech Republic［EB/OL］.

［2018-5-10］.

https：//www. etcma. org/news/new-legal-tcm-regulation-in-czech-republic/

15. 英国针灸协会网站：British Acupuncture Council. https：//www. acupuncture. org. uk/

16. 澳大利亚健康从业者法规网站：Australian Health Practitioner Regulation Agency（AHPRA）. About the National Scheme ［EB/OL］. ［2014-08-20］ http：//www. ahpra. gov. au/～/ link. aspx？_ id=D4E5EF420D3C4EAB8B247FDB72CA6E0A&_ z=z

17. 澳大利亚保险相关网站介绍：Brad Buzzard. Health insurance for acupuncture ［EB/OL］. ［2017-01-19］. https：//www. finder. com. au/health-insurance-for-acupuncture

18. 香港地区中医规管制度：https：//www. cmchk. org. hk/cmp/chs/#main_ rcmp. htm

19. 白俄罗斯针灸法律法规相关网站：https：//www. rceth. by/ru/Pharmacopoeia

20. 纳米比亚议会关于《联合医疗职业法案》的专题网页：https：//laws. parliament. na/an-notated-laws-regulations/law-regulation. php？ id=50